天津大学研究生创新人才培养项目（YCX19051）

生物医学信息检测与处理

主　编　李　刚　林　凌

副主编　李奇峰　黄　显　范真真

陈瑞娟　徐　瑞　李　娇

余　辉　周　鹏

南开大学出版社

天　津

图书在版编目(CIP)数据

生物医学信息检测与处理 / 李刚,林凌主编；李奇
峰等副主编. —天津：南开大学出版社，2023.5
ISBN 978-7-310-06427-4

Ⅰ.①生… Ⅱ.①李… ②林… ③李… Ⅲ.①生物医
学工程－信息学－高等学校－教材 Ⅳ.①R318.04

中国国家版本馆 CIP 数据核字(2023)第 013424 号

生物医学信息检测与处理
SHENGWU YIXUE XINXI JIANCE YU CHULI

南开大学出版社出版发行
出版人：陈　敬
地址：天津市南开区卫津路 94 号　　邮政编码：300071
营销部电话：(022)23508339　营销部传真：(022)23508542
https://nkup.nankai.edu.cn

天津创先河普业印刷有限公司印刷　全国各地新华书店经销
2023 年 5 月第 1 版　　2023 年 5 月第 1 次印刷
230×170 毫米　16 开本　19.5 印张　350 千字
定价：78.00 元

如遇图书印装质量问题,请与本社营销部联系调换,电话：(022)23508339

前　言

　　生物医学工程领域是当今科技发展的最前沿，用日新月异来形容其发展速度毫不夸张。其原因在于：（1）治病救人、追求健康长寿是与人类同在的事业；（2）探索生命的奥秘与探索宇宙奥秘一样永恒。

　　生物医学工程又是一个跨领域的前沿学科，而生物医学信息检测与处理是其中最大的研究方向。君不见，在任何一所现代化的医院中，体现其医疗水平高低的重要标志之一是其配置的医疗诊断装备和仪器。君不见，测量就是科学，任何一项科学探索和研究必定包含测量内容，生命与医学的研究当然也不例外。

　　研究生是未来生物医学工程领域的主力军，为他们准备充沛的专业知识、清晰的发展脉络和前瞻性引导将强有力地助推他们事业的发展。因此，在天津大学研究生院的组织和领导下，由天津大学生物医学工程系的部分骨干老师编写了这本研究生教材。

　　天津大学精密仪器与光电子工程学院是中国仪器仪表类体量最大和门类最多的仪器仪表类的教学与科研机构，作为国内最早一批成立的生物医学工程专业诞生于精密仪器与光电子工程学院的前身——精密仪器工程系，因此天津大学生物医学工程专业一直简称为"医仪"，鲜明地表达了天津大学生物医学工程专业的特色，本书的作者都是"医仪"的老师，承担本书的编著恰如其分。

　　在选材上，本书主要有两部分内容：

　　（1）偏向生物医学信息检测与处理的基础性的知识和成果。这部分材料的必要性和重要性是不言而喻的。

　　（2）另外一部分采用案例式编写，给出某个方向的基础知识、发展脉络和前瞻性的趋势预测，力争给读者完整、系统的知识和印象。

　　本书各章的编者分别为：林凌教授编写了第 1～3 章，李刚教授编写了第 4、5 章，李奇峰教授编写了第 6、9 章，黄显教授编写了第 7 章和第 13 章，范真真副教授编写了第 8 章，陈瑞娟副教授编写了第 10 章，李娇副教授编写了第 11 章，徐瑞博士编写了第 12 章。余辉副教授和周鹏副教授也参加了本书的编写工作。

由于作者的水平有限，难免出现各种不足，甚至错误的地方，敬请读者予以指正，谢谢你们！

本教材获得"天津大学研究生创新人才培养项目（YCX19051）"资助。

作者
2022 年夏
于北洋园

目　录

第1章 概 论

本章介绍了生物医学信息及其测量的基本知识，还有对于测量而言必不可少的有关误差理论与数据处理的基本知识，以及模拟信号处理和数字信号处理的有关基础知识。

1.1 生物医学信息的基本知识与分类

顾名思义，生物医学信息指生物和医学两方面的信息：生物信息和医学信息。

生物信息一般可分为遗传信息、神经和感觉信息及化学信息。虽然遗传信息与神经和感觉信息的载体都属于化学物质，但通常所指的化学信息是除以上两类物质以外的化学物质所携带和传递的信息。高等生物的激素及昆虫外激素都属于这一类。

遗传信息以密码形式存储在 DNA 分子上，通过 DNA 的复制传递给子代。在后代生长发育过程中，遗传信息自 DNA 转录给 RNA，后翻译成特异的蛋白质，以执行各种生命功能。

神经和感觉信息靠电脉冲和神经递质携带和传递。神经系统接受内外环境中的信息，进行加工处理，调节和控制机体各部分功能。

化学信息是除上述两类物质外由化学介质传递的信息。

生物体的各种功能能够有条不紊地进行，对环境能及时作出反应，是由于生物体内存在通过各种各样的化学信息分子进行传递的信息系统。

医学信息是指面向临床应用或医学基础研究应用、人体从整体、器官到细胞、DNA 等各个层面的信息，表现形式主要有：生理信息、生化信息、图像信息、病理信息和微生物信息等。

随着转化医学、精准医疗的发展，原本最为经典的生物信息，如遗传（基因）信息等也在临床上得到应用。所以，经常把与医学诊断和治疗所涉及的一切信息统称为"医学信息"，以替代相对较长的名词"生物医学信息"。

1.2 测量的基本知识

门捷列夫曾说过："没有测量就没有科学。"测量是人类认识世界和改造世界的重要手段，是突破科学前沿、解决经济社会发展重大问题的技术基础。

马克思曾说过："一门科学，只有当它成功地运用数学时，才能真正达到完善的地步。"显然，应用数学的前提是"测量"。

信号是一个物理词汇，信号是表示消息的物理量，如电信号可以通过幅度、频率、相位的变化来表示不同的消息。从广义上讲，它包含光信号、声信号和电信号等。因此，工程上生物医学信息是通过生物医学信号的检测与处理而获取的，习惯上也称为生物医学信号测量。

如同其他领域的测量一样，没有一定精度的测量是毫无意义的。测量的永恒目标是追求更高的精度、更高的速度、更低的成本，还有对人体更低的伤害，最佳的测量是无损无创。

要保证足够高的测量精度，必须掌握测量的基本概念和提高测量的一般方法。

1.2.1 测量的概念

（1）测量的物理含义

测量是用实验的方法把被测量与同类标准量进行比较以确定被测量大小的过程。

（2）测量过程

一个测量过程通常包括以下 3 个阶段：

①准备阶段；

②测量阶段；

③数据处理阶段。

（3）测量手段

按照层次和复杂程度，测量手段通常分为以下 4 类：

①量具。体现计量单位的器具。

②仪器。泛指一切参与测量工作的设备。

③测量装置。由几台测量仪器及有关设备所组成的整体，用以完成某种测量任务。

④测量系统。由若干不同用途的测量仪器及有关辅助设备所组成，用以

多种参量的综合测试。测量系统是用来对被测特性定量测量或定性评价的仪器或量具、标准、操作、方法、夹具、软件、人员、环境和假设的集合。

（4）测量结果的表示

测量结果由两部分组成，即测量单位和与此测量单位相适应的数字值，一般表示成

$$X = A_x / X_0 \qquad (1\text{-}1)$$

式中，X 表示测量结果；A_x 表示测量所得的数字值；X_0 表示测量单位。

1.2.2 测量及方法的分类

测量及方法可以有以下 3 种分类方式。

（1）按被测量变化的速度分类

①静态测量

在测量过程中被测量保持稳定不变，如人的身高在测量过程中几乎不变，又如骨密度、颅内压等。

某些在测量过程中变化缓慢的医学信息的测量也可以认为是静态测量，如体温、绝大多数血液成分。

②动态测量

在测量过程中被测量一直处于变化状态，如脉搏波，心电（ECG）和脑电（EEG）等。

（2）按被测量相比较的量的相互关系分类

①直接测量

直接比较测量法。将被测量直接与已知其值的同类量相比较的测量方法。

替代测量法。将选定的且已知其值的量替代被测的量，使得在指示装置上有相同的效应，从而确定被测量值。

微差测量法。将被测量与同它的量值只有微小差别的同类已知量相比较并测出这两个被测量间的差值的测量方法。

零位测量法。通过调整一个或几个与被测量有已知平衡关系的量，用平衡的方法确定出被测量的值。

符合测量法。是由对某些标记或信号的观察来测定被测量值与作比较用的同类已知被测量间微小差值的一种微差测量法。

②间接测量

间接测量是通过对与被测量有函数关系的其他量的测量而通过计算得到被测量值的测量方法。

为保证测量精度和可靠性，一般情况下应尽量采用直接测量，只有在下列情况才选择间接测量：被测量不便于直接读出；直接测量的条件不具备，如直接测量该量的仪器不够准确或没有直接测量的仪表；间接测量的结果比直接测量更准确。

③组合测量

在测量过程中，在测量两个或两个以上相关的未知数时，需要改变测量条件进行多次测量，根据直接测量和间接测量的结果，解联立方程组求出被测量，称为组合测量。

④软测量

软测量是把生产过程知识有机地结合起来，应用计算机技术对难以测量或者暂时不能测量的重要变量，选择另外一些容易测量的变量，通过构成某种数学关系来推断或者估计，以软件来替代硬件的功能。应用软测量技术实现元素组分含量的在线检测不但经济可靠，且动态响应迅速、可连续给出萃取过程中元素组分含量，易于达到对产品质量的控制。

在医学上，利用人体生理、生化参量的某些关联实现某种医学信息的检测。如血糖的无创测量，有学者提出一种基于血糖无创检测的代谢率测量方法，通过温度传感器、湿度传感器、辐射传感器分别测得人体局部体表与环境之间通过对流、蒸发、辐射三种传热方式所散发的热量。利用热力学第一定律建立的人体热平衡方程，选择相关参数并建立数学模型，求得人体局部组织代谢率和血糖。

⑤建模测量

所谓"模型"就是"关系"，被测量与系统输出量（观察量）之间的关系。可以是多被测量，也可以是多被测量与多输出量（观察量）之间的动态关系。

建模测量的步骤如下：

- 基于物理原理、化学原理和生物原理寻找一组与被测量有稳定确切、单调关系的观察量；
- 在此基础上建立测量系统；
- 采集足够多的样本数据，样品的分布覆盖所有被测量的动态范围和可能状态；
- 对所采集的数据建模，这些模型可以是数学表达式，也可以是人工神经网络的权系数、表格等；

● 将模型嵌入到测量系统中，对新的被测量测量时系统可以直接输出结果。

建模测量不仅适用于难以用其他方式测量的多被测量，所建立的"模型"也是对客观事物运动规律的一种认识，其意义不可小觑。

（3）按测量数据的读取方式分类

①直读法

用直接指示被测量大小的指示仪表进行测量，能够直接从仪表刻度盘上读取被测量数值的测量方法，称为直读法。直读法测量时，度量器不直接参与测量过程，而是间接地参与测量过程。例如，用欧姆表测量电阻时，从指针在刻度尺上指示的刻度可以直接读出被测电阻的数值。这一读数被认为是可信的，因为欧姆表刻度尺的刻度事先用标准电阻进行了校验，标准电阻已将它的量值和单位传递给欧姆表，间接地参与了测量过程。

特点：度量器直接参与测量过程。

优点：过程简单，操作容易，读数迅速。

缺点：测量的准确度不高。

②比较法

将被测量与度量器在比较仪器中直接比较，从而获得被测量数值的方法称为比较法。例如，用天平测量物体质量时，作为质量度量器的砝码始终都直接参与了测量过程。比较法具有很高的测量准确度，可以达到0.001%，但测量时操作比较麻烦，相应的测量设备也比较昂贵。

特点：度量器间接参与测量过程。

优点：过程和操作复杂，读数较难，甚至需要复杂的计算。

缺点：测量的准确度高。

根据被测量与度量器进行比较时不同特点，比较法分为零值法、较差法、替代法三种。

第一，零值法。

零值法又称为微差法，利用被测量对仪器的作用与标准量对仪器的作用相互抵消，由指零仪表作出判断的方法。现代仪器用仪表放大器来进行高倍放大，可以达到前所未有的精度和灵敏度。

测量的准确度取决于度量器和指零仪表的灵敏度。典型的电路是惠斯登电桥，其测量的特点：

● 测量精度高。

- 读数时指零仪表 P 指零，说明指零仪表 P 支路电流为 0：即读数时，不向被测电路吸取能量，不影响被测电路的工作状态，所以不会因为仪表的输入电阻不高而引起误差。
- 由于在测量过程中要进行平衡操作，其反应速度相对较慢，采用现代控制理论也可以测量很高速度的信号。

第二，较差法。

通过测量被测量与标准量的差值，或正比该差值的量，由标准量来确定被测量的数值的方法。

特点：准确度取决于标准量，可达到较高的测量准确度。

如比色仪和浊度计测量浓度。

第三，替代法。

分别把被测量与标准量接入同一测量仪器。在标准量替代被测量时，调节标准量，使仪器的工作状态在替代前后保持一致，然后根据标准量来确定被测量的数值。

特点：测量的准确度取决于替代的标准量和测量仪器的准确度。

（4）测量单位

①单位

用来标志量或数的大小的指标统称为单位。

②单位制

基本单位与导出单位组成的一个完整的单位体制称为单位制。

③国际单位制（SI）

国际单位制（法语为 Système International d'Unités，符号为 SI）包括 SI 单位、SI 单位的十进倍数单位、SI 的基本单位和导出单位。

国际单位制中的基本单位（SI 基本单位）是通过计量标准来定义、实现、保持或复现的。表 1-1 列出了国际单位制的基本单位。

表 1-1　国际单位制的基本单位

量的名称	单位名称		单位符号
长度	米	meter	m
质量	千克（公斤）	kilogram	kg
时间	秒	second	s
电流	安[培]	ampere	A
热力学温度	开[尔文]	kelvin	K
物质的量	摩[尔]	mole	mol
发光强度	坎[德拉]	candela	cd

计量基准按其定义计量单位的形式可分为实物基准和自然基准。

实物基准是以实物来定义、复现计量单位的计量基准，又称人工基准。例如，质量计量基准就是实物基准千克原器（2018 年 11 月 16 日第 26 届国际计量大会通过了关于修订国际单位制的决议：质量单位"千克"改由普朗克常数来定义）。

自然基准是指以自然现象或物理效应来定义计量单位而以实物复现的计量基准。例如，长度计量基准是自然基准，它是以激光波长来定义的（2018 年 11 月 16 日第 26 届国际计量大会通过了关于修订国际单位制的决议：当真空中光的速度 c 以单位 m/s 表示时，将其固定数值取为 299792458 来定义米，其中秒用铯的频率 DnCs 定义）。

2018 年 11 月 16 日第 26 届国际计量大会通过了关于修订国际单位制的决议。国际单位制 7 个基本单位中的 4 个，即千克、安培、开尔文和摩尔将分别改由普朗克常数、基本电荷常数、玻尔兹曼常数和阿伏伽德罗常数来定义；另外 3 个基本单位在定义的表述上也做了相应调整，以与此次修订的 4 个基本单位相一致。

自 2019 年 5 月 20 日起，国际单位的 7 个基本单位将全部由基本物理常数定义，这些常数如下：

- 铯 133 原子基态的超精细能级跃迁频率 DvCs 为 9192631770Hz；
- 真空中光的速度 c 为 299792458 m/s；
- 普朗克常数 h 为 $6.62607015×10^{-34}$Js；
- 基本电荷 e 为 $1.602176634×10^{-19}$C；
- 玻尔兹曼常数 k 为 $1.380649×10^{-23}$J/K；
- 阿伏伽德罗常数 NA 为 6.022140761023 mol^{-1}；
- 频率为 5401012Hz 的单色辐射的发光效率 Kcd 为 683 lm/W。

其中，单位赫兹、焦耳、库伦、流明、瓦特的符号为 Hz、J、C、lm、W，它们分别与单位秒（s）、米（m）、千克（kg）、安培（A）、开尔文（K）、摩尔（mol）、坎德拉（cd）相关联，相互之间的关系为 $Hz = s^{-1}$，$J = kg\ m^2\ s^{-2}$，$C = A·s$，$lm = cd\ m^2\ m^{-2} = cd·sr$，$W = m^2\ kg\ s^{-3}$。

SI 的基本单位如下：

- 秒，符号 s，SI 的时间单位。当铯的频率 DnCs，即铯-133 原子基态的超精细能级跃迁频率以单位 Hz（即 s^{-1}）表示时，将其固定数值取为 9192631770 来定义秒。
- 米，符号 m，SI 的长度单位。当真空中光的速度 c 以单位 m/s 表示时，将其固定数值取为 299792458 来定义米，其中秒用 DnCs 定义。

- 千克，符号 kg，SI 的质量单位。当普朗克常数 h 以单位 Js（即 kg m² s⁻¹）表示时，将其固定数值取为 $6.62607015×10^{-34}$ 来定义千克，其中米和秒用 c 和 DnCs 定义。

- 安培，符号 A，SI 的电流单位。当基本电荷 e 以单位 C（即 A·s）表示时，将其固定数值取为 $1.602176634×10^{-19}$ 来定义安培，其中秒用 DnCs 定义。

- 开尔文，符号 K，SI 的热力学温度单位。当玻尔兹曼常数 k 以单位 J K⁻¹（即 kg m² s⁻²K⁻¹）表示时，将其固定数值取为 $1.380649×10^{-23}$ 来定义开尔文，其中千克、米和秒用 h、c 和 DnCs 定义。

- 摩尔，符号 mol，SI 的物质的量的单位。1 摩尔精确包含 6.022140761023 个基本粒子。该数即为以单位 mol⁻¹ 表示的阿伏伽德罗常数 NA 的固定数值，称为阿伏伽德罗常数。

- 一个系统的物质的量，符号 n，是该系统包含的特定基本粒子数量的量度。基本粒子可以是原子、分子、离子、电子，其他任意粒子或粒子的特定组合。

- 坎德拉，符号 cd，SI 的给定方向上发光强度的单位。当频率为 5401012Hz 的单色辐射的发光效率以单位 lm/W（即 cd sr W⁻¹ 或 cd sr kg⁻¹m⁻²s³）表示时，将其固定数值取为 683 来定义坎德拉，其中千克、米、秒分别用 h、c 和 DnCs 定义。

SI 导出单位是用基本单位以代数形式表示的单位。这种单位符号中的乘和除采用数学符号。如速度的 SI 单位为米每秒（m/s）。属于这种形式的单位称为组合单位。表 1-2 列出了 SI 导出单位的名称和符号。

表 1-2　SI 导出单位

量的名称	单位名称	单位符号	其他表示式例
频率	赫[兹]	Hz	s⁻¹
力；重力	牛[顿]	N	kg·m/s²
压力、压强、应力	帕[斯卡]	Pa	N/m²
能量、功、热	焦[耳]	J	N·m
功率、辐射通量	瓦[特]	W	J/s
电荷量	库[仑]	C	A·s
电位、电压、电动势	伏[特]	V	W/A
电容	法[拉]	F	C/V
电阻	欧[姆]	Ω	V/A
电导	西[门子]	S	A/V

国际单位制有两个辅助单位（已并入导出单位），即弧度和球面度。SI 辅助单位列于表 1-3 中。

表 1-3 SI 辅助单位

量的名称	单位名称	单位符号
平面角	弧度	rad
立体角	球面度	Sr

SI 词头表示倍率关系，如表 1-4 所列。

表 1-4 SI 词头

所表示的因数	词头名词	词头符号
10^{12}	太[拉]	T
10^9	吉[咖]	G
10^6	兆	M
10^3	千	k
10^2	百	h
10^1	十	da
10^{-1}	分	d
10^{-2}	厘	C
10^{-3}	毫	m
10^{-6}	微	μ
10^{-9}	纳[诺]	n
10^{-12}	皮[可]	p

在使用词头时应注意以下方面：
- 词头符号用罗马体（正体）印发，在词头符号和单位符号之间不留间隔。
- 不允许使用重叠词头。
- 词头永远不能单独使用。
- 在国际单位制的基本单位中，质量单位（kg）是唯一带有词头的单位名称，它的十进倍数与分数单位是将词头加在"g"前，而不是加在"kg"前构成的。但"kg"并不是倍数单位而是 SI 单位。

1.3　误差的基本知识

由于实验方法和实验设备的不完善、周围环境的影响，以及人的观察力、测量程序等限制，实验观测值和真值之间，总是存在一定的差异。人们常用绝对误差、相对误差或有效数字来说明一个近似值的准确程度。为了评定实验数据的精确性或误差，认清误差的来源及其影响，需要对实验的误差进行分析和讨论。由此可以判定哪些因素是影响实验精确度的主要方面，从而在以后实验中，进一步改进实验方案，缩小实验观测值和真值之间的差值，提高实验的精确性。

研究误差的意义为：

第一，正确认识误差的性质，分析误差产生的原因，以消除或减少误差。

第二，正确处理测量和实验数据，合理计算所得结果，以便在一定条件下得到更接近真值的数据。

第三，正确组织实验过程，合理设计仪器或选用仪器和测量方法。研发新产品时，在最经济条件下，设计满足精度及其他要求的系统。在科学探索时，在已有的条件下如何得到更高的精度或灵敏度。

1.3.1　误差的基本概念

正如著名科学家门捷列夫所言，"科学是从测量开始的"，他又说："没有测量，就没有科学。"时至今日，不仅人们的日常生活每时每刻离不开测量，诊断和治疗同样离不开测量。但是，无论测量仪器多么精密，方法多么先进，实验技术人员如何认真、仔细，观测值与真值之间总是存在着不一致的地方，这种差异就是误差（error）。可以说，误差存在于一切科学试验的观测之中，测量结果都存在着误差。

（1）真值

所谓"真值"是指某个被测量的真实值。

真值仅仅是一种理想的"存在"，一般情况下是不可知的。有以下几种情况，我们认为"真值"存在。

①理论真值

例如，三角形的三内角之和为180°，圆周角为360°；某一被测量与本身之差为零，或与本身之比为1。

②约定真值

因为真值无法获得，计算误差时必须找到真值的最佳估计值，即约定真值。约定真值通常由以下方法获得：

一是计量单位制中的约定真值。国际单位制定义的 7 个基本单位，根据国际计量大会的共同约定，凡是满足上述定义条件而重复现出的有关被测量都是真值。

二是标准器相对真值。凡高一级标准器的误差是低一级或普通测量仪器误差的 1/20～1/3 时，则可认为前者是后者的相对真值。

三是在科学实验中，真值就是指在无系统误差的情况下，观测次数无限多时所求得的平均值。但是，实际测量总是有限的，故用有限次测量所求得的平均值作为近似真值（或称最可信赖值）。

（2）误差

所谓的误差是指测得值与被测量的真值之差：

$$误差 = 测得值 - 真值 \tag{1-2}$$

误差可以用绝对误差和相对误差两种方式来表示。

①绝对误差

某被测量值与其真值之差称为绝对误差，它是测量值偏离真值大小的反映，有时又称真误差。

$$绝对误差 = 测得值 - 真值 \tag{1-3}$$

$$修正值 = -绝对误差 = 真值 - 测得值 \tag{1-4}$$

于是

$$真值 = 测得值 + 修正值 \tag{1-5}$$

这说明测量值加上修正值后，就可以消除误差的影响。在精密计量中，常常用加一个修正值的方法来保证测量值的准确性。

②相对误差

绝对误差与真值的比值所表示的误差大小称为相对误差，因测量值与真值相近，故也可近似用绝对误差与测量值的比值作为相对误差，即：

$$引用误差 = 示值误差 / 测量范围上限 \tag{1-6}$$

$$相对误差 = 绝对误差 / 真值 \approx 绝对误差 / 测量值 \tag{1-7}$$

相对误差是无名数，常用百分数（%）来表示。对于相同的被测量，绝对误差可以评定其测量精度的高低；但对于不同的被测量，绝对误差就难以评定其测量精度的高低，而采用相对误差来评定较为确切。

③引用误差

所谓引用误差指的是一种简化和实用方便的仪器仪表示值的相对误差，以仪器仪表某一刻度点的示值误差为分子，以测量范围上限值或全量程为分母，所得的比值被称为引用误差，即

$$引用误差 = 示值误差 / 测量范围上限 \qquad (1-8)$$

（3）误差的来源

在测量过程中，误差的来源可归纳为以下 4 个方面：

①测量装置误差

一是标准量具误差。以固定形式复现标准量值的器具，如标准量块、标准线纹尺、标准电池、标准电阻、标准砝码等，它们本身体现的量值不可避免地都含有误差。

二是仪器误差。凡用来直接或间接将被测量和已知量进行比较的器具设备都被称为仪器或仪表，如天平等比较仪器，压力表、温度计等指示仪表，它们本身都具有误差。

三是附件误差。仪器的附件及附属工具等引起的误差。

②环境误差

由于各种环境因素与规定的标准状态不一致而引起的测量装置和被测量本身的变化所造成的误差，如温度、湿度、气压（引起空气各部分的扰动）、振动（外界条件及测量人员引起的振动）、照明（引起视差）、重力加速度、电磁场等所引起的误差，通常仪器仪表在规定的正常工作条件所具有的误差被称为基本误差，而超出此条件时所增加的误差被称为附加误差。

③方法误差

由于测量方法不完善所引起的误差，如采用近似的测量方法而造成的误差，例如测量圆周长 s，再通过计算求出直径 $d = s / \pi$，因近似数 π 取值的不同，将会引起不同大小的误差。

④人员误差

由于测量者受分辨能力的限制、因工作疲劳导致眼睛的生理变化、固有习惯引起的读数误差，以及精神上的因素产生的一时疏忽等所引起的误差。

总之，在计算测量结果的精度时，对上述 4 个方面的误差来源，必须进行全面的分析，力求不遗漏、不重复，特别要注意那些对误差影响较大的因素。

（4）误差的分类

根据误差的性质和产生的原因，一般可分为 3 类：

①系统误差

系统误差是指在测量和实验中未发现或未确认的因素所引起的误差，而这些因素影响结果永远朝一个方向偏移，其大小及符号在同组实验测定中完全相同。实验条件一经确定，系统误差就获得一个客观上的恒定值。

当改变某些条件时，有可能发现系统误差的变化规律。系统误差产生的原因：测量仪器不良，如刻度不准、仪表零点未校正或标准表本身存在偏差；周围环境的改变，如温度、压力、湿度等偏离校准值；实验人员的习惯和偏向，如读数偏高或偏低等引起的误差。针对仪器的缺点、外界条件变化影响的大小、个人的偏向分别加以校正后，系统误差是可以清除或降低的。

②偶然（随机）误差

在已消除系统误差的一切被测量的观测中，所测数据仍在末位或末两位数字上有差别，而且它们的绝对值和符号的变化时大时小、时正时负，没有确定的规律，这类误差称为偶然误差或随机误差。

偶然误差产生的原因不明，因而无法控制和补偿。但是，倘若对某一被测量做足够多次的等精度测量后，就会发现偶然误差完全服从统计规律，误差的大小或正负的出现完全由概率决定。因此，随着测量次数的增加，随机误差的算术平均值将接近于零，所以多次测量结果的算术平均值将更接近于真值。

③粗大误差

粗大误差是一种显然与事实不符的误差，它往往是受到某些突然出现的干扰而产生的。

（5）4 种表征误差方法

①绝对误差

某次测量的绝对误差 δ：

$$\delta = x - \mu \tag{1-9}$$

式中，x 为测量值；μ 为被测量的真值。或

$$\delta = \bar{x} - \mu \tag{1-10}$$

其中，$\bar{x}$ 为测量的算术平均值，由下式定义：

$$\bar{x} = \frac{\sum x_i}{n} \tag{1-11}$$

这里，x_i 为一组测量中的各个测量值；n 为测量次数。

②极限误差

测量的极限误差是极端误差，测量结果（单次测量或测量列的算术平均值）的误差不超过该极端误差的概率为 p ，并使差值 $(1-p)$ 可以忽略。

第一，单次测量的极限误差。

测量列的测量次数足够多，且单次测量误差为正态分布时，根据概率论知识，可求得单次测量的极限误差。

由概率积分可知，随机误差正态分布曲线下的全部面积相当于全部误差出现的概率，即

$$\frac{1}{\sigma\sqrt{2\pi}} = e^{-\delta^2/(2\sigma^2)}d\delta = 1 \tag{1-12}$$

而随机误差在 $-\delta$ 至 $+\delta$ 范围内的概率为

$$p(\pm\delta) = \frac{1}{\sigma\sqrt{2\pi}}\int_{-\delta}^{+\delta} e^{-\delta^2/(2\sigma^2)}d\delta = \frac{2}{\sigma\sqrt{2\pi}}\int_{0}^{+\delta} e^{-\delta^2/(2\sigma^2)}d\delta \tag{1-13}$$

引入一个新变量 t :

$$t = \frac{\delta}{\sigma}, \delta = t\sigma$$

则式（1-13）可以改写为

$$p(\pm\delta) = \frac{2}{\sigma\sqrt{2\pi}}\int_{0}^{+\delta} e^{-t^2/2}d\delta = 2\Phi(t) \tag{1-14}$$

或

$$\Phi(t) = \frac{1}{\sigma\sqrt{2\pi}}\int_{0}^{+\delta} e^{-t^2/2}d\delta \tag{1-15}$$

函数 $\Phi(t)$ 为概率积分，不同 t 的 $\Phi(t)$ 值可由相应的表格查出或通过计算机计算出来。

若某随机误差在 $\pm t_0$ 范围内出现的概率为 $2\Phi(t)$ ，则超出的概率为

$$\alpha = 1 - 2\Phi(t) \tag{1-16}$$

表 1-5 给出了典型的 t 值及其相应的超出或不超出 $|\delta|$ 的概率（见图 1-1）。

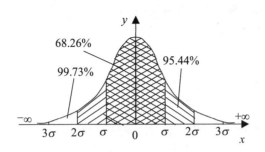

图 1-1 误差正态分布的特征量

表 1-5 典型的 t 值及其相应的超出或不超出 $|\delta|$ 的概率

t	$|\delta|=t\sigma$	不超出 $|\delta|$ 的概率 $2\Phi(t)$	超出 $|\delta|$ 的概率 $1-2\Phi(t)$	测量次数 n	测量超出 $|\delta|$ 的次数
0.67	0.67σ	0.4972	0.5028	2	1
1	1	0.6826	0.3174	3	1
2	2σ	0.9544	0.0456	22	1
3	3σ	0.9973	0.0027	370	1
4	4σ	0.9999	0.0001	15626	1

由表 1-5 可见，随着 t 的增大，超出 $|\delta|$ 的概率减小得很快。当 $t=2$，即 $|\delta|=2\sigma$ 时，在 22 次测量中只有 1 次的误差绝对值超出 2σ 范围；而当 $t=3$，即 $|\delta|=3\sigma$ 时，在 370 次测量中只有 1 次误差绝对值超出 3σ 范围。由于在一般测量中，测量次数很少超过几十次，因此可以认为绝对值大于 3σ 的误差是不可能出现的，通常把这个误差称为单次测量的极限误差 $\delta_{\lim}x$，即

$$\delta_{\lim}x = \pm 3\sigma \qquad (1-17)$$

当 $t=3$ 时，对应的概率 $p=99.73\%$。

在实际测量中，有时也可取其他 t 值来表示单次测量的极限误差，如取 $t=2.58$，$p=99\%$；$t=2$，$p=95.44\%$；$t=1.96$，$p=95\%$ 等。因此一般情况下，测量列单次测量的极限误差可用下式表示：

$$\delta_{\lim}x = \pm t\sigma \qquad (1-18)$$

若已知测量的标准差 σ，选定置信系数 t，则可由式（1-18）求得单次测量的极限误差。

第二，测量列的算术平均值的极限误差。

测量列的算术平均值 $\bar{x}$ 与被测量的真值 L_0 之差称为算术平均值误差 $\delta_{\bar{x}}$，即

$$\delta_{\bar{x}} = \bar{x} - L_0 \qquad (1\text{-}19)$$

当多个测量列的算术平均值误差 $\delta_{\bar{x}}(i=1,2,\cdots,n)$ 为正态分布时，根据概率论知识，同样可得测量列算术平均值的极限误差表达式为

$$\delta_{\lim}\bar{x} = \pm t\sigma_{\bar{x}} \qquad (1\text{-}20)$$

式中，t 为置信系数；$\sigma_{\bar{x}}$ 为算术平均值的标准差。通常取 $t=3$，则

$$\delta_{\lim}\bar{x} = \pm 3\sigma_{\bar{x}} \qquad (1\text{-}21)$$

实际测量中，有时也可取其他 t 值来表示算术平均值的极限误差。但当测量列的测量次数较少时，应按"学生氏"分布（"Student"distribution）或 t 分布来计算测量列算术平均值的极限误差，即

$$\delta_{\lim}\bar{x} = \pm t_\alpha \sigma_{\bar{x}} \qquad (1\text{-}22)$$

式中的 t_α 为置信系数，它由给定的置信概率 $p=1-\alpha$ 和自由度 $v=n-1$ 来确定，具体数值请查阅有关参考文献；α 为超出极限误差的概率（称显著度或显著水平），通常取 $\alpha=0.01$、0.02 或 0.05；n 为测量次数；σ 为 n 次测量的算术平均值标准差。

对于同一个测量列，按正态分布和 t 分布分别计算时，即使置信概率的取值相同，但由于置信系数不相同，因而求得的算术平均值极限误差也不相同。

③算术平均误差

在一组测量中，用全部测量值的随机误差绝对值的算术平均值表示。定义平均偏差 $\bar{d}$：

$$\bar{d} = \frac{\sum \left| x_i - \bar{x} \right|}{n} \qquad (1\text{-}23)$$

④标准误差

它是测量值 x_i 与真值 μ 误差的平方和与观测次数 n 比值的均方根，按定义其计算公式为：

$$\sigma = \sqrt{\frac{\sum_{i=1}^{n}\left(x_i - \mu\right)^2}{n-1}} \qquad (1-24)$$

但式（1-24）中的真值 μ 在通常情况下并不可知，在测量次数足够多时，可以用平均值 $\bar{x}$ 替代真值 μ 来计算 σ：

$$\sigma = \sqrt{\frac{\sum_{i=1}^{n}\left(x_i - \bar{x}\right)^2}{n-1}} \qquad (1-25)$$

标准误差能够很好地反映出测量的精密度。

1.3.2　精度与不确定度

反映测量结果与真实值接近程度的量，称为精度（也称精确度），它与误差大小相对应，测量的精度越高，其测量误差就越小。"精度"应包括精密度和准确度两层含义：精密度，即测量中所测得量值重现性的程度，它反映偶然误差的影响程度，精密度高就表示偶然误差小；准确度，即测量值与真值的偏移程度，它反映系统误差的影响精度，准确度高就表示系统误差小。

精确度（精度）反映测量中所有系统误差和偶然误差综合的影响程度。在一组测量中，精密度高的准确度不一定高，准确度高的精密度也不一定高，但精确度高，则精密度和准确度都高。

不确定度是由于测量误差的存在而对被测量值不能确定的程度。表达方式有系统不确定度、随机不确定度和总不确定度。系统不确定度实质上就是系统误差限，常用未定系统误差可能不超过的界限或半区间宽度 e 来表示。随机不确定度实质上就是随机误差对应于置信概率（$1-a$）时的置信 $[-ka, +ka]$（a 为显著性水平）。当置信因子 $k=1$ 时，标准误差就是随机不确定度，此时的置信概率（按正态分布）为 68.27%，总不确定度是由系统不确定度与随机不确定度按方差合成的方法得来的。

为了说明精密度与准确度的区别，以及精确度的意义，可用打靶子例子来说明，如图 1-2 所示。

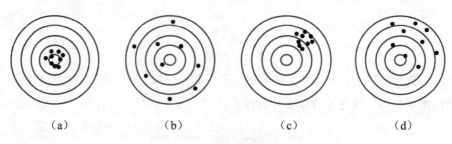

|(a)|(b)|(c)|(d)|

图 1-2　精密度和准确度的关系

图 1-2（a）中表示精密度和准确度都很好，则精确度高；图 1-2（b）表示准确度很好，但精密度却不高；图 1-2（c）表示精密度很好，但准确度却不高；图 1-2（d）表示精密度与准确度都不高。在实际测量中没有像靶心那样明确的真值，而是设法去测定这个未知的真值。

在实验过程中，往往满足于实验数据的重现性，而忽略了数据测量值的准确程度。绝对真值是不可知的，人们只能制定一些国际标准作为测量仪表准确性的参考标准。随着人类认识水平的推移和发展，可以逐步逼近绝对真值。

1.3.3　有效数字及其运算规则

在科学与工程中，测量或计算结果总是以一定位数的有效数字来表示的。这不是说一个数值中小数点后面位数越多越准确。实验中从测量仪表上所读数值的位数是有限的，这取决于测量仪表的精度，其最后一位数字往往是仪表精度所决定的估计数字，即一般应读到测量仪表最小刻度的十分位。数值准确度大小由有效数字位数决定。

（1）有效数字

含有误差的任何近似数。如果其绝对误差界是最末位数的半个单位，那么从这个近似数左方起的第一个非零的数字就是第一位有效数字，从第一位有效数字起到最末一位数字止的所有数字，不论是零或非零的数字，都叫有效数字。若具有 n 个有效数字，就说是 n 位有效位数，例如取 $n=314$，第一位有效数字为 3，共有三位有效位数；又如 00027，第一位有效数字为 2，共有两位有效位数；而 000270，则有三位有效位数。

要注意有效数字不一定都是可靠数字。如直尺测量某个长度，最小刻度是 1mm，但我们可以读到 0.1mm，如 42.4 mm。又如体温计最小刻度为 0.1℃，我们可以读到 0.01℃，如 37.16℃。此时有效数字为 4 位，而可靠数字只有三位，最后一位是不可靠的，称之为可疑数字。记录测量数值时只保留 1 位可疑数字。

为了清楚地表示数值的精度，明确给出有效数字位数，常用指数的形式表示，即写成一个小数与相应 10 的整数幂的重积。这种以 10 的整数幂来记数的方法被称为科学记数法。

如 75200 有效数字为 4 位时，记为 $7520×10$；有效数字为 3 位时，记为 $752×10^2$；有效数字为 2 位时，记为 $7.5×10^4$。

0.00478 有效数字为 4 位时，记为 $4.780×10^{-3}$；有效数字为 3 位时，记为 $4.78×10^{-3}$；有效数字为 2 位时，记为 $4.8×10^{-3}$。

（2）有效数字运算规则

①记录测量数值时，只（需）保留一位可疑数字。

②当有效数字位数确定后，其余数字一律舍弃。舍弃办法是"四舍六入五凑偶"，即末位有效数字后边第一位小于 5，舍弃不计；大于 5 则在前一位数上增 1；等于 5 时，前一位为奇数则进 1 为偶数，前一位为偶数则舍弃不计。这种舍入原则可简述为"小则舍，大则入，正好等于奇变偶"，如保留 4 位有效数字，3.71729→3.717，5.14285→5.143，7.6235→7.624，9.37656→9.376。

③在加减计算中，各数所保留的位数，应与各数中小数点后位数最少的相同，例如将 24.65、0.0082 和 1.632 三个数字相加时，应写为 24.65+0.01+1.63=26.29。

④在乘除运算中，各数所保留的位数，以各数中有效数字位数最少的那个数为准，即其结果的有效数字位数亦应与原来各数中有效数字最少的那个数相同。例如，0.0121×25.64×1.05782 应写成 0.0121×25.6×1.06=0.328。上例说明，虽然这三个数的乘积为 0.3281823，但只应取其积为 0.328。

⑤在近似数平方或开方运算时，平方相当于乘法运算，开方是平方的逆运算，故可按乘除运算处理。

⑥在对数运算时，n 位有效数字的数据应该用 n 位时效表，或用（$n+1$）位对数表，以免损失精度。

⑦三角函数运算中，所取函数值的位数应随角度误差的减小而增多，其对应关系如表 1-6 所示。

表 1-6 三角函数函数值的位数与角度误差的关系

角度误差	10"	1"	0.1"	0.01"
函数值位数	5	6	7	8

（3）测量数据的计算机处理

大批量测量数据的处理几乎都要使用计算机，而且现代的医学仪器和科学仪器及各种测控系统都是使用计算机进行控制和完成数据处理后输出最终结果的。在这样的情况下，尤其要注意测量数据的有效位数的问题。

①在进行复杂数据处理时，需要仔细考虑所有的数据来源及其精度，以及所有的中间计算过程。处理前的测量值和其他参加运算的数值的有效位数决定了最后结果的有效数字位数。位数过多会导致对结果的误解，过少则损失测量的精度。

②使用计算机进行数据处理几乎无一例外地、有意或无意地使用浮点数，IEEE 754 标准中规定单精度浮点数（float）在机器中用 1 位表示数字的符号，用 8 位来表示指数，用 23 位来表示尾数，即小数部分。对于双精度浮点数（double），用 1 位表示符号，用 11 位表示指数，用 52 位表示尾数，其中指数域称为阶码。IEEE 浮点值的格式如图 1-3 所示。

S	exponent	mantissa
1 bit	8 bits	23 bits

s 为符号位；exponent 为指数（阶码）；mantissa 为尾数（小数）

（a）IEEE 单精度浮点数（float）

S	exponent	mantissa
1 bit	11 bits	52 bits

s 为符号位；exponent 为指数（阶码）；mantissa 为尾数（小数）

（b）IEEE 双精度浮点数（double）

图 1-3 IEEE754 标准中规定浮点数

通常认为，单精度浮点数的计算速度快，占用内存小，且认为 23 位的精度足够高。其实不然，比如，对 18 位的模拟数字转换器（A/DC）得到的 4096 个时序数字信号进行傅里叶变换，相量表采用单精度的 23 位有效数字，总共是 4096 个乘加计算（可增加 6 位有效数字），实际得到最后结果的有效位数应该为 18 位+6 位=24 位，已经超过了单精度浮点数的表达范围，这还不计计算过程中因浮点数进行加减法运算时需要对位等造成的精度损失。由此可见，采用计算机进行数据处理时也需要考虑其可能带来的精度损失，在高精度测量时尤为重要。

1.3.4 随机误差

（1）随机误差产生的原因

当对同一量值进行多次等精度的重复测量时，得到一系列不同的测量值（常称为测量列），每个测量值都含有误差，这些误差的出现又没有确定的规律，即前一个误差出现后，不能预定下一个误差的大小和方向，但就误差的总体而言，却具有统计规律性。

随机误差是由很多暂时未能掌握或不便掌握的微小因素所构成的，主要有以下 3 方面：

①测量系统的因素。元器件的不稳定性、元器件的漂移（温漂和时漂）、各部件的配合、各种微小的外部干扰等。

②环境方面的因素。温度的微小波动、湿度与气压的微量变化、光照强度变化、灰尘和电磁场变化等。

③人员方面的因素。瞄准、读数的不稳定等。

（2）随机误差的正态分布

如果测量数列中不包括系统误差和粗大误差，从大量的实验中发现偶然误差的大小有如下 4 个特征：

①绝对值小的误差比绝对值大的误差出现的机会多，即误差的概率与误差的大小有关。这是误差的单峰性。

②绝对值相等的正误差或负误差出现的次数相当，即误差的概率相同，这是误差的对称性。

③极大的正误差或负误差出现的概率都非常小，即大的误差一般不会出现，这是误差的有界性。

④随着测量次数的增加，偶然误差的算术平均值趋近于零，这是误差的抵偿性。

19 世纪德国科学家高斯研究大量的测量数据时发现，随机误差的分布符合正态分布。因此在误差理论中又将正态分布称为高斯分布，如图 1-4 所示。

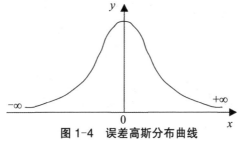

图 1-4 误差高斯分布曲线

正态分布的分布密度 $f(\delta)$ 与分布函数 $F(\delta)$ 分别为

$$f(\delta) = \frac{1}{\sigma\sqrt{2\pi}}e^{-\delta^2/(2\sigma^2)} \tag{1-26}$$

$$F(\delta) = \frac{1}{\sigma\sqrt{2\pi}}\int_{-\infty}^{\delta} e^{-\delta^2/(2\sigma^2)}d\delta \tag{1-27}$$

式中，δ 为标准差（或称为均方根误差）；e 为自然对数的底，其值为 $2.7182\cdots$。

正态分布误差的数学期望为

$$E = \int_{-\infty}^{\infty} \delta f(\delta)d\delta = 0 \tag{1-28}$$

其方差为

$$\sigma^2 = \int_{-\infty}^{\infty} \delta^2 f(\delta)d\delta \tag{1-29}$$

其平均误差为

$$\theta = \int_{-\infty}^{\infty} |\delta| f(\delta)d\delta = 0.7979\sigma \approx \frac{4}{5}\sigma \tag{1-30}$$

由于

$$\int_{-\rho}^{\rho} f(\delta)d\delta = \frac{1}{2} \tag{1-31}$$

可以解出或然误差为

$$\rho = 0.6745\sigma \approx \frac{2}{3}\sigma \tag{1-32}$$

图 1-5 给出了不同 σ 的误差分布曲线。σ 越小，测量精度越高，分布曲线的峰越高且窄；σ 越大，分布曲线越平坦且越宽。由此可知，σ 越小，小误差占的比重越大，测量精度越高；反之，则大误差占的比重越大，测量精度越低。

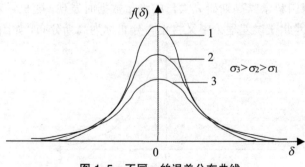

图 1-5　不同 σ 的误差分布曲线

1.3.5 误差的合成与分配

任何测量结果都包含有一定的测量误差，这是测量或系统过程中各个环节一系列误差因素共同作用的结果。若要正确地分析和综合这些误差因素，并正确地表述这些误差的综合影响，要做到以下两点：

第一，提高测量的精度。消除或减少其占比较大的误差来源。

第二，设计和优化测量方法或系统。使测量可以达到最高精度，满足测量精度要求的经济的测量方法或测量系统。

本部分简述了误差合成与分配的基本规律和基本方法，这些规律和方法不仅应用于测量数据处理中给出测量结果的精度，而且还适用于测量方法和仪器装置的精度分析计算，以及解决测量方法的拟订和仪器设计中的误差分配、微小误差取舍及最佳测量方案确定等问题。

现代测量系统或复杂测量几乎全部都是间接测量、组合测量或建模测量。为了讨论问题方便，这里把所有测量类别均归纳为间接测量。

间接测量是通过直接测量与被测的量之间有一定函数关系的其他量，按照已知的函数关系式计算出被测的量。因此间接测量的量是直接测量所得到的各个测量值的函数，而间接测量误差则是各个直接测得值误差的函数，故称这种误差为函数误差。研究函数误差的内容，实质上就是研究误差的传递问题，而对于这种具有确定关系的误差计算，也可称之为误差合成。

下面分别介绍函数系统误差和函数随机误差的计算问题。

①函数系统误差计算

在间接测量中，不失一般性，假定函数的形式为初等函数，且为多元函数，其表达式为：

$$y = f(x_1, x_2, \cdots, x_n) \tag{1-33}$$

式中，$x_1, x_2, \cdots, x_n$ 为各个直接测量值，y 为间接测量值。

由多元偏微分可知：

$$dy = \frac{\partial f}{\partial x_1} dx_1 + \frac{\partial f}{\partial x_2} dx_2 + \cdots + \frac{\partial f}{\partial x_n} dx_n \tag{1-34}$$

若已知各个直接测量值的系统误差 $\Delta x_1, \Delta x_2, \cdots, \Delta x_n$，由于这些误差值均比较小，可以用来替代式（1-34）中的 $dx_1, dx_2, \cdots, dx_n$，从而可近似得到函数的系统误差 Δy 为

$$\Delta y = \frac{\partial f}{\partial x_1} \Delta x_1 + \frac{\partial f}{\partial x_2} \Delta x_2 + \cdots + \frac{\partial f}{\partial x_n} \Delta x_n \tag{1-35}$$

式（1-35）是函数系统误差公式，而 $\dfrac{\partial f}{\partial x_1}, \dfrac{\partial f}{\partial x_2}, \cdots, \dfrac{\partial f}{\partial x_n}$ 为各个直接测量值的误差传递系数。

例 1-1　用直流电桥测量未知电阻，如图 1-6 所示，当电桥平衡时，已知 $R_1=200\Omega$，$R_2=100\Omega$，$R_3=50\Omega$，其对应的系统误差分别为 $\Delta R_1=0.2\Omega$，$\Delta R_2=0.1\Omega$，$\Delta R_3=0.1\Omega$。求电阻 R_x 的测量结果。

由惠斯登电桥平衡条件可得：

$$R_{x0} = \frac{R_1}{R_2} R_3 = 100\Omega \tag{1-36}$$

根据式（1-36）可得电阻 R_x 的系统误差

$$\Delta R_x = \frac{\partial f}{\partial R_1}\Delta R_1 + \frac{\partial f}{\partial R_2}\Delta R_2 + \frac{\partial f}{\partial R_3}\Delta R_3 \tag{1-37}$$

式（1-37）中各个误差传递系数分别为

$$\frac{\partial f}{\partial R_1} = \frac{R_3}{R_2} = \frac{50}{100} = 0.5 \tag{1-38}$$

$$\frac{\partial f}{\partial R_2} = \frac{R_1 R_3}{R_2^2} = \frac{200 \times 50}{100^2} = -1 \tag{1-39}$$

$$\frac{\partial f}{\partial R_3} = \frac{R_1}{R_2} = \frac{200}{100} = 2 \tag{1-40}$$

由式（1-37）可得

$$\Delta R_x = 0.5 \times 0.2\Omega - 1 \times 0.1\Omega + 2 \times 0.1\Omega = 0.2\Omega \tag{1-41}$$

将测量结果修正后可得

$$R_x = R_{x0} - \Delta R_x = 100\Omega - 0.2\Omega = 99.8\Omega \tag{1-42}$$

对于一个复杂的测量系统，也可以采用类似的方法分析其误差。

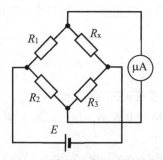

图 1-6　惠斯登电桥法测量电阻

例 1-2 对图 1-7 所示的传感器测量系统，不失一般性，不管其量纲，假设：$x=0.20$，$k_1=10$，$\Delta k_1=0.1$；$k_2=50$，$\Delta k_2=-1$；$k_3=4096/2.5=16.38$，$\Delta k_3=2/2.5=0.8$（这里给出的是 12 位 ADC，一般做到系统误差为最低有效位 LSB）。求该系统的测量结果 D。

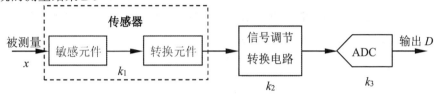

图 1-7 传感器测量系统

由系统构成可计算得：

$$D_0=k_1k_2k_3x=10\times50\times16.38\times0.20=1638 \tag{1-43}$$

根据式（1-43）可得 D 的系统误差

$$\Delta D=\left(\frac{\partial f}{\partial k_1}\Delta k_1+\frac{\partial f}{\partial k_2}\Delta k_2+\frac{\partial f}{\partial k_3}\Delta k_3\right)x \tag{1-44}$$

式（1-44）中各个误差传递系数分别为

$$\frac{\partial f}{\partial k_1}=k_2k_3x=50\times16.38\times0.20=163.8 \tag{1-45}$$

$$\frac{\partial f}{\partial k_2}=k_1k_3x=10\times16.38\times0.20=32.76 \tag{1-46}$$

$$\frac{\partial f}{\partial k_3}=k_1k_2x=10\times50\times0.20=100 \tag{1-47}$$

由式（1-44）可得

$$\Delta D=\left(163.8\times0.1+32.76\times(-1)+100\times0.8\right)\times0.2=63.62 \tag{1-48}$$

将测量结果修正后可得

$$D=D_0-\Delta D=1638-63.62=1574.38 \tag{1-49}$$

换算成被测量 Δx：
因为

$$x=D/k_1k_2k_3 \tag{1-50}$$

所以

$$\Delta x = \frac{\Delta D}{k_1 k_2 k_3} = \frac{63.62}{10 \times 50 \times 16.38} = 0.076 \approx 0.08 \qquad (1-51)$$

此例的提示：

- 本例是为了说明如何计算一个测量系统的系统误差而假定的一些数据，实际中的值可以由高一等精度的仪器进行标定得到。

- 被测量的相对系统误差为

$$\frac{\Delta x}{x}\% = \frac{0.08}{0.2}\% = 40\% \qquad (1-52)$$

$$\frac{\Delta k_1}{k_1}\% = \frac{0.1}{10}\% = 1\% \qquad (1-53)$$

$$\frac{\Delta k_2}{k_2}\% = \frac{-1}{50}\% = -2\% \qquad (1-54)$$

$$\frac{\Delta k_3}{k_3}\% = \frac{0.8}{16.38}\% = 0.00049\% \qquad (1-55)$$

说明该系统的测量精度是很低的，而各个环节的相对精度最低也在-2%。由此可知，一个高精度的测量系统必须保证每个环节的精度足够高。

②函数随机误差计算

随机误差是用表征其取值分散程度的标准差来评定的，对于函数的随机误差，也是用函数的标准差来进行评定。因此，函数随机误差计算，就是研究函数 y 的标准差与各测量值 $x_1, x_2, \cdots, x_n$ 的标准差之间的关系。但在式（1-34)中，若以各测量值的随机误差 $\delta x_1, \delta x_2, \cdots, \delta x_n$ 代替各微分量 $dx_1, dx_2, \cdots, dx_n$ 只能得到函数的随机误差 δy 而得不到函数的标准差 σ_y。因此，必须进行下列运算，以求得函数的标准差。

函数的一般形式为

$$y = f(x_1, x_2, \cdots, x_n) \qquad (1-56)$$

为了求得用各个测量值的标准差表示函数的标准差公式，设对各个测量进行了 N 次等精度测量，其相应的随机误差为

$$对\ x_1：\quad \delta x_{11}, \delta x_{12}, \cdots, \delta x_{1n}$$
$$对\ x_2：\quad \delta x_{21}, \delta x_{22}, \cdots, \delta x_{2n}$$
$$\vdots$$
$$对\ x_n：\quad \delta x_{n1}, \delta x_{n2}, \cdots, \delta x_{nn}$$

根据式（1-34)，可得函数y的随机误差为

$$\left.\begin{array}{l}
\delta y_1 = \dfrac{\partial f}{\partial x_1}\delta x_{11} + \dfrac{\partial f}{\partial x_2}\delta x_{21} + \cdots + \dfrac{\partial f}{\partial x_n}\delta x_{n1} \\[2mm]
\delta y_2 = \dfrac{\partial f}{\partial x_1}\delta x_{12} + \dfrac{\partial f}{\partial x_2}\delta x_{22} + \cdots + \dfrac{\partial f}{\partial x_n}\delta x_{n2} \\[2mm]
\vdots \\[2mm]
\delta y_n = \dfrac{\partial f}{\partial x_1}\delta x_{1n} + \dfrac{\partial f}{\partial x_2}\delta x_{2n} + \cdots + \dfrac{\partial f}{\partial x_n}\delta x_{nn}
\end{array}\right\} \tag{1-57}$$

将方程组中每个方程平方后相加，再除以 N，根据式（1-25）可得

$$\sigma_y^2 = \left(\frac{\partial f}{\partial x_1}\right)^2 \sigma_{x1}^2 + \left(\frac{\partial f}{\partial x_2}\right)^2 \sigma_{x2}^2 + \cdots + \left(\frac{\partial f}{\partial x_n}\right)^2 \sigma_{xn}^2 + 2\sum_{1\le i<j}^{n}\left(\frac{\partial f}{\partial x_i}\frac{\partial f}{\partial x_j}\frac{\sum_{m=1}^{N}\delta x_{im}\delta x_{jm}}{N}\right)$$

$$\tag{1-58}$$

若定义

$$K_{ij} = \frac{\sum_{m=1}^{N}\delta x_{im}\delta x_{jm}}{N} \tag{1-59}$$

$$\rho_{ij} = \frac{K_{ij}}{\sigma_{xi}\sigma_{xj}} \tag{1-60}$$

或

$$K_{ij} = \rho_{ij}\sigma_{xi}\sigma_{xj} \tag{1-61}$$

则式可以改写为

$$\sigma_y^2 = \left(\frac{\partial f}{\partial x_1}\right)^2 \sigma_{x1}^2 + \left(\frac{\partial f}{\partial x_2}\right)^2 \sigma_{x2}^2 + \cdots + \left(\frac{\partial f}{\partial x_n}\right)^2 \sigma_{xn}^2 + 2\sum_{1\le i<j}^{n}\left(\frac{\partial f}{\partial x_i}\frac{\partial f}{\partial x_j}\rho_{ij}\sigma_{xi}\sigma_{xj}\right)$$

$$\tag{1-62}$$

若各个测量值的随机误差是相互独立的，且当 N 适当大时（比如 $N>10$），

$$K_{ij} = \frac{\sum_{m=1}^{N}\delta x_{im}\delta x_{jm}}{N} \approx 0 \tag{1-63}$$

则式（1-62）可以简化为

$$\sigma_y^2 = \left(\frac{\partial f}{\partial x_1}\right)^2 \sigma_{x1}^2 + \left(\frac{\partial f}{\partial x_2}\right)^2 \sigma_{x2}^2 + \cdots + \left(\frac{\partial f}{\partial x_n}\right)^2 \sigma_{xn}^2 \tag{1-64}$$

或

$$\sigma_y = \sqrt{\left(\frac{\partial f}{\partial x_1}\right)^2 \sigma_{x1}^2 + \left(\frac{\partial f}{\partial x_2}\right)^2 \sigma_{x2}^2 + \cdots + \left(\frac{\partial f}{\partial x_n}\right)^2 \sigma_{xn}^2} \qquad (1\text{-}65)$$

1.4　生物医学信号（信息）测量

首先，我们厘清以下概念的含义及其相互之间的异同。

消息：是客观存在的一切事物通过物质载体发出的情报、指令、数据、信号中所包含的一切可以传递和交换的知识内容。

信号：一个物理概念，用以表示消息的物理量，如电信号可以通过幅度、频率、相位的变化来表示不同的消息。

信息：反映事物的属性、状态、结构、相互联系，以及与外部环境的互动关系，减少事物的不确定性。信息是一个相对的概念，同一个信号可能包括多种信息，如心电图中，不同的诊断目的可能需要不同的信息，甚至作为干扰的"基线漂移"，在某些情况也可以作为呼吸的信号，携带一定的呼吸信息。

有关信息应该理解如下 4 点：

①比特是信息量的单位，但工程上也习惯把它作为信号的单位。

②一个信号（消息）的比特数是其可能携带的最大信息"量"。

③有关信息的最重要、最基础的定律是香农三大定理。

④在生物医学信息检测中，永恒的目标是获得尽可能多的信息。在工程上的语言表达为检测更加微弱的信号，在技术上的语言表达为获得更高信噪比的信号，在测量上的语言表达为获得更高精度的数据。

传感：感知客观事物的信息。物理实现是通过传感器——能感受规定的被测量并按照一定的规律转换成可用输出信号的器件或装置。传感器通常由敏感元件和转换元件组成。

检测：测试是具有试验性质的测量，即测量和试验的综合。而测试手段就是仪器仪表。由于测试和测量密切相关，在实际使用中往往并不严格区分测试与测量。测试的基本任务就是获取有用的信息，借助专门的仪器、设备，设计合理的实验方法，进行必要的信号分析与数据处理，从而获得与被测对象有关的信息。

测量：测量是按照某种规律，用数据来描述观察到的现象，即对事物作出量化描述。测量是对非量化实物的量化过程。

信号处理：信号处理（signal processing）是对各种类型的电信号，按各种预期的目的及要求进行加工过程的统称。对模拟信号的处理称为模拟信号处理，对数字信号的处理称为数字信号处理。所谓"信号处理"，就是要把记录在某种媒体上的信号进行处理，以便抽取出有用信息的过程，它是对信号进行提取、变换、分析、综合等处理过程的统称。

在上述概念中，信息与信号比较容易区分：前者更抽象，后者更具体。而传感与检测、检测与测量，在带有探索性质、试验性质的场合很难做出清晰的区分。因此，本教材也就不刻意地使用这些术语。

生物医学测量的核心是生物医学信息检测与处理。为讨论问题方便，将其分成两块内容：生物医学信号检测，即如何获取生物医学信息；生物医学信号处理，即如何从已获取信息中提取生物医学信息。把两者融合在一起有助于我们站在更高的高度审视与处理生物医学信息。

1.4.1 生物医学信号处理

生物医学信号处理包括模拟信号处理和数字信号处理。

（1）模拟信号处理

在生物医学信息（信号）测量系统（图 1-8）中，包含模拟/数字转换器之前的电路部分均属于模拟信号处理。模拟信号处理的作用如下：

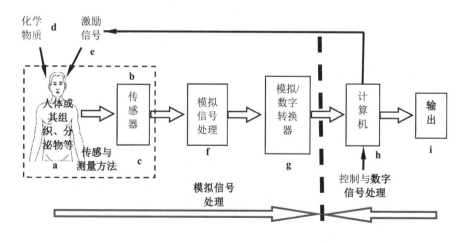

图 1-8　生物医学信息（信号）测量系统

①保证获得足够高精度的数字信号（模拟/数字转换器的输出）。

②保证获得足够高采样率的数字信号，也就是满足动态信号的采集要求

和足够高的信息量（由香农定律所确定）。

③一般情况下，不得有非线性失真。

获取高质量数字信号是实现高精度、高质量生物医学信号测量的必要前提，模拟信号处理（包括信息传感）的重要性就在于此。

在图 1-8 中，各个部分的作用与功能简述如下（序号与图中的序号相对应）。

a. 人体或其组织、成分、分泌物、基因、携带的微生物等都是生物医学信息（信号）测量系统的测量对象。

b. 除少数医学信息（信号），如身高和心电等生物电外，均需要合适的传感器把被测信号转换成电信号，如体温、血压等。还有一些信号需要通过一次或多次转换和计算才能得到目标参数，如血氧饱和度，即动脉血液中含氧血红蛋白和还原血红蛋白的含量不同影响透射光的吸光度，进而影响两个或以上波长的光电容积脉搏波（PPG）的幅度，通过两个或以上波长的 PPG 的交直流分量可计算得到被测者的血氧饱和度值。

c. 被测对象与传感器总是不可分割地统筹考虑与设计，这就是"传感与测量方法"。其中要点如下：

- 针对被测对象选取合适的传感器，如体温测量可以选择热敏电阻、热电偶、红外测温等。
- 选择传感方法或传感器要尽可能做到对人体无伤害或少伤害。
- 在保证一定的精度和可靠性的条件下，也要注意使用的舒适性和便捷性。
- 测量方法最能体现创新性，测量到以往所测量不到的信息，比以往的测量精度更高，同样精度情况比以往更快、更低成本、更方便。

d. 有些测量需要向人体注射一些化学物质，特别是一些图像的获取需要注射显影剂、增强剂以得到更清晰的图像。

e. 需要向人体注入某种能量的生物医学信息（信号）测量系统更为常见。医用诊断 X 光机和 CT 机需要 X 光源，生物阻抗成像需要施加恒流电流、PPG 需要激励光……激励信号的施加要尽可能做到对人体无伤害或少伤害，避免或降低被测试者的不适。

f. 除前面已经说明"模拟信号处理"的功能和作用外，从系统来看，模拟信号处理电路还需要完成与传感器的接口和驱动模拟/数字转换器，这两点也是模拟信号处理电路中极其重要的环节。

g. 由于现代生物医学信息（信号）测量系统无一不采用计算机（微控制

器或嵌入式系统）作为控制核心和完成数字信号处理等功能，因此需要把模拟信号转变为数字信号，完成这一功能的就是模拟/数字转换器（Analog to digital converter，ADC）。选择 ADC 的主要参数为：

- 转换位数 n（动态范围 2^n）。值得注意的是，这不是精度，但是依据精度来选择 ADC 的转换位数。
- 精度。通常用多少最低有效位（Least Significant Bit，LSB）来表示。
- （最高)采样速度，每秒多少次,采用单位是 SPS(Sample Per Second)、kSPS（kilo SPS）、MSPS（mega SPS）或 GSPS（giga SPS）。依据奈奎斯特定律和信号与可能混入的噪声的最大频率来选择。

h. 计算机是生物医学信息（信号）测量系统的核心，完成控制和数字信号处理等功能，一般选用微控制器或嵌入式系统。其选择依据主要是计算（数字信号处理）能力和控制能力。很多情况下还要考虑其功耗、片上外设（如搭载 ADC 等）性能。

i. 输出功能包括通信、显示等。

（2）数字信号处理

数字信号处理具有很多模拟信号处理难以比拟的优越性：

①精度高。在模拟系统的电路中，元器件精度要达到 10^{-3} 以上已经不容易了，而数字系统 17 位字长可以达到 10^{-5} 的精度，这是很平常的。

②灵活性强。数字信号处理系统的性能取决于运算程序和设计好的参数，这些均存储在数字系统中，只要改变运算程序或参数，即可改变系统的特性，比改变模拟系统方便得多。

③可以实现模拟系统很难达到的指标或特性。例如，数字滤波可以实现严格的线性相位；数据压缩方法可以大大地减少信息传输中的信道容量。

④可以进行自适应处理，这是模拟信号处理难以实现的。

⑤可以进行十分复杂的计算和特征提取，这也是模拟信号处理不能实现的。

早期数字信号处理存在一些缺点：增加了系统的复杂性，它需要模拟接口和比较复杂的数字系统；应用的频率范围受到限制，主要受 ADC 的采样频率的限制；系统的功率消耗比较大。但这些缺点基本上都已克服或已降到可以忽略的地步。

1.4.2 生物医学信息检测

生物医学信息检测包括两个部分：生物医学传感技术与检测技术。前者主要关注信息获取的前端，包括被测对象、传感器及其接口；后者关注传感方法和系统实现。

（1）生物医学传感技术

生物医学传感技术是有关生物医学信息获取的技术，也是生物医学工程技术中的一个先导和核心技术，它与生物力学、生物材料、人体生理、生物医学电子与医疗仪器、信号与图像处理等其他生物医学工程技术直接相关，并且是这些技术领域研究中共性的基础和应用研究内容。生物医学传感技术的创新和应用的进展直接关系到医疗器械，尤其是新型诊断及治疗仪器的水平。因此，国际上将该技术的研究与推广放在非常重要的地位。

生物医学传感技术是电子信息技术与生物医学交叉的产物，具有非常旺盛的生命力。医疗保健高层次的追求、早期诊断、快速诊断、床边监护、在体监测等对传感技术的需求，生命科学深层次的研究，分子识别、基因探针、神经递质与神经调质的监控等对高新传感技术的依赖，为生物医学传感技术的发展提供了客观条件。微电子技术与光电子技术、分子生物学、生化技术等新学科、新技术的发展为生物医学传感技术的进步奠定了技术基础。在这些背景条件下，生物医学传感技术在国际上得到了快速的发展并取得了明显的进步。

（2）生物医学检测技术

生物医学检测技术是运用工程的方法去测量生物体的形态、生理机能及其他状态变化的生理参数、生化成分及其空间分布、反映生物体空间结构信息和状态信息的图像等。

生物医学信息范围很广，但概括起来可以分为以下五大类：

①生理信息。如体温、心电、血压、呼吸等，以及细胞层面离子通道电流。

②生化信息。如血液成分、尿液成分等。

③图像信息。如 X 光、CT、NMR、PET、内窥镜等。

④微生物信息。如细菌、病毒、衣原体等。

⑤病理信息，分为广义和狭义两类信息。广义的病理信息，即疾病发生的原因、发病原理和疾病过程中发生的细胞、组织和器官的结构、功能和代谢方面的改变及其规律。狭义的病理信息，即从人体切下得到的组织标本，通过取材、脱水、固定、切片等一系列步骤之后制成病理切片，从病理切片获得的显微图像等。

1.4.3 生物医学信息（信号）处理

生物医学信号处理是生物医学工程学的一个重要研究领域，也是近年来迅速发展的数字信号处理技术的一个重要的应用方面。数字信号处理技术和生物医学工程的紧密结合，使我们在生物医学信号特征的检测、提取及临床应用上有了新的手段，因而也帮助我们加深了对人体自身的认识。

人体中每时每刻都存在着大量的生命信息。由于我们的身体整个生命过程中都在不断地实现着物理的、化学的及生物的变化，因此所产生的信息是极其复杂的。

可以把生命信号概括分为两大类：化学信息，指组成人体的有机物在发生变化时所给出的信息，它属于生物化学所研究的范畴；物理信息，指人体各器官运动时所产生的信息。物理信息所表现出来的信号又可分为电信号和非电信号两大类。

人体电信号，即体表心电（ECG）信号、脑电（EEG）、肌电（EMG）、眼电（EOG）、胃电（EGG）等在临床上取得了不同程度的应用。人体磁场信号检测近年来也引起了国内外研究者和临床的高度重视，我们把磁场信号也归为人体电信号。

人体非电信号，即体温、血压、心音、心输出量及肺潮气量等，通过相应的传感器，即可转变成电信号。

电信号是最便于检测、提取和处理的信号。上述信号是由人体自发生产的，称为"主动性"信号。而"被动性"信号是指人体在外界施加某种刺激或某种物质时所产生的信号。如诱发响应信号，即是在刺激下所产生的电信号，在超声波及 X 射线作用下所产生的人体各部位的超声图像、X 射线图像等也是一种被动信号。这些信号是我们进行临床诊断的重要工具，如脑功能、睡眠分期，等等。

因此，包括上述的生物医学信号可以分为：主动的与被动的信号；电的和非电的人体物理信息；空间结构或分布的图像信息；机能（功能）、状态的信息。

（1）生物医学信号的特点

一般而言，生物医学信号有如下的特点。

①信号弱

直接从人体中检测到的生理电信号的幅值一般比较小。

● 从母体腹部取到的胎儿心电信号仅为 10~50pV；

- 脑干听觉诱发响应信号小于 1μV；
- 自发脑电信号约 5~150μV；
- 体表心电信号相对较大，最大可达 5mV。

因此，在处理各种生理信号之前要配置各种高性能的放大器。

②噪声强

噪声指其他信号对所研究对象信号的干扰。

- 电生理信号总是伴随着由于肢体动作、精神紧张等带来的干扰，而且常混有较强的工频干扰；
- 诱发脑电信号中总伴随较强的自发脑电；
- 从母腹取到的胎儿心电信号常被较强的母亲心电信号淹没。

这些干扰给信号的检测与处理带来了困难。因此要求采用一系列有效去除噪声的算法。

③频率范围一般较低

经频谱分析可知，除声音信号（如心音）频谱成分较高外，其他电生理信号的频谱一般较低，如心电的频谱为 0.01~35Hz，脑电的频谱分布在 1~30Hz之间。因此在信号的获取、放大、处理时要充分考虑对信号的频率响应特性。

表 1-7 列出了部分生物医学信号的参数。

表 1-7　部分生物医学信号的参数

生物医学信号	幅值	频率/Hz
心电	10μV~4mV	0.05~250
脑电	10~300μV	0.5~100
胃电	0.01~1mV	0~1
肌电	0.1~5mV	5~2000
心磁	10^{-10}T	0.4~40
脑磁	10^{-12}T	交变
动脉血压	3.33~53.33kPa	0~50

④随机性强

生物医学信号是随机信号，一般不能用确定的数学函数来描述，它的规律主要从大量统计结果中显现出来，必须借助统计处理技术来检测，辨识随机信号和估计它的特征。而且它往往是非平稳的，即信号的统计特征（如均值、方差等）随时间变化而改变。这给生物医学信号的处理带来了困难。

（2）生物医学数字信号处理方法

生物医学数字信号处理的主要任务：

- 研究不同生物医学信号检测和提取的方法；
- 研究突出信号本身、抑制或除去噪声的各种算法；
- 研究对不同信号的特征的提取算法；
- 研究信号特征在临床上的应用。

常用的生物医学数字信号处理方法如下。

①时域方法——AEV 方法

AEV（averaged evoked response）方法原是通信研究中用于提高信噪比的一种叠加平均法，在医学研究中也叫平均诱发反应法，简称 AEV 方法。

所谓诱发反应就是肌体对某个外加刺激所产生的反应，AEV 方法常用来检测那些微弱的生物医学信号，如希氏束电图、脑电图、耳蜗电图等。希氏束电图的信号幅度仅 $1\sim10\mu V$，它们在用 AEV 方法检测之前，几乎或完全淹没在很强的噪声中，这些噪声包括自发反应、外界干扰、仪器噪声。AEV 方法要求噪声是随机的，并且其协方差为零，信号是周期或重复产生的，这样经过 N 平方次叠加，信噪比可提高 N 倍，使用 AEV 方法的关键是寻找叠加的时间基准点。

②频域滤波方法

频域滤波是数字滤波中常用的一种方法，是消除生物医学信号中噪声的另一种有效方法。当信号频谱与噪声频谱重叠很小时，可用频域滤波的方法来消除干扰，频域滤波器可分为两类：FIR 滤波器和 IIR 滤波器。FIR 滤波器的设计方法主要有窗函数法频率采样法；IIR 滤波器的主要设计方法有冲激响应不变法和双线性变换法。

③小波分析方法

小波分析是传统傅里叶变换的继承和发展。由于小波的多分辨分析（Multi-resolution Analysis）具有良好的空间域和频率域局部化特性，对高频采用逐渐精细的时域或空域取样步长，可以聚焦到分析对象的任意细节，从这个意义上讲，它已被人们誉为数学显微镜。目前，在心电数据的压缩、生物医学信号的信噪分离、QRS 波的综合检测、脑电图 EEG 的时频分析、信号的提取与奇异性检测等方面有了广泛的应用。

④自适应滤波方法

自适应滤波器能够跟踪和适应系统或环境的动态变化，它不需要事先知道信号或噪声的特性，通过采用期望值和负反馈值进行综合判断的方法来改变滤波器的参数。自适应滤波器的设计有两种最优准则：一种准则是使滤波器的输出达到最大的信噪比，称为匹配滤波器；另一种准则是使滤波器的输出均方估计误差为最小，这就是维纳（Wiener）滤波器。

⑤混沌（Chaos）和分形（Fractal）方法

混沌和分形理论是一种非线性动力学课题，混沌系统的最大特点是初值敏感性和参数敏感性，即所谓的蝴蝶效应。混沌学研究的是无序中的有序，许多现象即使遵循严格的确定性规则，但大体上仍是无法预测的，比如大气中的湍流、人心脏的跳动等。

混沌事件在不同的时间标度下表现出相似的变化模式，与分形在空间标度下的表现十分相像，但混沌主要讨论非线性动力系统的不稳、发散的过程。混沌与分形在脑电信号处理的应用中尤为引人注目。

⑥人工神经网络分析方法

人工神经网络是一种模仿生物神经元结构和神经信息传递机理的信号处理方法，是由大量简单的基本单元（神经元）相互广泛连接构成的自适应非线性动态系统，其特点是：

- 并行计算，因此处理速度快；
- 分布式存储，因此容错能力较好；
- 自适应学习。

生物医学工程工作者采用神经网络的方法来解释许多复杂的生理现象，如心电和脑电的识别、心电信号的压缩与医学图像的识别和处理。神经网络对微弱生理电信号的检测和处理应用主要集中在对自发脑电 EEG 的分析和脑干听觉诱发电位的提取。

⑦深度学习

深度学习（Deep Learning，DL）是机器学习（Machine Learning，ML）领域中一个新的研究方向，它被引入机器学习使其更接近于最初的目标——人工智能（Artificial Intelligence，AI）。

深度学习是一类模式分析方法的统称，就具体研究内容而言，主要涉及三类方法：

- 基于卷积运算的神经网络系统，即卷积神经网络（CNN）。
- 基于多层神经元的自编码神经网络，包括自编码（Auto encoder）以及近年来受到广泛关注的稀疏编码两类（Sparse Coding）。
- 以多层自编码神经网络的方式进行预训练，进而结合鉴别信息进一步优化神经网络权值的深度置信网络（DBN）。

通过多层处理，逐渐将初始的"低层"特征表示转化为"高层"特征表示后，用"简单模型"即可完成复杂的分类等学习任务。由此可将深度学习理解为进行"特征学习"（feature learning）或"表示学习"（representation learning）。

以往在机器学习用于现实任务时，描述样本的特征通常须由人类专家来设计，这称为"特征工程"（feature engineering）。众所周知，特征的好坏对泛化性能有至关重要的影响，人类专家设计出好特征也并非易事；特征学习（表征学习）则通过机器学习技术自身来产生好特征，这使机器学习向"全自动数据分析"又前进了一步。

近年来，研究人员也逐渐将这几类方法结合起来，如对原本是以有监督学习为基础的卷积神经网络结合自编码神经网络进行无监督的预训练，进而利用鉴别信息微调网络参数形成的卷积深度置信网络。与传统的学习方法相比，深度学习方法预设了更多的模型参数，因此模型训练难度更大，根据统计学习的一般规律可知，模型参数越多，需要参与训练的数据量也越大。

20 世纪八九十年代由于计算机计算能力有限和相关技术的限制，可用于分析的数据量太小，深度学习在模式分析中并没有表现出优异的识别性能。自从 2006 年，辛顿（Hinton）等提出快速计算受限玻耳兹曼机（RBM）网络权值及偏差的 CD-K 算法以后，RBM 就成了增加神经网络深度的有力工具，导致后面使用广泛的 DBN（由辛顿等开发并已被微软等公司用于语音识别中）等深度网络的出现。与此同时，稀疏编码等由于能自动从数据中提取特征也被应用于深度学习中。基于局部数据区域的卷积神经网络方法近年来也被大量研究。

深度学习在生物医学信号处理中具有难以估量的发展空间和应用前景，同时，深度学习与脑机能研究有着天然的联系，是联系最紧密的两个重要科学问题和研究方向，相互促进，共同发展。同时，深度学习在医学图像诊断和大数据挖掘上的应用是目前学术界最热门的研究领域。

第2章 测量误差及其抑制方法

测量系统的永恒追求目标就是提高精度，而提高精度的敌人就是各种各样的误差（也可称噪声，测量上习惯称其为误差，而电路上称其为噪声，本书不做严格的区别），这些误差存在和来源于测量系统的各个环节、各个方面和各种环境因素。知己知彼方能百战百胜，只有对所有的误差的来源、强度、特性等有充分的了解，才有可能采取恰当的措施予以抑制。

本章主要介绍针对随机和系统两大类型误差（噪声）所采取的极为有效的措施。

2.1 测量与测量系统中的误差

测量系统中的两大类误差：随机误差（噪声）和系统误差（噪声）。

2.1.1 随机误差（噪声）

测量系统中永恒地存在随机噪声，也是最难以抑制的噪声，在现代生物医学信息测量系统中，其主要来源有两个：电阻热噪声和 ADC 中的量化噪声。

（1）电阻热噪声

众所周知，导体是由于金属内自由电子的运动而导电的，导体内的自由电子在一定温度下，由于受到热激发而在导体内部做大小与方向都无规律的变化（热运动），这样就在导体内部形成了无规律的电流，在一个足够长的时间内，其平均值等于零，而瞬时值就在平均值的上下跳动，这种现象称为"起伏"，由于这样的起伏是无规则的，因此，在电路中常称之为起伏噪声或热噪声。起伏电流流经电阻时，电阻两端就会产生噪声电压。由于噪声电压是一个无规律的变化，无法用数学解析式来表达，但是在一个较长的时间内自由电子热运动的平均能量总和是一定的，因此就可以用表征噪声功率的噪声电压均方值来表征噪声的大小。由热运动理论和实践证明，噪声电压的均方值为

$$\overline{V_n^2} = 4kTBR \qquad (2\text{-}1)$$

式中，k 为波耳兹曼常数（1.372×10^{-23} J / K）；

T 为导体的热力学温度 $\left[T(K)=t(℃)+273(℃)\right]$；

R 为电阻值；

B 为与电阻 R 相联的电路带宽。

除超导及器件外，任何一个器件，如电阻、运算放大器、三极管、导线都必定存在电阻热噪声。

（2）ADC 中的量化噪声

为得到数字信号，除极个别数字化传感器外，几乎所有的测量系统中均存在 ADC，而 ADC 又不可避免地存在一种特殊的噪声——量化噪声。

理想转换器对信号进行数字化时，最大误差为 $\pm\dfrac{1}{2}$LSB，一个理想 N 位 ADC 的传递函数如图 2-1 所示。对于任何横跨数个 LSB 的交流信号，其量化误差可以通过一个峰值幅度为 q（一个 LSB 的权重）的非相关锯齿波形来近似计算。对该近似法还可以从另一个角度来看待，即实际量化误差发生在 $\pm\dfrac{1}{2}$LSB 范围内任意一点的概率相等。虽然这种分析不是百分之百精确，但对大多数应用是足够准确的。

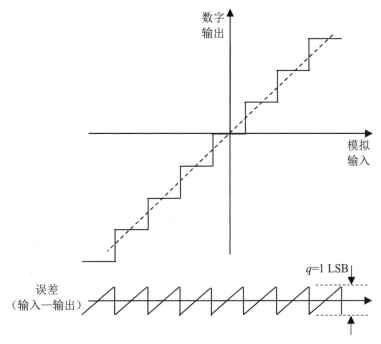

图 2-1　理想 *N* 位 ADC 的传递函数

采用简单的锯齿波作为 ADC 表达量化误差与时间的关系（图 2-2），就能为 ADC 的量化噪声提供足够准确的分析模型。

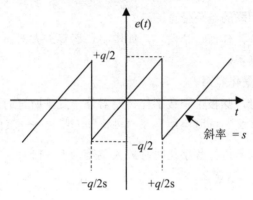

图 2-2 量化噪声与时间的关系

锯齿波的表达函数为：

$$e(t) = st, -\frac{q}{2s} < t < +q/2s \qquad (2\text{-}2)$$

其中，$e(t)$ 的均方值可以表示为：

$$\overline{e^2}(t) = \frac{s}{q} \int_{-q/2s}^{+q/2s} (st)^2 \, \mathrm{d}t \qquad (2\text{-}3)$$

可以计算得：

$$\sqrt{\overline{e^2}(t)} = \frac{q}{\sqrt{12}} \qquad (2\text{-}4)$$

锯齿误差波形产生的谐波远远超过 $DC \sim f_s/2$ 的奈奎斯特带宽，然后所有高阶谐波都得折回（即混叠）到奈奎斯特带宽内并叠加，产生 $\frac{q}{\sqrt{12}}$ 的均方根噪声。

量化噪声近似于高斯分布，几乎均匀地分布在 $DC \sim f_s/2$ 的奈奎斯特带宽内。这里假设量化噪声与输入信号不相关。在这些条件下，当采样时钟和输入信号通过谐波相关时，量化噪声将与输入信号相关，能量集中在信号的谐波中，但均方根值仍然约为 $\frac{q}{\sqrt{12}}$。理论信噪比可以通过一个满量程输入正弦波来计算：

$$满量程输入正弦波 = v(t) = \frac{q2^N}{2}\sin(2\pi ft) \tag{2-5}$$

因此，输入信号的均方值为：

$$满量程输入的均方值 = \frac{q2^N}{2\sqrt{2}} \tag{2-6}$$

则理想 N 位转换器的均方值信噪比为：

$$SNR = 20\log_{10}\frac{满量程输入的均方值(rms)}{量化噪声的均方值(rms)} \tag{2-7}$$

$$SNR = 20\log_{10}\left[\frac{q2^N / 2\sqrt{2}}{q / 2\sqrt{12}}\right] = 20\log_{10}2^N + 20\log_{10}\sqrt{\frac{3}{2}} \tag{2-8}$$

$$SNR = 6.02N + 1.76dB, DC \sim f_s / 2的奈奎斯特带宽 \tag{2-9}$$

2.1.2　系统误差（噪声）

前面所述的随机误差处理方法，是以测量数据中不含有系统误差为前提的。实际上，测量过程中往往存在系统误差，在某些情况下的系统误差数值还比较大。因此测量结果的精度，不仅取决于随机误差，还取决于系统误差的影响。由于系统误差和随机误差同时存在于测量数据之中，且不易被发现，多次重复测量又不能减小它对测量结果的影响，这种潜伏性使得系统误差比随机误差具有更大的危害性。因此研究系统误差的特征与规律性，用一定的方法发现、减小或消除系统误差，就显得十分重要。否则，仅对随机误差的严格数学处理将失去意义，或者效果甚微。

目前，对于系统误差的研究，虽已引起人们的重视，但是由于系统误差的特殊性，在处理方法上与随机误差完全不同，它涉及对测量设备和测量对象的全面分析，并与测量者的经验、水平及测量技术的发展密切相关。因此对系统误差的研究较为复杂和困难，研究新的、有效的发现、减小或消除系统误差的方法，已成为误差理论的重要课题之一，对新测量系统的研发和科学探索尤为重要。

（1）系统误差的产生原因

系统误差是由固定不变的或按确定规律变化的因素造成的。这些误差因素是可以掌握的。

①测量装置方面的因素

仪器机构设计原理上的缺点，如增益偏差、基准电压或参考激励电压的偏差，以及带宽不平坦等。

②环境方面的因素

测量时的实际温度对标准温度的偏差，测量过程中温度、湿度等按一定规律变化的误差。

③测量方法的因素

采用近似的测量方法或近似的计算公式等引起的误差。

④测量人员方面的因素

由于测量者的个人特点，在刻度上估计读数时，习惯偏于某方向；动态测量时，记录某一信号有滞后的倾向。

（2）系统误差的特征

系统误差的特征是在同一条件下，多次测量同一量值时，误差的绝对值和符号保持不变，或者在条件改变时，误差按一定的规律变化。

由系统误差的特征可知，在多次重复测量同一量值时，系统误差不具有抵偿性，它是固定的或服从一定函数规律的误差。从广义上理解，系统误差是由某一或若干因素服从某一确定规律变化的误差。

图 2-3 所示为各种系统误差 Δ 随测量过程 t（可以认为是时间、温度、压力等任意因素）变化而表现出不同的规律。

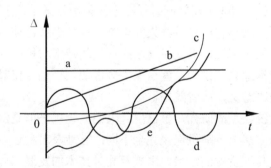

图 2-3　系统误差的表现规律举例

曲线 a：不变的系统误差（为一个常值）；

曲线 b：线性变化的系统误差；

曲线 c：非线性变化的系统误差；

曲线 d：周期性变化的系统误差；

曲线 e：复杂规律变化的系统误差。

当系统误差与随机误差同时存在时，误差表现特征见图 2-4。图中设 x_0

为被测量的真实值，在多次重复测量中系统误差为固定值Δ，而随机误差为对称分布，分布范围为2δ，并以系统误差Δ为中心而变化。

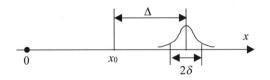

图 2-4　同时存在系统误差和随机误差

①不变的系统误差

在整个测量过程中，误差符号和大小固定不变的系统误差，称为不变的系统误差。

- 驱动 ADC 的抗混叠滤波器的输出电阻导致 ADC 结果中的直流误差。
- 抗混叠滤波器的输出电阻失调电压也会导致 ADC 结果中的直流误差。
- 后级放大器输入阻抗不够高导致的增益误差。

②线性变化的系统误差

在整个测量过程中，随着测量值、时间或其他因素的变化，误差值是成比例地增大或减小，称为线性变化的系统误差。

- 抗混叠滤波器的压摆率不够导致ADC结果中随模拟信号的上升（下降）速度不同而产生的线性系统误差。
- 放大器的带宽不够或信号为脉冲性质而输出信号幅值随模拟信号的频率不同而产生的线性系统误差。

③周期性变化的系统误差

在整个测量过程中，若随着测量值、时间或其他因素的变化，误差是按周期性规律变化的，则称为周期性变化的系统误差。

④复杂规律变化的系统误差

在整个测量过程中，若误差是按确定的且复杂的规律变化的，则称为复杂规律变化的系统误差。

（3）系统误差的发现

因为系统误差的数值往往比较大，所以必须清除系统误差的影响，才能有效地提高测量精度。为了消除或减小系统误差，首先碰到的困难是如何发现系统误差。在测量过程中形成系统误差的因素是复杂的，通常人们还难于查明所有的系统误差，也不可能全部消除系统误差的影响。发现系统误差必须根据具体测量过程和测量仪器进行全面的仔细的分析，这是一件困难而又复杂的工作，目前还没有能够适用于发现各种系统误差的普遍方法。

2.2 平均原理

对 n 个等精度测量值 $x_1, x_2, \cdots, x_i, \cdots, x_m$，求其平均值（仅考虑测量值中的随机误差）：

$$\bar{x} = \frac{1}{m}\sum_{i=1}^{m} x_i = \frac{1}{m}\sum_{i=1}^{m}(s_i + n_i) = s + \frac{1}{m}\sum_{i=1}^{m} n_i = s + \frac{1}{\sqrt{m}}n_{rms} \qquad (2\text{-}10)$$

式中，s_i、s 测量值中的为真值；n_i 为测量值中的随机误差，n_{rms} 为测量值中的随机误差 n_i 的均方值。因此，采用 m 个测量值的平均值替代单个测量值可以提高 $\sqrt{m}$ 倍的精度（信噪比）。

2.3 大平均

式（2-10）是"等权"平均的表达式，把它改为更普遍的表达式：

$$\bar{x} = \frac{1}{m}\sum_{i=1}^{m} a_i x_i \qquad (2\text{-}11)$$

可以认为式（2-10）是式（2-11）中的特例：

$$a_1 = a_2 = \cdots = a_i = \cdots = a_n = 1$$

连续形式的傅里叶变换：

$$F(\omega) = \int_{-\infty}^{+\infty} f(t)e^{-i\omega t}dt \qquad (2\text{-}12)$$

$$f(t) = \frac{1}{2\pi}\int_{-\infty}^{+\infty} F(\omega)e^{i\omega t}d\omega \qquad (2\text{-}13)$$

可以把积分看作求和（平均），$e^{-i\omega t}$ 和 $e^{i\omega t}$ 看作加权系数。特别注意到：

$$\left|e^{-i\omega t}\right| = 1, \left|e^{i\omega t}\right| = 1 \qquad (2\text{-}14)$$

说明傅里叶变换也可以看作一种"平均"运算，其"真值"是所求的某次谐波，噪声是其他频率的信号。

同样，离散形式的傅里叶变换：

$$X[K] = \sum_{n=0}^{N-1} x_n e^{-i2\pi n/N} \tag{2-15}$$

$$x_n = \sum_{n=0}^{N-1} X[K] e^{i2\pi n/N} \tag{2-16}$$

求和本身就是在做平均，$e^{-i2\pi n/N}$ 和 $e^{i2\pi n/N}$ 也就是加权系数。同样注意到：

$$\left| e^{-i2\pi n/N} \right| = 1, \left| e^{i2\pi n/N} \right| = 1 \tag{2-17}$$

由此可以得到以下的推论：

- 一切求和（积分）运算均有求"平均值"的效果——提高某个"维度"上的测量值的精度。
- 任何信号处理只要包含连续的一段信号或多个采样（测量）值，就能提高测量精度，且提高精度的效果与连续信号的长度或采样（测量）值的个数成正比（只计随机误差，不考虑系统误差）。

2.4　采样、采样定理与过采样

现代精密仪器或测量系统无一例外地采用计算机作为控制核心，而计算机只能处理数字信号，但测量对象的绝大多数是模拟信号，因此，需要将模拟信号在幅度和时间上进行"离散化"。在幅度上的离散化称为"量化"，在时间上的离散化称为"采样"，这两个动作是密切相关的，且需要满足一定的基本条件才能获得所需的精度的数据。

2.4.1　采样与量化

下面是几个相关的基本概念。

采样：指的是理想采样，即直接记录信号在某时间点的精确取值，所以采样定理只涉及从连续信号到离散信号的理想采样过程，而未涉及对测量值的量化过程。

如图 2-5（a）所示，频带为 F 的连续信号 $f(t)$ 可用一系列离散的采样值 $f(t_1)$，$f(t_1 \pm \Delta t)$，$f(t_1 \pm 2\Delta t)$，…来表示，只要这些采样点的时间间隔 $\Delta t \leqslant 1/(2F)$，便可根据各采样值完全恢复原来的信号 $f(t)$。

图 2-5（b）所示为采样电路的原理图，运算放大器 A_1 和 A_2 分别构成两个射极跟随器以起缓冲作用，电容 C 是采样电容用以保持所采样的信号电

平，开关 K 是采样开关，在采样控制信号 S/H 处于高电平时，K 导通把信号加载到电容 C 上，在采样控制信号 S/H 处于低电平时，K 断开以保持电容 C 上电平不变。

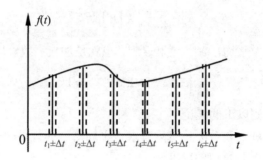

（a）信号采样的示意图

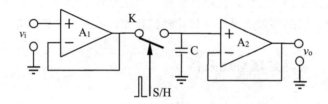

（b）采样电路

图 2-5　模拟信号采样

采样频率：指单位时间内的采样点数，采样是一种周期性的操作，非周期性采样不在采样定理的范围之内。

带宽：是一个信号的一种频域参数，常指信号所占据的频带宽度，简单地说是信号的能量集中的频率范围。至于将多少百分比的信号能量集中的范围视为带宽，要根据不同的实际需要。判断的标准就是，在某个频率范围内的信号频谱已经基本提供了需要的信息，那么这个频率范围外的信号频谱就变得可有可无。这个频率范围就是带宽。

量化：把经过抽样得到的瞬时值的幅度离散，即用一组规定的电平，把瞬时抽样值用最接近的电平值来表示；或指把输入信号幅度连续变化的范围分为有限个不重叠的子区间（量化级），每个子区间用该区间内一个确定数值表示，落入其内的输入信号将以该值输出，从而将连续输入信号变为具有有限个离散值电平的近似信号。相邻量化电平差值称为量化阶距，任何落在大于或小于某量化电平分别不超过上一或下一量化阶距一半范围内的模拟样值，均以该量化电平表示，样值与该量化电平之差称为量化误差或量化噪声。当模拟样值超过可量化的范围时，将出现过载。过载误差常会大大超过正常量化噪声。量化可分为均匀量化和非均匀量化两类。前者的量化阶距相等，又称为线性量化，适用于信号幅度均匀分布的情况；后者量化阶距不等，又称为非线性量化，适用于幅度非均匀分布信号（如语音）的量化，即对小幅度信号采用小的量化阶距，以保证有较大的量化信噪比。对于非平稳随机信号，为适应其动态范围随时的变化，有效提高量化信噪比，可采用量化阶距自适应调整的自适应量化。在语音信号的自适应差分脉码调制（ADPCM）中就采用这种方法。

实现量化的器件称为"模拟/数字转换器（Analog/Digit Convertor，ADC）"，简称模数转换器。现在的模数转换器已经把采样电路集成在同一个芯片内。

不难想象，模数转换器的主要指标参数是：

- 分辨率。通常用 2 的幂次方 n 来表示。如 10 位 ADC 的分辨率为 $2^{10}=1024$。
- 采样频率。每秒采样的最高次数，其单位为 SPS。由于现代的 ADC 采样频率很高，经常用其导出单位 kSPS、MSPS 和 GSPS 表示。

2.4.2　采样定理

采样定理，又称香农采样定理、奈奎斯特采样定理，只要采样频率大于或等于有效信号最高频率的两倍，采样值就可以包含原始信号的所有信息，被采样的信号就可以不失真地还原成原始信号。

根据采样定理，最低采样频率必须是信号频率的两倍。反过来说，如果给定了采样频率，那么能够正确显示信号而不发生畸变的最大频率叫作奈奎斯特频率，它是采样频率的一半。如果信号中包含频率高于奈奎斯特频率的成分，信号将在直流和奈奎斯特频率之间畸变。

由于噪声永恒地存在，模拟滤波器也不可能完全滤除高频噪声（信号），那么怎样才能保证满足奈奎斯特定理所要求的条件呢？工程上的判定标准是：进入模数转换器高于奈奎斯特频率成分的幅值低于模数转换器的量化电平的一半，也就是对 n 模数转换器，高于奈奎斯特频率成分的幅值 $<2^{n+1}v_{\text{ref}}$（v_{ref} 为模数转换器的参考电压）。

2.4.3 过采样

所谓过采样（Oversampling）是指以远远高于奈奎斯特带宽两倍或其最高频率对其进行采样的过程。模拟信号变换成数字信号会产生量化失真（噪声），这需要模拟低通滤波器滤除，但模拟低通滤波器并非直接滤除截止频率以外的信号，而是大幅减少截止频率以外的信号，同时小幅减少及影响截止频率以内的信号，若能提高低通滤波器的截止频率，则模拟低通滤波器对期待保留的频段（以音响系统为例，就是人耳听得到的 20Hz～20kHz）的影响就会降低。过采样可以将量化噪声推往更高频率，让系统可以选用更高截止频率的低通滤波器，借此帮助避免混叠、提高分辨率和降低噪声。

虽然量化噪声的实际频谱相当复杂、难以分析，但式（2-9）的简化分析对大多数应用足够准确。然而，必须再次强调，均方根量化噪声是在 $DC \sim f_s / 2$ 的完整奈奎斯特带宽范围内进行测量。

许多应用中，实际目标信号占用的带宽 BW 小于奈奎斯特带宽（参见图 2-6）。如果使用数字滤波器来滤除带宽 BW 以外的噪声成分，则等式中必须包括一个校正系数（称为"处理增益"，可以认为是精度"增益"），以反映 SNR 最终的提高，如式（2-18）所示。

$$SNR = 6.02N + 1.76dB + 10\log_{10}\frac{f_s}{2BW}, BW 带宽 \qquad (2\text{-}18)$$

以多倍于信号带宽 BW 的速率 f_s 对信号进行采样的过程称为"过采样"。过采样、量化噪声整形和数字滤波均是 $\Sigma - \Delta$ 型转换器的重要概念，不过任何 ADC 架构都可以采用过采样技术。

我们定义：

$$处理增益（过采样增益）= 10\log_{10}\frac{f_s}{2BW} = 10\log_{10}4^k = 10k\log_{10}4 \approx 6.02k$$

$$(2\text{-}19)$$

式中，

$$\frac{f_s}{2BW} = 4^k \qquad (2\text{-}20)$$

4^k 的物理含义是过采样倍数，即采样频率 f_s 超过奈奎斯特采样频率（$2BW$）的倍数。

对比式（2-9）中的 $6.02N$ 与式（2-19）中的 $6.02k$，说明每过 4 倍的采样率可以等效增加 ADC 的 1 位精度（信噪比）。

　　下面举例说明处理增益的意义：假定采用一个 ADC 采集 416 个 30 kHz 带宽独立（频分调制）通道的信号，并且使用数字滤波来分离各个 30 kHz 通道，占用的带宽约为 12.5 MHz。假设采样速率为 65 MSPS，在这些条件下，过采样导致的处理增益为：

$$处理增益 = 10\log_{10}\frac{f_s}{2BW} = 10\log_{10}\frac{65\times10^6}{2\times30\times10^3} = 30.3 \qquad (2\text{-}21)$$

　　将处理增益加入 ADC *SNR*，便得到 30 kHz 带宽内的 *SNR*。本例中，如果 ADC 的 *SNR* 为 65 dB（$DC \sim f_s/2$），则每个 30 kHz 通道带宽内的 *SNR* 提高到 95.3 dB（经过适当的数字滤波后）。

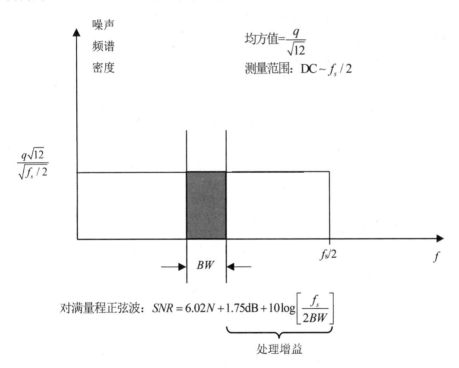

图 2-6　处理增益的量化噪声频谱

　　设 $m = 4^k$，如果 $k = 1$，$m = 4$，测量值的平均值提高了 2 倍的精度（信噪比）；$k = 2$，$m = 16$，测量值的平均值提高了 4 倍的精度（信噪比）……以此类推，每增加 4 倍的平均测量值可以增加 2 倍的精度，相当于二进制 1 位的精度，对比式（2-9）中的 6.02*N* 与式（2-19）中的 6.02*k*，可以说：每增加 4 倍的平均测量值、每增加 4 倍的采样率（对正弦信号，直流也可以认为是 0Hz 的正弦信号）与每增加 1 位 ADC 的位数所得到的效果是一样的。

2.5　系统误差的抑制

系统误差影响测量（系统）的准确性，往往体现较大的测量误差值，在工程上，需要确定系统误差的来源及其规律，特别在复杂的测量和/或测量系统中。本节就此提出我们的研究进展。

2.5.1　系统误差的扩展

系统误差与随机误差不同，系统误差有一定的"确定性""规律性"。这里要把系统误差的定义进行扩展。

（1）系统误差来源的扩展

在"误差与数据处理"的经典著作中，只讨论了系统误差与被测量的关系。实际上，一台现代测量仪器或系统中，引起系统误差的因素众多：零点偏差及其随温度的漂移、放大器增益的误差、放大器的带宽或压摆率设计过低，等等。因此，有必要从仅考虑被测对象的变化推广到所有导致确定性误差的因素：

$$\delta = f(x, n_1, n_2, \cdots, n_i, \cdots, n_n) \qquad (2\text{-}22)$$

式中，δ 为测量结果中的系统误差；x 为被测量；n_i 为引起系统误差的因素，包括仪器或测量系统内部各个环节和各个部件、环境的各个因素等。

（2）被测量个数的扩展

在工程应用和科学研究中，一台仪器的测量对象也往往是几个、几十个，甚至更多。如三坐标测量仪就至少有"三坐标"，基于光谱的化学成分定量分析中可能需要分析几种甚至几十种成分的浓度，等等。因此，有必要从一个（种）被测量推广到多个被测量时，各个被测量的系统误差与其来源的关系：

$$\left. \begin{array}{l} \delta_1 = f_1(x_1, x_2, \cdots, x_j, \cdots, x_m, n_1, n_2, \cdots, n_i, \cdots, n_n) \\ \delta_2 = f_2(x_1, x_2, \cdots, x_j, \cdots, x_m, n_1, n_2, \cdots, n_i, \cdots, n_n) \\ \vdots \\ \delta_m = f_m(x_1, x_2, \cdots, x_j, \cdots, x_m, n_1, n_2, \cdots, n_i, \cdots, n_n) \end{array} \right\} \qquad (2\text{-}23)$$

式中，δ_j 为测量结果中的系统误差；x_j 为被测量；n_i 为引起系统误差的因素，包括仪器或测量系统内部各个环节和各个部件、环境的各个因素等。

2.5.2 系统误差的表现规律及其确定

系统误差的规律表现可以分成两类：

● 函数关系（确定性关系）

在某个或极少数某几个引起系统误差的因素起绝对主导作用时，把这种情况下表现出来的系统误差规律称之为函数关系（规律）。在这种情况下，随机误差相对影响较小。

● 相关关系

这种情况下，由于各种引起误差的因素众多而又看不出来哪个或极少数的哪几个起显著的作用，但通过数据挖掘或数据建模的方式有可能发现其中相关关系的系统误差（规律）。

（1）系统误差函数规律

一般说来，系统误差的规律（图 2-7）可以分为以下类型。

①单调（值）函数

单调（值）函数是最容易发现和最容易处理的系统误差规律，即系统误差的绝对值与被测量或其他因素成正比，方向为正或负。

单调（值）函数的系统误差规律可以分为两种：线性函数和非线性函数。

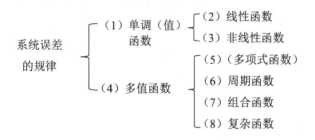

图 2-7 系统误差的函数关系规律

● 线性函数

线性函数是最基本的系统误差规律，其表达式为：

$$\delta = kx + b \qquad (2\text{-}24)$$

式中，δ 为系统误差；x 为被测量或某项误差源。k 为误差比率项；b 为常数项。所有被测量或误差源都存在 $k \equiv 0$ 时，系统误差就是测量或系统的零点误差。

● 非线性函数（多项式函数）

单调（值）的非线性函数（多项式函数），是指在测量范围或误差源的可能变动的范围内，系统误差保持与被测量或误差源的变化方向一致或相反。

从数学上看：多项式中二次和二次以上的系数小于或显著小于一次项系数。即使有周期性函数存在，其幅值也小于或显著小于一次项系数。

作为要修正或抑制的系统误差应该是比较小的幅值，因此上述条件很容易满足。一旦出现例外的情况，可以在"多值函数"中找到对应的规律。

②多值函数

所谓多值函数是指一个因变量的值可能有多个自变量值相对应，也可以是反过来，可能多个因变量的值有一个自变量相对应。

常见的多值函数有非线性函数（多项式函数）、周期函数、组合函数和复杂函数。

● 非线性函数（多项式函数）

最简单的多值函数中的非线性函数（多项式函数）是二次函数，其中的二次项与一次项的系数符号相反。其他的非单调的多项式函数规律均可以归纳到此类系统误差规律。

● 周期函数

周期函数是大家所熟知的，这里不再赘述。

● 组合函数

顾名思义，组合函数是由两种或两种以上的函数规律组合而成的。图2-8所示为多值函数规律，有两种"典型"的规律分别如图2-8（a）和（b）所示。系统误差多值函数规律是一种最难处理的系统误差规律，幸好也是极为罕见的。

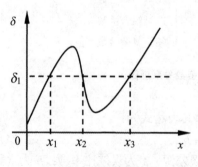

（a）多值函数规律之一

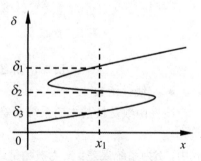

（b）多值函数规律之二

图 2-8　多值函数规律

图 2-8（a）所示的规律是一种更"熟悉"的函数规律，类似一个周期性

的函数，在多个横坐标上可能出现同一个系统误差值。这种规律可以看成某个周期性规律与一个多项式规律的叠加，抑制这样的系统误差也能得到不错的效果。

图 2-8（b）所示的规律可以看成（a）的反函数，即在一个横坐标上可能出现相同的多个系统误差值。这种系统误差的规律处理起来稍微困难一点。

- 复杂函数

复杂函数是指由多个函数组合，且每个函数均不占"统治"地位的系统误差规律。

（2）系统误差的确定

①基本知识与能力

为了准确地发现和确定系统误差的规律，一般应该需要以下的基本知识与能力：

- 对所用仪器或测量系统内部工作原理与构造、测量方法等有足够的了解；
- 掌握数学的基本函数及其特性；
- 掌握拟合或回归曲线的基本方法；
- 基本的数学建模方法。

②测量数据的获得

对于一般的仪器或测量系统使用人员，在正常情况下获得的测量数据找到和消除其中的系统误差，对于提高测量精度大有裨益。但对于仪器、测量系统研发人员或科学研究人员而言，可能还需要做得更好，以便研发更高精度的仪器或测量系统。下面介绍的方法是为了发现更小的系统误差及其规律。

- 单 因 素 变 动 法 。 对 于 可 以 控 制 的 系 统 误 差 来 源 因 素 $(x_1, x_2, \cdots, x_j, \cdots, x_m, n_1, n_2, \cdots, n_i, \cdots, n_n)$，可以改变其中之一的大小，如 x_j 或 n_i，但保持其他因素不变，可以较容易地确定该因素导致的系统误差及其规律。
- 增加某因素的变化幅度。对于一个成熟的仪器或可靠的设计，为了进一步发现系统误差来源与规律，可以把某个可能导致系统误差的因素的"影响力"加大，甚至显著地超出其在正常工作情况下的范围，以便把由它导致的系统误差从其他因素导致的系统误差和随机误差中"分离"出来。如需要发现温度导致的系统误差，可以把温度的变化范围（幅度）拉大，可以超过仪器的工作范围（但绝对不可以超出其极限范围），把其他因素维持不变，可以较容易地确定该因素导致的系统误差及其规律。

③系统误差表现规律的确定

确定系统误差表现规律可有如下的情况和方法。

● 明显的单一因素函数规律

例 2-1 如图 2-8（a）所示，某个因素 x 引起的误差 δ 基本呈线性排列，因而可以假设系统误差与某个因素是线性函数：

$$\hat{\delta} = kx + b \tag{2-25}$$

式中，$\hat{\delta}$ 为系统误差的估计值。

利用最小二乘法来估计式中的参数 k 和 b，即可得到系统误差 δ 与某个因素 x 的关系。

例 2-2 某组测量误差 δ 如表 2-1 所示，请分析其系统误差的表现规律。

利用 Excel 表格进行分析的步骤如下（表 2-1 中的步骤序号对应图 2-9 中的标注序号）：

第一，将表 2-1 所列数据导入 Excel 表格，如图 2-9 所示；

第二，选择数据区点击"插入"；

第三，选择散点图；

第四，如图 2-10 所示，点击散点图将出现右侧的菜单。点击"+"可以选择线性和多项式（二次项）的拟合曲线及其方程，得到所示的系统误差的函数规律。

一次项（线性）函数：$\delta = 34.214x + 77.754$ $\tag{2-26}$

二次项函数：$\delta = 2.0372x^2 + 3.6557x - 6.4512$ $\tag{2-27}$

表 2-1 某因素 x 导致的系统误差 δ（多项式函数型）

x	δ	x	δ
0	-6.2	8	150
1	-0.98	9	195
2	8.9	10	230
3	24.5	11	278
4	38	12	333
5	64.8	13	389
6	90.6	14	450
7	117	15	500

在本例中，我们可以得到这样的认知：虽然二次项函数可以拟合到近乎完美的地步，但一次项（线性）函数也可以抑制很大一部分系统误差；只要是单调的系统误差规律，经常采用一次项（线性）函数来拟合和修正。实际上，所谓的折线拟合就是一次项（线性）函数拟合。

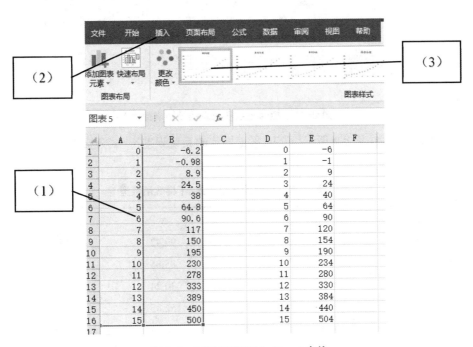

图 2-9　测量误差 δ 导入 Excel 表格

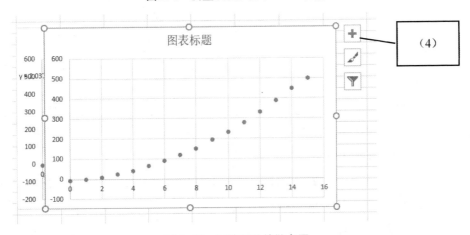

图 2-10　系统误差的散点图

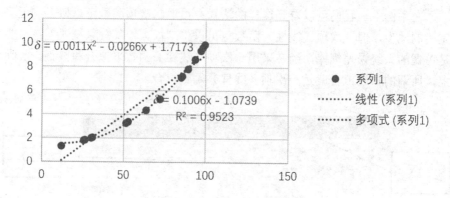

图 2-11 拟合出系统误差的函数规律

例 2-3 如表 2-2 所示，某因素 x 导致的系统误差 δ，试分析其误差的函数规律。

表 2-2 某因素 x 导致的系统误差 δ（指数函数型）

x	δ	x	δ
89.31	7.82	99.42	9.86
93.58	8.62	85.85	7.21
51.32	3.25	30.24	2.00
30.98	2.04	52.85	3.37
97.09	9.35	26.41	1.83
85.14	7.10	15.69	1.43
63.79	4.34	70.29	5.04
11.84	1.31	33.72	2.17
98.25	9.60	54.35	3.49
25.49	1.79	51.81	3.29
72.22	5.27	34.36	2.20

将表 2-2 所列数据导入 Excel 中，可以得到数据的散点图如图 2-12 所示。尝试用 3 种函数来拟合系统误差的规律。

一次项（线性）函数：$\delta = 0.0987x - 1.0548$ (2-28)

二次项函数：$\delta = 0.0011x^2 - 0.0242x + 1.6748$ (2-29)

指数函数：$\delta = e^{0.023x}$ (2-30)

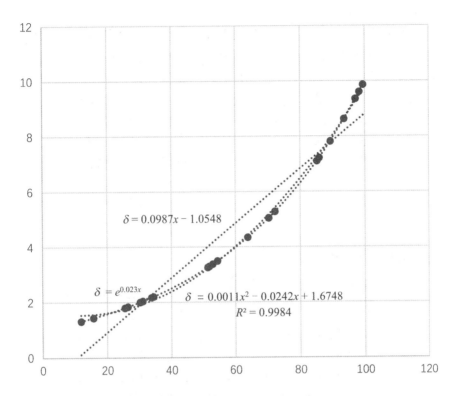

$$\delta = 0.0987x - 1.0548$$

$$\delta = e^{0.023x}$$

$$\delta = 0.0011x^2 - 0.0242x + 1.6748$$
$$R^2 = 0.9984$$

图 2-12　表 2-2 所列数据的散点图和拟合得到的函数规律

由图 2-12 可以看出，虽然一次项（线性）函数比较粗糙，但已经能够较好地逼近真实的函数关系，而二次项函数几乎完美地贴近数据点，指数函数完美地穿过每个数据点，相比之下，二次项函数简单而又有效。

虽然本例是一个特例，但在工程实践中更多的是采用多项式函数来拟合单调的系统误差函数规律。

- 明显的多因素函数规律

顾名思义，系统误差是由多个因素造成的。在这种情况下，以两个因素为例，可以采用表 2-3 所列的对策来寻找系统误差的规律。

表 2-3　寻找多因素系统误差规律的对策

对策	具体操作
整体法	利用二元函数拟合的方法
各个击破法	先拟合其中影响较大的函数，消除较大的系统误差的影响因素后再拟合次之的影响因素

● 无明显规律

无明显规律并不是没有规律，只不过是导致系统误差的因素较多而又没有占据统治地位的因素。这种情况下要注意：越是测量（系统）的精度高，这种情况越是常见；这种情况的处理难度较大，但有利于进一步提高测量（系统）的精度；与随机误差的产生或处理不一样，除热噪声、量化噪声外，导致随机噪声（误差）的因素多且没有任何一个因素显著地强于其他因素。

为发现"无明显规律"系统误差的规律，可以有确定系统误差的表现规律的方法。本质上，可以认为这些方法就是"数据建模""数据挖掘"或"盲源分析"。当然，这些方法同样适用于有明显函数规律的系统误差。

发现"无明显规律"系统误差的常用方法有最小二乘法、神经网络、独立成分分析和深度学习等。限于篇幅，在此不作详细介绍。

2.5.3　系统误差的修正与抑制

系统误差的修正与抑制是提高测量与测量系统精度的主要途径，也是最有技术含量的部分。系统误差的修正与抑制通常使用以下方法。

①消除来源或因素。

这是直截了当的方法。以温度变化导致的系统误差为例，这种方法就是把温度固定，如实验室标准温度定为 20℃。对特别重要的测量系统，可以把易受温度影响的部件置于恒温装置中，甚至将整个系统置于恒温之中。

②补偿导致系统误差因素。

依然以温度为例，很多精密仪器中采用热敏电阻来补偿某些重要部件因温度变化而导致的系统误差。如高精度压力传感器中的温度传感器，以及温补晶振中的温补电容。

③修正系统误差。

现在的测量系统都已经是数字化、计算机化的，在得到系统误差的变化规律之后，可以很方便地使用软件进行系统误差的修正。

第3章 "M+N"理论

随着科技的发展，需要同时同步面对的测量对象的种类与数量越来越多，图3-1所示的多测量对象$(x_1, x_2, \cdots, x_m)$、多输出量$(y_1, y_2, \cdots, y_l)$的测量系统也越来越多，所涉及的物理原理也越来越多，对测量系统干扰$(c_1, c_2, \cdots, c_n)$的种类更是越来越多和越来越复杂。

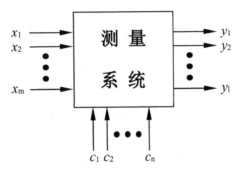

图3-1 多测量对象、多输出量的测量系统

作为线性的测量系统，其输出可以表达为：

$$Y(y_1, y_2, \cdots, y_l) = X(x_1, x_2, \cdots, x_m) + C(c_1, c_2, \cdots, c_n) \tag{3-1}$$

式中，$y_1, y_2, \cdots, y_l$为系统的l个输出量；$x_1, x_2, \cdots, x_m$为系统的m个输入量，其中至少有一个被测量或多个被测量；$c_1, c_2, \cdots, c_n$为对系统的n个干扰因素，其中至少有一个干扰因素或多个干扰因素。

式（3-1）也可以改写为：

$$Y(y_1, y_2, \cdots, y_l) = F(x_1, x_2, \cdots, x_m, c_1, c_2, \cdots, c_n) \tag{3-2}$$

针对多（m个）输入、多（n个）干扰（系统误差）和多（l个，$l \geq m+n$）输出的测量系统，为了更准确地确定l个输出量与m个输入量的关系，以便准确地测量m个中的至少有一个被测量或多个被测量，消除或抑制n个中的至少有一个或多个干扰因素，形成了一整套的理论与方法，被称为"M+N"理论。

"M+N"理论从"系统、全面"的高度看待测量系统,借助"信号与系统"和"数据挖掘"的原理找到观测数据(测量系统的输出)与被测量和干扰量(系统误差)之间的关系,提出了提高测量精度和抑制系统误差的若干行之有效的策略,为复杂测量或测量系统提高精度提供了清晰、明确、可操作性好的途径。

为描述简单起见,把多输入、多输出和多干扰测量系统(Multiple Input, Multiple output and Multiple Interference Measurement System)简称为MIOIMS。

以下是 3 个 MIOIMS 的实例。

① 同时测量压力、温度和湿度的传感器

瑞典林雪平大学的研究团队研制出一种有机混合离子-电子传导凝胶(图 3-2),可同时测量压力、温度和湿度,且测量过程互不干扰。

压力、温度和湿度的测量大多独立,需集成至电子电路,并使用专用的放大器、信号处理和通信接口。为了降低成本,研究人员将 PEDOT: PSS(保证导电性和塞贝克系数)、纳米原纤化纤维素(提供机械强度)和 GOPS (提供水稳定性和弹性)三种组分混合到水溶液中,真空冷冻干燥后制成分支状的感应气凝胶。该气凝胶多孔且富有弹性,兼具电子和离子导通能力与热电效应。气凝胶上下表面经层压制备两个铝电极,连接结果分析设备。气凝胶受热时,其电子热电反应(测量温度,冷热温差越大电流越大)和离子热电反应(测量湿度,湿度为零则不输送离子)的发生速度不同,可通过跟踪电信号随时间的变化来检测温度和湿度变化。当材料受压时,电阻下降、电导率增加,从而反映压力变化。

这种气凝胶传感器集成了三种信号测量功能,可降低传感器系统复杂性和成本,在多功能物联网、机器人、电子皮肤、功能服装、分布式监控、安全等领域有一定的应用前景。

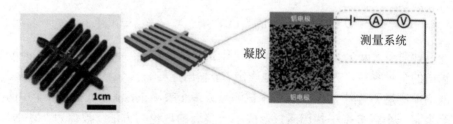

图 3-2 同时测量压力、温度和湿度的传感器

② 基于细胞电阻抗传感器的细胞多生理参数分析系统

浙江大学王平教授等针对传统的细胞传感器系统存在参数单一的问题，设计了基于细胞电阻抗传感器的细胞多生理参数分析系统（图3-3），该系统具有操作简便、高一致性和高通量等特点。采用系统测试实验和细胞实验对系统的基本性能继续测试。实验结果表明，细胞多生理参数分析系统能同时检测细胞生长和心肌细胞的搏动，具备快速、长期、无损和高通量测量等特点。

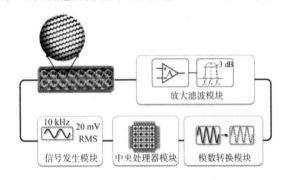

图 3-3 多功能阻抗传感器系统框图

③单摄像头获取人脸图像信号与多种生理信号检测

摄像头的基本功能是获得图像或视频，天津大学李刚课题组利用摄像头进行生物特征识别，在获得人脸图像的同时，还拾取被测试者的心率、血氧饱和度等信息，大幅度提高了生物识别的准确率。

如何提高 MIOIMS 的性能已成为迫切需要解决的问题。本章以基于光谱的化学成分定量分析为平台，介绍了近年来提出的"M+N"理论。

3.1 概 述

复杂溶液的光谱定量分析已广泛应用于医药（如血液）、化工（如石油）、食品（如果汁）、工业（如酒精）和其他领域。光谱技术（包括紫外光谱、可见光谱、近红外光谱、中红外光谱和拉曼光谱等）已经发展成为通过复杂液体的透射光谱、反射光谱、散射光谱及其相互作用光谱分析其组成的工具。这类技术方便快捷，具有不消耗化学试剂和低成本的优点。但是，如果没有系统地测量和建模策略从测量的各个方面来抑制多因素引起的误差影响，很难进一步提高复杂溶液光谱定量分析的精度。

M 和 N 因素的影响产生的误差限制了复杂液体光谱分析的准确性，这些误差可分为随机误差和系统误差。M 表示溶液中的 M 种组分，N 表示多种外界干扰因素。考虑到引起光谱变化的 M 因素（如浓度和非目标成分）和 N 因素（如温度、光源、光程）的影响，学者们提出了多种方法来消除这些影响，如多元线性回归技术、数据降维、变量选择和模型传递等。这些方法在一定程度上提高了复杂液体光谱分析的精度。但这些方法更加倾向于数学和统计学的规律，很少有人探究这些因素的误差来源。

唯物辩证法的总特征是联系和发展。联系，即事物的普遍联系，是指事物内部各要素间、事物间的相互作用、相互影响、相互制约。整个世界是相互联系的统一整体。李刚教授的"M+N"理论（如图 3-4 所示）体现了唯物辩证法这一观点，并结合了误差理论，在系统层面上分析误差源对测量结果的影响。该理论主张两点：第一，无论目标组分（m_i）或非目标组分（m_j），若 M 种组分都可以被精确测量，或两者都不能精确测量；第二，如果目标分量（m_i）是可测量的，则剩余的非目标分量（m_j）和 N 个干扰因素决定其测量精度。测量系统中的 M 因素和 N 因素的性质是等价的。简言之，"M+N"理论为抑制复杂溶液光谱定量分析中多因素引起的误差提供了系统的测量和建模策略。

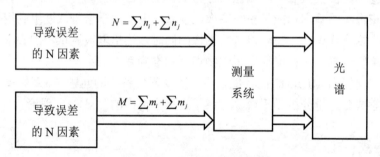

图 3-4　"M+N"理论框架

根据 M 和 N 因素的特点，本书系统地讨论抑制 M 和 N 因素对复杂溶液光谱定量分析的影响，总结了提高定量光谱分析精度的五种策略（如图 3-5 所示）。本书首先介绍了"M+N"理论，然后探讨了复杂液体光谱分析中的测量和建模策略：

① "稳定和补偿策略"。讨论如何保持 N 因素的不变性并补偿 N 因素（例如样品温度）变化对光谱的影响。

② "覆盖 N 或 M 因素的变化"。对于其他 M（例如非目标成分）和 N 因素（例如温度、容器材料）的影响，旨在通过包容性方法建立对该类影响因

素的不敏感校准模型。

③"多维光谱测量"。在某些情况下，由 N 因素（如温度、光路长度、测量位置）引起的特征光谱有助于复杂液体的定量分析。本节主要讨论如何利用 N 因素诱导的特征光谱来提高复杂溶液光谱定量分析的精度。

④"多模式光谱测量"。根据样品成分的特点，选择合适的光谱测量方法。本章通过组分之间的多光谱非相关性讨论了复杂溶液多模式光谱测量的可行性。

"M+N"理论将影响复杂液体成分分析的内外因素分为 M 因素和 N 因素，并为抑制 M 和 N 因素的影响提供了一系列系统地测量和建模策略。利用"M+N"理论对测量对象进行分析，可以有效地提高测量精度。图 3-6 表明"M+N"理论与光谱测量之间的关系，其中 m_i 是目标成分，m_j 是非目标成分；n_i 则表示由该因素产生的特征光谱能与 m_i 的光谱进行关联，并加以利用的因素，n_j 表示不通过任何 M 影响到光谱的 N，该因素对 m_i 光谱的影响是不确定的。"M+N"理论把这两种因素放在同等的地位，综合考虑它们对测量精度的影响，而不是只关注被测对象或外部干扰。

图 3-7（a）描述了"M+N"理论和光谱测量的模式。在所获得的光谱中，有四种光谱信息可以用式（3-3）来表示：

$$Spectrum_{acquired} = \psi\left(Spectrum_{m_i}, Spectrum_{m_j}, Spectrum_{n_i}, Spectrum_{n_j}\right) \quad (3\text{-}3)$$

其中，Ψ 表示是光谱仪的函数，$Spectrum_{mi}$、$Spectrum_{mj}$、$Spectrum_{ni}$ 与 $Spectrum_{nj}$ 分别是 m_i、m_j、n_i 与 n_j 因素的光谱响应。

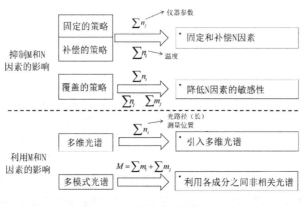

图 3-5 "M+N"主要内容

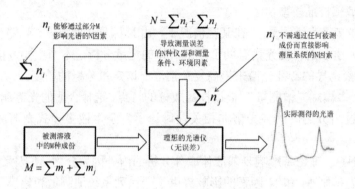

图 3-6　"M+N"理论与光谱测量之间的关系

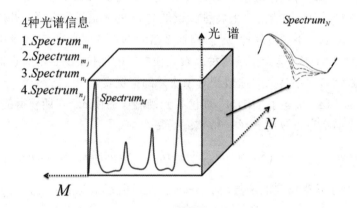

（a）"M+N"理论的模式与光谱测量

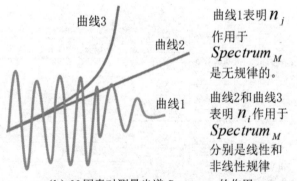

（b）N 因素对测量光谱 $Spectrum_m$ 的作用

图 3-7　"M+N"理论的模式与光谱测量及 N 因素对测量光谱 $Spectrum_m$ 的作用

"M+N" 理论的框图如图 3-8 所示。

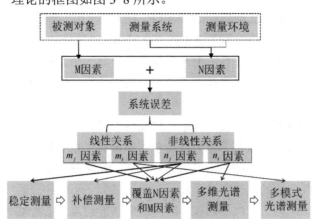

图 3-8 "M+N" 理论的框图

3.2 抑制 M 或 N 因素变化的策略

本节主要讨论在光谱采集过程中的 M 或 N 因素的影响。为了获得可靠的光谱数据，提出了两种抑制这些因素的策略。这些方法是指固定和补偿 N 因素的变化（例如温度、光纤和积分时间）。

3.2.1 N 因素的固定与补偿

众所周知，光谱易受样品温度的影响，特别是在有含水溶液的情况下。传统方法是在测量过程中维持样品温度不变，然而在实际测量中不可能保持不变。因此，当由样品温度变化引起的光谱变化可以被捕获时，就可以通过补偿的方式来校正温度的变化影响。

Kawano 等人使用温度范围为 21℃至 31℃的样品，建立温度补偿的校准方程用于确定完整桃子的白利糖度值。他们的结果表明，可以使用涵盖样品温度变化的组合校准样品集来建立带有温度补偿的校准方程。Peirs 等人探究了利用温度与反射光谱的关系来测量样品温度的可行性。他们的结果表明，在校准集中包含不同温度的补偿 PLS 模型的性能要优于专用校准模型。

Cozzolino 等人使用主成分分析（PCA）和偏最小二乘法（PLS）模型，在 6 种不同温度（25℃、30℃、35℃、40℃、45℃和 50℃）下，对酒精、糖和 pH 值进行校准。他们的研究建议使用路径长度为 1mm 的比色皿，葡萄酒的温度应在 30℃至 35℃。Wang 等人利用斜率/偏差技术建立校正 PLS 模型，以补偿样品温度变动。他们的结果表明，在 0℃、10℃和 30℃下模型的预测精度有显著提高，Q 值分别为 0.810、0.822 和 0.802。Thamasopinkul 等人建立了三个恒温（25℃、35℃和 45℃）校准模型和一个具有温度补偿的稳健校准模型。结果表明，该温度补偿模型对近红外法测定蜂蜜中水分和还原糖含量具有较高的预测性能。

除上述影响因素外，仪器参数（如光纤、光源、积分时间）也会影响光谱数据。Li 等人采用蒙特卡罗方法分析了窄扁圆光束、宽扁圆光束和宽光纤光束三种光照条件下的动态光谱差异。研究了光路差对动态光谱的影响，并提出了一种双采样的优化方法。Zhang 等人研究了不同积分时间对化学计量分析的影响。采集了 5 次不同积分时间的脂肪乳悬浮液的近红外光谱，并利用偏最小二乘回归（PLSR）方法建立脂肪乳悬浮液浓度的预测模型。结果表明，积分时间与谱仪获得的光强呈现非线性关系，这种非线性会影响测量精度。

在复杂溶液光谱定量分析中，这两种方法通常适用于不同来源的影响因素。固定参数常被用来保持仪器参数的不变性。然而，在实际测量中不可能保持所有类型的因素不变。因此，在研究干扰因素如何影响光谱的基础上，提出了一种补偿方式来校正光谱数据或测量值。

3.2.2　覆盖 N 或 M 因素的变化

由于光谱可以看作样品化学和物理性质的函数表达，因此在建模之前，通过在校准模型中覆盖这些潜在的可变因素来建立一个稳健的模型是至关重要的。此外，针对这些影响因素的非线性效应，建立 N 因素变化的不敏感模型，是一种更有效的策略。

（1）M 因素

当浓度变化引起的光谱变化出现在校准模型中时，Isaksson 等人报道了物质的浓度范围，以及所有其他可变性来源都应包含在校准集中。Galvao 等人基于仪器响应和预测参数空间（如组分浓度）的差异提出了一种新的样本集选择方法（SPXY），将柴油样品集划分为校准和验证子集。Palou 等人提出了一种基于二进制编码、PCA 和 Kennard-Stones 算法的生物柴油/柴油样本系统选择策略。结果表明，利用该方法模型可以提高 PLS 模型的鲁棒性。Li 等人基于啤酒和葡萄酒样品的不同导数光谱信息空间，提出了一种改进的 K-S 校正集构造策略，称为 Consensus Kennard-Stone（CKS）。该策略可以充分考虑不同光谱空间中的样本信息特征（如浓度变化）。

除目标组分外，其他干扰组分的浓度变化范围也会影响模型的质量。Lin 等人提出了一种基于"M+N"的校正集选择方法。该方法不仅考虑了目标组分（血红蛋白）的浓度分布，还考虑了非目标组分（总蛋白）的浓度分布。实验结果验证了校正集选择方法可以抑制血液中其他成分的影响。此外，为了减少非测量成分在无创血糖测量中的影响，Wang 等人讨论了 4 种"M"非测量组分（如甘油三酯和胆固醇）并将其纳入预测模型。结果表明，考虑非测量分量参与建模的方法可以获得较好的预测精度。

（2）N 因素

当样品温度变化引起的光谱变化出现在校准数据中时，一种标准化策略是覆盖校准模型中的这种变化。Wulfert 等人提出了不同的局部和全局 PLS 校准策略，以评估温度引起的光谱变化的影响。研究了乙醇/水/2-丙醇混合物在不同温度下的短波近红外光谱。结果表明，当数据集中包含温度变化时，全局模型的性能得到了改善。Hansen 等人研究了复杂样品的近红外光谱对温度变化的耐受性，建立了含温度变量的 PLS 模型。结果表明，将温度变化纳入校正集可以减小温度对羟值预测的影响。Li 等人探讨了温度诱导光谱变化（TSVC）与归一化平方温度的关系。采用多温度校准集选择（MTCS）方法对样品进行选择，以覆盖样品温度的变化。结果表明，该方法的 PLS 模型比基于随机抽样的方法具有更好的预测性能。Li 等人探讨了光源电压作为影响测量组分浓度精度的 N 因素。采用多组分线性吸收光谱模型和不同电压下测量的源光谱相结合的方法，建立了多组分理想模拟模型。研究表明，系统误差 N 因素在校正集和预测集之间的分布范围对组分浓度的预测精度有一定的影响。血液灌注指数（PI）与动态频谱上无创血液成分测量的准确性有关。Feng 等人研究了血液灌注指数与血红蛋白测量精度的关系。根据 N 因素的 PI 分布，提出了"灌注指数分组优化建模"的方法，以抑制 PI 对血红蛋白预测精度的影响。Li 等人研究了样品池厚度、入射光源位置误差、接收光纤位置误差等不确定因素对光路长度的影响。采用单光程和多光程模型对脂肪乳浓度进行了预测。结果表明，多光程构建的模型预测精度高于单光程。采用多光程法建立模型减少了样本池更换和仪器安装带来的误差。Zhang 等人研究血液性质变化对人和动物血液光谱测定的影响。例如，新鲜抗凝剂、凝血剂和溶血样品的光谱有很大不同。根据"M+N"理论提出建模的策略，采用覆盖的建模与分析方法能够抑制血液性质变化带来的影响。

然而，由于近红外光谱的非线性特性，这些方法不能完全消除影响光谱的因素，获得更好的结果。在此基础上，建立了对 N 因素变化不敏感的校正模型。

Roger 等人发展了一种称为外部参数正交化（EPO）的方法，以消除光谱数据中的温度变化。结果表明，EPO-PLS 模型对温度变化不敏感。Chen 等人进一步提出了温度修正方法，提出了一种 LSS 校正方法。与连续分段直接标准化（CPDS）等方法相比，LSS 校正模型采用了具有较好预测性能的优化设备。结果表明，LSS 能有效地消除温度变化对光谱的影响。Small 等人使用数字傅里叶滤波器与 PLSR 相结合，生成对样品温度不敏感的葡萄糖校准模型。Liu 等人提出了一种基于 SDC 的对非目标分量不敏感的标定模型。SDC 定义为光谱差分系数，它决定了干扰组分和被测组分之间的共线度。Feng 等人进一步探讨了基于 SDC 和动态光谱的便携式无创血液成分检测系统的波长选择，分析了血红蛋白和水的吸收光谱，提出了一种基于传感机理的波长选择方法。该方法对采集系统的性能不敏感。Zhang 等人探讨不同血管材料（玻璃管、塑料管等）对血液光谱判别模型的影响，为了降低血管材料（玻璃管和塑料管）对漫反射模型分析的影响，进一步改进了修正方法。Zhang 等人研究了包装袋对包装液体产品光谱分析的影响，提出了一种抑制不同封装厚度对封装吸收影响的校准模型的建立方法。该方法建立了对封装厚度变化不敏感的模型。结果表明，采用新的建模策略建立的模型能有效地抑制产品包装变化所引起的误差。

上述方法被广泛应用于抑制 M 或 N 因素变化对光谱的影响。这些方法可分为两组：当影响因素的变化不能从光谱数据中捕捉到时，组一将覆盖模型中的变化；当变量为非线性时，组二在前者的基础上建立了对影响因素变化不敏感的校正模型。

3.2.3　利用 M 或 N 因素变化的策略

有效地利用光谱信息是复杂液体定量分析的重要环节。为了获得更多反映被测组分含量的光谱信息，温度、光程、测量位置等 N 因素引起的光谱变化引起了研究者的关注。也就是说，某些 N 因素引起的光谱变化可以看作 N 因素的特征光谱，应用适当的测量和建模方法有助于反映目标组分的参数。本节介绍利用 N 因素的特征光谱，通过多维多模式光谱测量来提高复杂溶液光谱定量分析的精度。

（1）多维谱测量温度变化的特征谱

结合光谱分析技术，温度作为一个有效的因素，有可能被用来分析含水溶液的样品。溶液体系的结构信息能够从不同温度下测得的光谱中获得。Peinado 等人提出了一种平行因子分子（PARAFAC）方法，一种由温度相关的近红外光谱生成的三向张量模型被构建用于定量分析。实验结果表明，该方法具有较好的预测效果，验证了可以将温度作为近红外光谱定量分析中的有利因素加以利用。Shao 等利用 PLSR 建立了近红外光谱与温度的定量光谱-温度关系（QSTR）模型，并应用于混合物成分的定量测定。利用 MSCA 的温度系数建立 QSTR 模型，利用 MSCA 的浓度系数进行定量分析。在此基础上，Shao 等进一步提出了一种称为互因子分析（MFA）的化学计量方法，用于分析与温度有关的近红外光谱。该方法提取了不同温度、不同浓度的光谱所包含的共有光谱特征。利用该方法可以得到定量分析的校正模型和 QSTR 模型。Li 等人应用 LSS 算法分析了花生-大豆-玉米油混合物在 7 个温度下的近红外光谱，基于加载空间标准化算法提出了 TSVC。分析了 TSVC 与标准化平方温度的关系，并将其应用于混合物组成的定量测定，即温度的斜率谱。Cui 等人进一步应用三种高阶算法分析高维温度相关近红外光谱。实验结果表明，这三种算法都能捕捉到温度和浓度引起的光谱变化，从中可以观察到结构变化并实现定量测定。

上述方法表明，光谱中的温度变化有助于多组分混合物的光谱分析及多维测量和建模。

（2）多光程的特征谱

根据朗伯-比尔定律，多光程测量可以等效于改变被测元件的光学特性，如吸收系数。多光程测量利用了不同光程样品的不同吸收系数。该部分讨论了多光程法利用光程变化来消除其他 N 因素的干扰，提高了测量精度。其他 N 因素（如散射和光源变化）是指这些因素可能导致被测物光学特性的非线性变化。

Li 等人利用多光程光谱 $0.20 \sim 1.25mm$ 参与血糖和其他六种血液成分定量分析的建模方法。结果表明，多光程光谱建模方法可用于血液成分分析，提高血液成分校正模型的预测性能。此外，进一步讨论了利用血清的多光程光谱信息测量人体血液成分浓度的可行性。利用血液显著的非线性光谱特性，建立了血清多光程长光谱模型。Li 等人还讨论了利用可见-近红外多光路长度光谱信息测量人尿白蛋白浓度的可行性。根据尿液样品的吸收光谱与化学值的关系，建立了可见-近红外双波段多光程光谱模型。Lin 等人探索了用多光程测量高散射物质浓度的方法，并测量了脂肪乳和印度墨水混合液的浓度。结果表明，多光程光谱建立预测模型的测量精度远高于单光程测量精度。

Zhang 等人提出了一种基于多光程可见-近红外光谱法测定血袋中血红蛋白的方法。得到了红细胞悬液在多光程下的透射光谱，并通过曲线拟合计算了对数光强-光程曲线的斜率，建立了基于斜率谱和血红蛋白浓度的血红蛋白浓度回归模型。结果表明，该方法消除了血袋的影响，实现了血红蛋白浓度的高精度测量。Hou 等人提出了一种抑制柔性包装袋差异影响的模型，基于修正的朗伯-比尔定律，通过差分光程光谱建立了消除柔性容器差异的模型。结果表明，该模型能较好地抑制柔性容器变化所引起的影响。光源的性能直接影响整个光学测量系统的精度。Luo 等人提出了一种通过"层内测量"消除入射光变化对复杂液体光谱分析影响的方法，其实质是在溶液中选择一薄层液体，通过双光程差测量其吸收光谱。结果表明，新方法能有效地消除入射光变化的影响。

多光程长度方法改变了分析物的光学性质，利用非线性光谱信息参与建模分析，提高了光谱分析的精度。

（3）多点/位置光谱测量

与传统的光谱检测方法相比，复杂溶液多位置光谱测量增加了一维距离信息。多点/位置光谱测量分为空间分辨漫反射测量和漫透射测量，可以获得各组分（吸收、散射、光路）的光学特性信息，提高光谱数据的信噪比。

Li 等人建议采用多位置漫反射光谱分析不同组分的各种光学性质。在距离入射点 1.3～13mm（间隔 0.5mm）范围内的 24 个点处测量漫反射光谱信号。结果表明，最精确的校准模型是由从离入射点最近的 1～13 个点获取的光谱信号创建的。最精确的预测模型是由距离入射点 1～7 个点最近的光谱信号建立的。Xiong 等采用多点漫透射光谱法分析复杂液体的组成。在距离传输中心 20 个点处测量漫透射光谱，分布范围为 0～5mm（间隔 2.5mm）。利用 PLSR 对单点和多点漫透射光谱进行了建模和预测。结果表明，随着透光点的增加，20%的磷脂和油墨浓度的建模与预测精度提高。在进一步的研究中，Xiong 等人利用空间偏移可见近红外光谱（VIS-NIR）研究了 530～930 nm 可见和近红外区散射液体化学成分的可行性。该方法从入射光的径向分布中收集了 24 个位置上散射液体的空间偏移光谱。结果表明，基于多位置采集的光谱数据建立预测模型的性能优于单一位置采集的光谱数据。Zhang 等人采用多位置测量方法，利用近红外空间分辨透射光谱和 PLSR 预测血液中血红蛋白浓度。结果表明，该方法对血红蛋白浓度的预测能力优于单点透射光谱法。

对于复杂液体的光谱分析，仅利用吸收率或反射率等单一光学特性进行测量不仅有很大的局限性，而且忽略了散射特性对建模的非线性影响。多点/位置光谱测量利用复杂液体的吸收和散射特性，获得包含更多的物质的光谱信息。

（4）多模式光谱测量

本节主要讨论了多模式光谱测量用于复杂液体分析的可行性。多模式测量采用荧光光谱、可见光谱、近红外光谱、拉曼光谱等组分之间的多光谱非相关性，利用液体中 M 种组分（m_1，m_2，m_3，…）的多光谱测量得到的光谱数据共同建立校准模型。由 M 种组分（m_1，m_2，m_3，…）表示的各种光谱与数据中的噪声和干扰无关，可以提高模型的预测精度。

考虑到单光谱分析技术的低精度问题，Wu 等人提出了一种基于多光谱信息融合的有机污染物综合指数水质分析方法。从水样的紫外吸收光谱和三维荧光光谱中提取特征信息，采用最小二乘支持向量机算法建立基于多光谱特征的信息融合模型。与紫外光谱法和荧光光谱法相比，多光谱融合法的均方根误差分别降低了 36.1%和 34.7%。为了充分发挥不同模式的光谱作用，Martelo 等人研究了利用 UV/VIS/NIR 光谱分析葡萄酒产区分类的可行性。葡萄酒样品在透光模式下单独或组合使用紫外、可见光和近红外光谱范围进行分析。结果表明，UV/VIS/NIR 光谱与化学计量相结合可作为一种快速分类方法。Li 等人提出了一种利用透射光谱和荧光光谱检测游离血红蛋白（fHb）浓度的方法。利用同一样品的透射光谱和荧光光谱数据，建立了多模式光谱模型。预测相关系数达到 0.98 以上。通过荧光光谱和透射光谱的联合建模分析，验证了多模测量能有效提高血液成分检测的预测精度。

与多维光谱测量不同，多模式光谱测量不会改变被测物体的光学特性。多模测量方法利用不同光谱之间的非相关性及其各自的优点，采集荧光光谱、可见光谱、近红外光谱、拉曼光谱等不同形式的光谱。通过组合不同形式的光谱数据建立联合模型，提高目标成分的预测精度。

3.3 小 结

本章从基础理论研究方法的角度出发，以"M+N"理论为指导，以化学计量学为基础，阐述了影响复杂液体光谱分析的因素（M 因素和 N 因素）。基于 M 或 N 因素引起的系统误差，总结了提高复杂液体光谱精度的五种测量和建模策略。其中，第一种策略是传统的测量方法，借助一个精确的仪器来控制变化的影响因素，但是这种策略的成本很高。为了降低这一成本，第二种策略通过补偿方法降低了影响因素对测量精度的影响，但由于该因素引起的光谱变化是可预测的，因此该策略受到限制。第三种策略是通过覆盖建模中的 M 因素或 N 因素的变化来建立一个稳健的数学模型。所得模型对影响因素的变化不敏感。然而，单靠抑制 M 因素或 N 因素的策略很难实现复杂液体的高精度定量分析。因此，第四种策略引入了特征谱 $Spectrum_{nj}$，通过多维谱测量，该特征谱有助于反映被测成分的含量，建立了利用 N 因素非线性的模型。这种方法改变了被测物体的光学特性，并利用这种变化的光学特性实现更精确的测量。第五种策略充分利用了不同光谱区域的光谱测量优势，建立了基于多光谱信息融合的联合模型。

然而，存在一个问题，即冗余的光谱信息容易导致过度拟合。因此，对复杂液体光谱分析的研究应考虑以下 3 个方面：（1）根据 n_j 因子引起的光谱变化，如何在前三种策略中更好地抑制光谱 $Spectrum_{ni}$ 的影响。（2）如何利用 n_i 因素提高光谱定量分析的准确度，同时尽量减少因 n_j 因素引起的误差。（3）在多模测量条件下，如何评估有效光谱信息，消除冗余光谱信息。

第4章 传感信号的调制与解调、高速锁相解调算法

信号的调制解调不仅是通信中最基本的手段，在测量中也能发挥重要的作用——提高测量精度。载波信号也不仅仅是只有正弦波一种，同样是周期性的信号：方波和三角波也同样有其特殊的应用价值——提高测量精度。

现代测量系统无一例外地采用了模拟数字转换器（Analog to Digit Convertor，ADC），且 ADC 是限制测量系统的关键之一，结合载波信号的类别、调制模式和 ADC 系统、全面地提高测量系统的精度，已成为今后值得研究的重要内容。

在以单片机与嵌入式系统为控制核心的测控系统中，方波是最容易产生的信号。不仅任意一个 I/O 口线可以输出方波，还很容易实现频率的高精度。不仅如此，单片机与嵌入式系统输出的方波还可以有如下特性：

①可以产生互补的方波，即产生一对相互反相的方波。

②也可以输出相位差 120°的 3 对互补的方波。

③如果对幅度需要高精度，可以通过 DAC 产生，相比正弦波和三角波，方波的产生更为简洁。

④方波很容易转换成三角波和正弦波（图 4-1）。

- 通过积分器可以把方波转换成三角波；
- 通过窄带带通滤波器或高滚降低通滤波器，可以得到方波中的基波，从而把方波转换成正弦波；
- 也可以通过高滚降低通滤波器得到方波中的基波，从而把方波转换成正弦波；
- 通过低通滤波器可以把三角波滤成正弦波；
- 通过比较器可以把正弦波转换成方波；
- 通过比较器可以把正弦波转换成方波后，进一步通过积分器可以把方波转换成三角波；
- 把正弦波直接变成三角波，在工程上是不合适的。

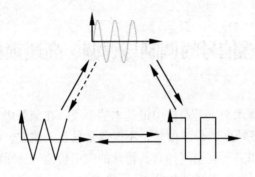

图 4-1　波形变换

4.1　调制的物理背景

从测量电阻说起。测量电阻可以采用图 4-2 所示的电路，有：

$$V_o = I_i R_x \qquad (4-1)$$

式中，R_x 为被测电阻；I_i 为施加在被测电阻上的恒定电流（恒流源）；V_o 为被测电阻 R_x 上的电压，也就是输出电压。

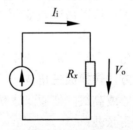

图 4-2　电阻的测量

式（4-1）就是大家熟悉的欧姆定律，但我们现在换一个角度来理解：被测电阻 R_x 对恒定电流（直流电流）I_i 进行调制，也就是"R_x 与 I_i 相乘"，R_x 的大小反映在输出电压值 V_o 的大小上，也就是测量 V_o 的值就可以计算出 R_x 的值。

如果采用交流恒流源 $I_i(t) = I_p \sin\omega t$ 来测量电阻 R_x，式（4-1）可以改写为：

$$V_i(t) = R_x I_p \sin\omega t \qquad (4-2)$$

随时间变化的电阻，如一枚热敏电阻在室外测温，其阻值随着昼夜的温度变化而变化，且在某个均值上下变化。为了便于说明问题，假设 $R_x(t)$ 的均值为 R_{x0}，昼夜温度的变化也为正弦形式：

$$R(t) = R_{x0} \left(1 + \Delta \sin \Omega t\right) \tag{4-3}$$

其中，$\Delta \leq 1$，则式（4-3）可以改写为：

$$V_o(t) = I_p R_{x0} \left(1 + \Delta \sin \Omega t\right) \sin \omega t \tag{4-4}$$

图 4-3 给出了 10 昼夜的载波（激励）信号、温度（热敏电阻阻值）昼夜变化以及热敏电阻两端电压输出的示意图。这是说明被测物理量对一个正弦载波信号进行调制的一个简单的实例。

与之对比的是图 4-4 所示的两个正弦信号及其相加的结果。

提示如下：

①电路输出有新的频率分量出现，电路必定是非线性电路；

②信号的幅度调制或其他调制，必定由非线性电路完成；

③幅度调制信号的解调，也必定是非线性电路，因已调信号中并没有调制信号的频率分量，而是要从已调信号中"解调"出调制信号；

④两个频率的信号相加并没有出现新的频率分量，还是原来的两个用来相加的频率分量，所以，加和（加法）电路是线性电路；

⑤有时，电路的非线性作用的出现并非"有意为之"，而是没有注意或难以避免，如瞬时过载、三极管电路必定出现的非线性、为保护电路所加的元件附带的非线性等。在设计和调试电路时应该把这类非线性控制在合理的范围内。

显然，要测量某个时刻的温度值，则需要测量某个时刻的正弦信号的幅值。如果要测量一个昼夜的温度值，则需要测量一个昼夜每个时刻的正弦信号的幅值。这个过程的术语就是"解调"，通俗地说：把调制（加载）在载波信号（频率为 ω）的调制信号（频率为 Ω 和直流信号之和，直流信号的均值为 $I_p R_{x0}$）还原回来。

虽然采用正弦恒流信号给测量增加了麻烦，但带来的好处是提高了抗干扰性能，还可能增加信息量（比如通过相位增加一个通道的被测量），在很多的场合是必须的（如测量阻抗和进行遥测）。

更准确地说：上述的调制与解调是幅度调制和幅度解调，即把信息加载（传感）到载波的幅值上，以及把载波幅值上的信息还原回来。

如果图 4-2 中的电阻 R_x 换成阻抗 Z_x，显然就不能采用直流激励电流来测量，只能采用交流激励电流来测量。综上所述：

　　第一，电阻 R_x 既可以采用直流激励电流来测量，也可以采用交流激励电流来测量。采用交流激励电流可能会增加测量系统的复杂度，但可能带来其他好处，在工程上有时必须采用交流激励电流来测量，如遥测、多通道测量及极微小阻值（或阻值的极小变化值）通常需要交流激励电流来测量。

　　第二，阻抗 Z_x 只能采用交流激励电流来测量。交流电流的频率与幅值取决于阻抗 Z_x 的实部与虚部值。还与其他一些应用背景密切相关，如系统的频率特性与复杂程度，噪声与干扰情况。

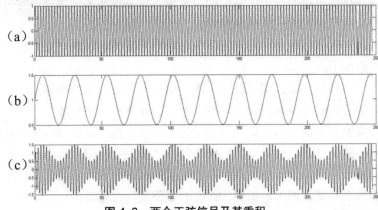

图 4-3　两个正弦信号及其乘积

（a）载波信号 $V_o(t)=I_pR_x\sin\omega t$；（b）调制信号 $R(t)=R_{x0}(1+\Delta\sin\Omega t)$；（c）已调制信号（两个正弦信号的乘积）$V_o(t)=I_p R_{x0}(1+\Delta\sin\Omega t)\sin\omega t$

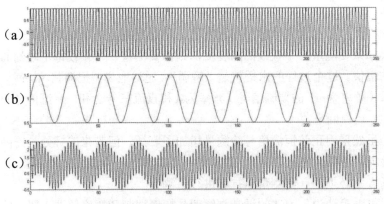

图 4-4　两个正弦信号及其相加

（a）信号 $V_o(t)=I_pR_x\sin\omega t$；（b）信号 $V(t)=V_{x0}(1+\sin\Omega t)$；（c）两个正弦信号相加 $V_o(t)=I_pR_x\sin\omega t+V_{x0}(1\sin\Omega t)$

4.2　正弦调制的数学分析

前面已经介绍了正弦信号的幅度调制，下面进一步从数学上对正弦信号的幅度调制进行分析。

更专业地说，幅度调制的常用表达是"调幅"。为简单起见，我们重新定义调制信号、载波信号。先假设调制信号为余弦波，其瞬时值为 v_Ω，即

$$v_\Omega = V_\Omega \cos\Omega t \ = V_\Omega \cos 2\pi F t \tag{4-5}$$

式中，V_Ω、F 和 Ω 分别为调制信号的振幅、频率和角频率。

若令载波的初相位 $\theta_0 = 0$，则调幅波可以表示成 $V_{max} = V_{cm} + \Delta V_c$

$$
\begin{aligned}
V &= V_{cm}(t)\sin\omega_c t \\
&= (V_{cm} + \Delta V_c \cos\Omega t)\sin\omega_c t \\
&= V_{cm}\left[1 + (\Delta V / V_{cm})_c \cos\Omega t\right]\sin\omega_c t \\
&= V_{cm}\left[1 + m_A \cos\Omega t\right]\sin\omega_c t
\end{aligned}
\tag{4-6}
$$

式（4-6）中，ΔV_c 为幅值变化的最大值，它与调制信号的振幅 v_Ω 成正比，调幅波 v 的振幅在最大值 $V_{max} = V_{cm} + \Delta V_c$ 和最小值 $V_{min} = V_{cm} + \Delta V_c$ 之间摆动。式（4-6）中 m_A 为

$$m_A = \Delta V / V_{cm} \tag{4-7}$$

式中，m_A 用来表示调幅波的深度，称为调幅系数（或称调幅度）。m_A 越大，表示调幅的深度越深。$m_A = 1$ 时，则是 100%的调幅；若 $m_A > 1$，则意味着 ΔV_c 会出现过量调幅，如图 4-5 所示。调幅波的包络线已不同于调制信号，在振幅波解调时，便不能恢复原始调制信号，将会引起很大的信号失真。所以振幅调制时，一般应使 $m_A \leqslant 1$。

将调幅信号利用简单的三角变换展开，可以发现采用单一频率的正弦波调制正弦载波时，调幅波的频谱是由载波（$\omega = \omega_c$）、上边频（$\omega = \omega_c + \Omega$）和下边频（$\omega = \omega_c - \Omega$）组成的，如图 4-6 所示。若调制信号是含多种频率的复合信号，则调幅波的频谱图中将上、下边带分立于载波左右，图 4-6 中 Ω_{MAX} 表示调制信号中的最高频率分量。所以，传输调幅波的系统的带宽应为调制信号最高频率的两倍，即 $B = 2F_{MAX}$。

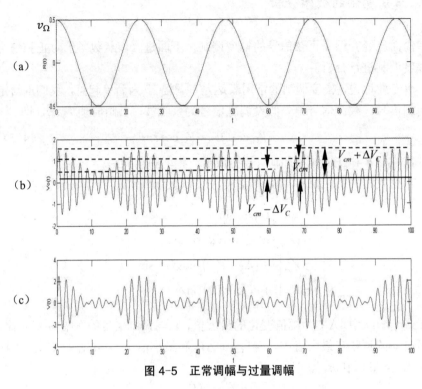

图 4-5   正常调幅与过量调幅

（a）调制信号；（b）正常调幅；（c）过量调幅

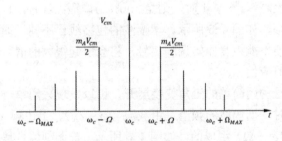

图 4-6   调幅波的频谱

图 4-7 给出调幅前后频谱变化的情况。对比上两个图（调制信号与载波信号）和下面的图（已调信号）的频谱很容易看出：已调信号中多出了一系列频谱：从 $\omega_c - \Omega_{MAX}$ 到 $\omega_c - \Omega_{MIN}$ 和从 $\omega_c + \Omega_{MIN}$ 到 $\omega_c + \Omega_{MAX}$。

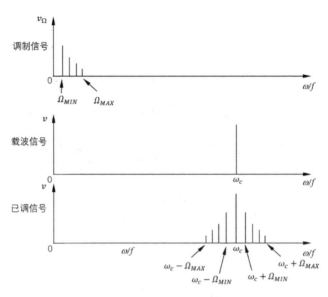

图 4-7　正弦波的调幅过程就是频率搬运过程

有新的频率出现，这是非线性电路本质的表现，或非线性电路必然出现的结果。而正弦波调幅的过程是两个信号相乘的过程。按照三角函数表的"积化和差公式"，必然出现"和频"项和"差频"项，也就是图 4-7 中的 $\omega_c - \Omega_{MAX}$ 到 $\omega_c - \Omega_{MIN}$ 和从 $\omega_c + \Omega_{MIN}$ 到 $\omega_c + \Omega_{MAX}$。

众所周知，一个正弦信号有三个要素，除幅度外，还有频率和相位。既然幅度能够"调制"，也就是携带调制信息，其频率与相位也可以携带调制信息，也就是调频和调相。

使载波的瞬时频率随着调制信号的强弱产生频率偏移而载波振幅维持不变的调制方式称为频率调制，如图 4-8 所示。

设调制信号为 $v_\Omega = V_\Omega \cos \Omega t$。调频时载频的瞬时角频率 $\omega(t)$ 可表示成

$$\omega(t) = \omega_c + K_F v_\Omega = \omega_c + K_F V_\Omega \cos \Omega t \tag{4-8}$$

式中，ω_c 为载波角频率，它是调频波频率偏移的中心；$\Delta \omega_m$ 为调频波角频率的最大偏移，它与调制信号的幅度 V_Ω 成正比，即 $\Delta \omega_m = k_F V_\Omega$；$k_F$ 为比例系数。考虑到瞬时相位 $\varphi(t)$ 为瞬时角频率 $\omega(t)$ 对时间的积分，而瞬时角频率 $\omega(t)$ 等于瞬时相位 $\varphi(t)$ 对时间的微分，即

$$\varphi(t) = \int \omega(t) dt \tag{4-9}$$

$$\omega(t) = \frac{d\varphi(t)}{dt} \tag{4-10}$$

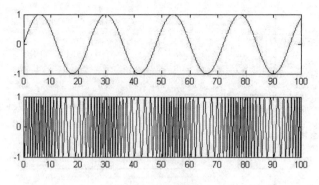

图 4-8　调频过程

故调频波的瞬时相位为

$$\varphi(t) = \int \omega(t)dt = \int (\omega_c + \Delta\omega_m \cos\Omega t)dt$$
$$= \omega_c t + \frac{\Delta\omega_m}{\Omega} \sin\Omega t\,[0,1] \qquad (4\text{-}11)$$

式中，$\varphi(t) = \Delta\omega_m/\Omega$ 为最大相位偏移。所以调频波的表示式可写作

$$v = V_{cm}\sin\varphi t$$
$$= V_{cm}\sin\left[\omega_c t + (\Delta\omega_m/\Omega)\sin\Omega t\right] \qquad (4\text{-}12)$$
$$= V_{cm}\sin\left[\omega_c t + m_F\sin\Omega t\right]\sin\omega_c t$$

其中，$m_F = \Delta\omega_m/\Omega = \Delta f_m/F = \varphi_m$ 称为调频波的调频系数（调频度）。与调幅系数 m_A 只能小于 1 不同，调频系数 m_F 可能大于 1，例如可取 $m_F = 5$，从而可获得很高的信噪比。由于调频波的振幅不随调制信号而变，若有干扰使调频波的振幅变化，也可用限幅器切除幅度干扰，所以调频制传输系统有较高的抗干扰性。

为了分析调频波的频谱，可将式（4-12）改写成为

$$v = V_{cm}\sin\left[\omega_c t + m_F\sin\Omega t\right]$$
$$= V_{cm}\sin\omega_c t\cos(m_F\sin\Omega t) + V_{cm}\cos\omega_c t\sin(m_F\sin\Omega t) \qquad (4\text{-}13)$$

因为

$$\cos(m_F\sin\Omega t) = J_0(m_F) + 2J_2(m_F)\cos 2\Omega t + 2J_4(m_F)\cos 4\Omega t + \cdots \qquad (4\text{-}14)$$
$$\sin(m_F\sin\Omega t) = 2J_1(m_F)\sin\Omega t + 2J_3(m_F)\sin 3\Omega t + 2J_4(m_F)\sin 5\Omega t + \cdots \qquad (4\text{-}15)$$

式中，$J_n(m_F)$ 表示函数为 m_F 的第一类第 n 次贝塞尔函数。$J_n(m_F)$ 是 m_F 和 n 的函数，可由贝塞尔函数的图表中查得。图 4-9 给出了不同 m_F 值时 $J_n(m_F)$ 与 n 的关系曲线。

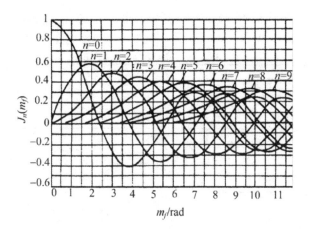

图 4-9   不同 m_F 值时 $J_n(m_F)$ 与 n 的关系曲线

所以，调频波的表示式（4-13）可展开成为如下形式：

$$v = V_{cm} \Big\{ J_0(m_F) \sin\omega_c t + J_1(m_F) \big[\sin(\omega_c + \Omega)t + \sin(\omega_c - \Omega)t \big]$$
$$+ J_2(m_F) \big[\sin(\omega_c + 2\Omega)t + \sin(\omega_c - 2\Omega)t \big] +$$
$$+ J_3(m_F) \big[\sin(\omega_c + 3\Omega)t + \sin(\omega_c - 3\Omega)t \big] + \cdots \Big\} \qquad (4\text{-}16)$$

式（4-13）表示调频波的频谱是以载频 ω_c 为对称中心，以及由左右对称的各旁频分量（$\omega_c \pm \Omega$）、（$\omega_c \pm 2\Omega$）、（$\omega_c \pm 3\Omega$）等组成，谱线的数目是无限的。若以相对幅度值 $J_1(m_F)/J_0(m_F)$、$J_2(m_F)/J_0(m_F)$ 等来表示各频谱线的相对大小，则调频波前后频谱的变化及其频谱图分别由图 4-10 和图 4-11 来表示。由图可知，调频系数 m_F 值越大，调频信号的频谱越宽，但主要能量集中在以 ω_c 为中心的带宽为 $2 m_F \Omega$ 的范围内，所以调频传输系统的带宽 B 应取 $2 m_F F$，在要求失真小（例如不超过 10%）时，B 可以取得宽一些，取 $2(m_F + 1)F$。

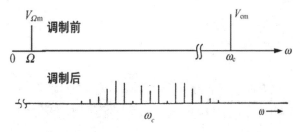

图 4-10   调频波调制前后的频谱

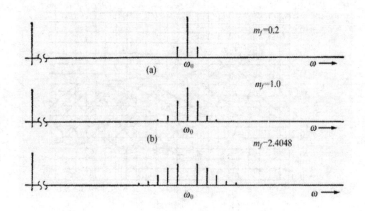

图 4-11 调频波的调制深度与频谱的关系

以上讨论的是单一正弦波调频，若调制信号包含一个频带，在计算已调频信号的带宽时，应该用调制信号中的最高频率成分代入。

由图 4-11 可以看出，如 m_F 取的较大，调频波的频谱中，载频分量相对较弱，大部分能量集中在对恢复原始信号有用的旁频分量中，所以调频波的振幅不变时，调频波的传输系统的功率利用率越高，越有利于电子器件的最高耐压潜力的充分发挥。

综上所述，由于调频制具有抗干扰能力强、传输质量好、传输效率高等一系列优点，虽然其频谱范围较调幅信号宽，但对于大多数生理信号来说，由于其信号频率很低，不要求传输系统的频带很宽。所以，调频制的通信方式在生物医学遥测系统中获得了广泛的应用。

为了加深印象，图 4-12 给出了正弦波调频和三角波调频的示意图。

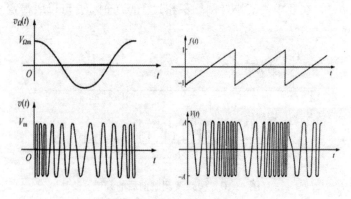

图 4-12   正弦波调频和三角波调频

间接调频法采用频率稳定度很高的晶体振荡器为主振，在后级进行调相，获得稳定的调相波，然后再变成调频波的方法，可获得较高的频率稳定度。

$$\cos\left(m_F \sin\Omega t\right) = J_0\left(m_F\right) + 2J_2\left(m_F\right)\cos 2\Omega t + 2J_4\left(m_F\right)\cos 4\Omega t + \cdots \qquad (4\text{-}17)$$

$$\sin\left(m_F \sin\Omega t\right) = 2J_1\left(m_F\right)\sin\Omega t + 2J_3\left(m_F\right)\sin 3\Omega t + 2J_4\left(m_F\right)\sin 5\Omega t + \cdots \qquad (4\text{-}18)$$

调相（相位调制）是指载波振幅不变，载波的瞬时相位随着调制信号强弱而变化的调制方式。假定调制信号为 $v_\Omega = V_\Omega \sin\Omega t$，则调相时载波的相位变化可用下式表示：

$$\varphi\left(t\right) = \omega_c + K_p v_\Omega = \omega_c + K_p v_\Omega \cos\Omega t \qquad (4\text{-}19)$$

φ_m 是相移的最大值，它与调制信号的幅度 V_Ω 成正比，即 $\varphi_m = K_p V_\Omega$，k_p 为比例系数。

实现频率调制的方法有两种：一种是使决定振荡频率的谐振回路的参量（电感或电容）直接受调制信号控制，称为直接调频法；另一种是通过相位调制的方法来获得调频信号，称为间接调频法。直接调频的方法是用调制信号直接控制调频振荡器的谐振回路中的电感或电容。

调相波的表示式为

$$v = V_{cm}\sin\varphi\left(t\right) = V_{cm}\sin\left(\omega_c t + \varphi_m \sin\Omega t\right) = V_{cm}\sin\left(\omega_c t + m_p \sin\Omega t\right) \qquad (4\text{-}20)$$

式中，m_p 称为调相系数，m_p 也可大于 1。

调相波的瞬时角频率为

$$\omega\left(t\right) = \frac{d\varphi\left(t\right)}{dt} = \frac{d\left(\omega_c t + \varphi_m \sin\Omega t\right)}{dt} \qquad (4\text{-}21)$$
$$= \omega_c + \varphi_m \Omega \cos\Omega t = \omega_c + \Delta\omega_m \cos\Omega t$$

由此可见，当瞬时相位按正弦规律变化时，瞬时角频率按余弦规律变化，其变化范围与相位偏移的最大值 φ_m 和调制信号角频率 ω 的乘积成正比。

比较一下式（4-12）和式（4-20）可知，调频波和调相波的表示式虽完全一致，但有本质的区别，首先是调制指数的性质不同，调相系数 m_p 与调制信号的频率 ω 无关，而调频系数 m_F 则与调制信号的频率 ω 成反比，如图 4-13 所示。讨论调相时假设的调制信号为 $v_\Omega = V_\Omega \sin\Omega t$，而讨论调频时假设的调制信号为 $v_\Omega = V_\Omega \cos\Omega t$。因此，可用积分电路来加以变换：将调制电压 $v_\Omega = V_\Omega \cos\Omega t$ 加至 RC 积分电路。因为积分电路满足 R 远大于 $1/\Omega C$，则电容两端的输出电压 v'_Ω 为

$$v'_\Omega = \frac{1}{C}\int i dt = \frac{1}{RC}\int v_\Omega dt = \frac{1}{RC}\int V_\Omega \cos\Omega t dt \qquad (4-22)$$

故有

$$v'_\Omega = \frac{1}{RC\Omega}V_\Omega \sin\Omega t \qquad (4-23)$$

v'_Ω 由图 4-13 可见，经积分变换后，电压 v'_Ω 就与 ω 成反比，且按正弦规律变化，所以用电压 v_c 再去调相，便可得调频波。图 4-14 表示了加接积分器后，将调相器变换成调频器的物理模型图。调制信号 v_Ω 经 RC 积分后，得到幅度与调制频率 ω 成反比的正弦电压 v'_Ω，晶体振荡器输出的载波信号 $v_c = V_{cm}\sin\omega_c t$ 在调相器中受电压调制，调相器输出的调制系数 $m_\Omega = V_\Omega/RC\Omega = kV_\Omega/\Omega$，即调制系数 m 与调制信号频率 Ω 成反比，这正是调频波的基本特征。

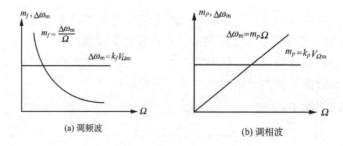

图 4-13 调频系数 m_f 与调制信号的频率的变化关系

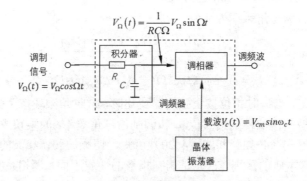

图 4-14 间接调频原理

调相器的电路形式很多。图 4-15 所示为一种采用变容二极管的单谐振回路调相器电路。在调制信号作用下，回路对载波失谐，在失谐不很大时，可以证明失谐引起的相移 φ 为

$$\varphi(t) \approx -Q\gamma m \cos\Omega t \qquad (4-24)$$

式（4-24）表明，回路产生的相移 $\varphi(t)$ 是按调制信号规律而变，这就实现了相位调制。该调相器的最大相位偏移角为最大值 $\varphi = Q\gamma m$，它正比于回路 Q 值、变容二极管的电容变化指数 γ 和电容调制度 m。

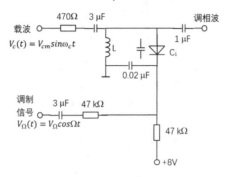

图 4-15　调相器

4.3　脉冲调制

在脉冲调制方式中，载波是周期性脉冲序列。若脉冲序列的脉冲幅度 A、宽度 τ、脉冲位置和脉冲重复频率受调制信号控制而发生变化，则可得到四种基本的脉冲调制方式，分别称为脉冲振幅调制（PAM）、脉冲宽度调制（PWM）、脉冲位置调制（PPM）和脉冲频率调制（PFM）。脉冲调制不是传送调制信号的每一个瞬时值，而是传送其采样值，只要采样周期 T_s 足够小，或者采样频率 f 足够高（按采样定理，只要采样率 f_s 等于或大于信号最高频率 f_m 的两倍即可），则可由采样脉冲来恢复原信号，并不会导致失真。采样是脉冲调制（除 PFM）的共同基础，脉冲调制首先必须将调制信号采样，然后用各采样值去控制脉冲序列的某一参数，以实现各种脉冲调制方式。

4.3.1　脉冲振幅调制（PAM）$D_1 \sim D_4$

脉冲振幅调制可看作一定宽度的脉冲对调制信号的采样过程，也可看作载波为脉冲序列的斩波调幅，其电路如图 4-16 所示。图中二极管 $D_1 \sim D_4$ 组成开关电路，由采样脉冲 $s(t)$ 控制其通断，只要 $s(t)$ 的幅度足够大，且在 $v_a > v_b$ 时，二极管 $D_1 \sim D_4$ 全部导通。若认为二极管导通电阻为零，信号 $v_\Omega(t)$ 被开关短路，则输出电压为 $v_o(t) = 0$；而在 $v_a < v_b$ 时，二极管 $D_1 \sim D_4$ 全部截止，输出电压 $v_o(t) = v_\Omega(t)$，二极管被 $s(t)$ 周期性通断，电路便输出脉冲调幅波。

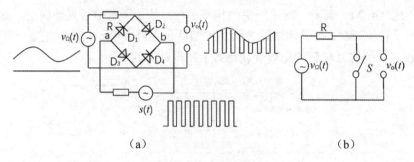

图 4-16 脉冲振幅调制原理

4.3.2 脉冲宽度调制（PWM、PDM）

由积分器和电压比较器可构成脉冲宽度调制（PWM）电路，如图 4-17 所示。方波载波加至积分器的反相端，经反相积分后输出三角波 V_{oL}，并加至比较器的反相端，调制信号 $v_\Omega(t)$（以正弦波信号为例）加至比较器的同相端，调制信号与三角波信号在比较器中进行电压比较，当正弦调制信号电压比三角波电压高时，输出高电平 V_{oH}；相反，若正弦电压低于三角波电压时，输出低电平 V_{oL}。这样就形成脉冲宽度调制信号（PWM），如图 4-17 所示。

PDM 也是一种脉冲宽度的调制形式，PWM 属于双边（脉冲前后沿）调宽的脉冲调制方式，而 PDM 的宽度调制仅反映在脉冲的后沿单边受调制。PDM 与 PWM 一样，可采用电压比较器来完成，不同的是 PDM 中一般是将方波载波变换成锯齿波，然后通过与调制信号进行比较来完成的。

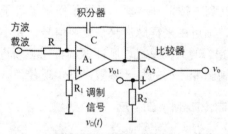

图 4-17 脉冲宽度调制

4.3.3 脉冲位置调制（PPM）

脉冲位置调制 PPM 可由 PDM 变换而来，如图 4-18 所示。只要将 PDM 的信号经微分后，用负尖顶脉冲触发一个脉冲形成电路，便可形成 PPM 信号，图中的虚线表示基准脉冲的位置。

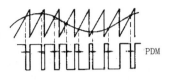

图 4-18   PDM 波形图

4.4   正弦调幅信号的模拟解调

与调制过程相反，在接收端，需有从已调波中恢复出调制信号的过程，这一过程称为解调。调幅波的解调装置通常称为幅度检波器，简称检波器。解调必须与调制方式相对应。若已调波是一般调幅信号，则检波器可采用检波的方式，图 4-19 中（a）、（b）和（c）所示为一个二极管包络检波器的原理电路及检波过程的示意图。当检波器输入端加入已调幅信号 v_i 后，只要 v_i 高于负载（电容器 C）两端的电压（检波器的输出电压）v_o，则检波二极管导通，v_i 通过二极管的正向电阻 r_i 快速向电容 C 充电（充电时间常数为 r_iC），使电容两端电压 v_o 在很短的时间内就接近已调幅信号的峰值，当已调幅信号 v_i 的瞬时电压低于电容器两端的电压 v_o 后，二极管便截止，电容器 C 通过负载电阻 R_L 放电，由于放电的时间常数 R_LC 远大于 r_iC，且远大于载波周期，所以放电很慢。当电容上的电压 v_o 下降不多，且已调波的下一周的电压 v_i 又超过 v_o 时，二极管又导通，v_i 再一次向电容 C 充电，并使 v_o 迅速接近已调波的峰值。这样不断反复循环，就可得到图 4-19（b）中所示的输出电压波形，其波形与已调波的包络相似，从而恢复出原始调制信号。检波器电路的放电时间常数 R_LC 必须合理选择，增大 R_LC 有利于提高检波器的电压传输系数（检波效率），但时间常数 R_LC 过大，将会出现惰性失真。这是由于在这种情况下，电容 C 的放电速度很慢，当输入电压 v_i 下降时，输出电压 v_o 跟不上输入信号的振幅变化，使二极管始终处于截止状态，输出电压只是由放电时间常数 R_LC 决定，而与输入信号无关，如图 4-19（b）中虚线所示，只有当输入信号重新超过输出电压时，二极管才重新导电。这种失真是由于电容 C 的惰性而引起的，故称惰性失真。可以证明，只有满足下列条件，才能不产生惰性失真：

$$R_LC\Omega_{max}\frac{m_A}{\sqrt{1-m_A^2}}<1 \qquad (4-25)$$

式中，Ω_{max} 是最高调制信号角频率。

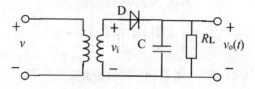

（a）二极管包络检波的电路图

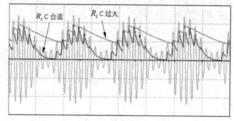

（b）R_LC 合适和 R_LC 过大

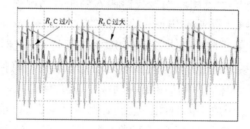

（c）R_LC 过小和 R_LC 过大

图 4-19　二极管包络检波

在载波频率较低时，如低于几十 kHz（主要考虑运算放大器和二极管的速度），可以采用图 4-20 所示的精密整流电路实现解调，可以得到较高的精度与其他性能。

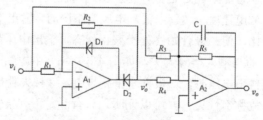

图 4-20　精密整流电路

设计该电路的阻容元件取值由下列公式给出：

$$R_1 = R_2 = R_3 = R_5 = R$$
$$R_4 = R / 2 \tag{4-26}$$
$$f_i \gg 1 / 2\pi RC > f_\Omega$$

式中，f_i 为载波频率；f_Ω 为调制信号频率（最大值）。

图 4-21 给出了输入正弦信号时的精密整流电路的工作波形。

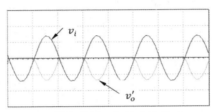

（a）输入信号 v_i 与输出信号 v'_o

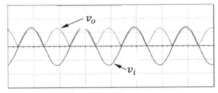

（b）输入信号 v_i 与输出信号 v_o
（无滤波，即没有加上电容 C）

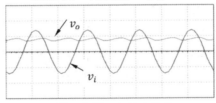

（c）输入信号 v_i 与输出信号 v_o
（有滤波，即加上电容 C 但滤波器截止频率没有远低于载波频率）

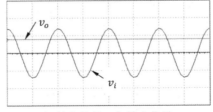

（d）输入信号 v_i 与输出信号 v_o
（有滤波，即加上电容 C 且滤波器截止频率远低于载波频率）

图 4-21　输入正弦波时的精密整流电路的输出波形

包络检波器只能用来作为普通调幅波的解调器，而载波抑制的双边带调幅信号和单边带调制信号的解调必须采用所谓同步检波器。图 4-22 是同步检波器的原理方框图。同步检波器中必须有一个与输入载波同频同相的同步信号（或称相干信号）$v_I = V_{im}\cos\omega_c t$，已调信号 v_i（假定为载波抑制的双边带信号）和相干信号 v_I 相乘后的输出为 v'_Ω，即

$$v'_o = v_I v_i = \left(V_{im}\cos\Omega t\cos\omega_c t\right)V_{Im}\cos\omega_c t$$

$$= \frac{1}{2}V_{im}V_{Im}\cos\Omega t + \frac{1}{4}V_{im}V_{Im}\cos\left(2\omega_c + \Omega\right)t + \frac{1}{4}V_{im}V_{Im}\cos\left(2\omega_c - \Omega\right)t \quad (4\text{-}27)$$

式（4-27）表明 v'_Ω 中包含 Ω、$(2\omega_c+\Omega)$ 和 $(2\omega_c - \Omega)$ 三个频率成分，因此只要采用低通滤波器滤去高频分量（$2\omega_c\pm\Omega$），就可解调出原始调制信号 $\frac{1}{2}V_{im}V_{Im}\cos\Omega t$。同步检波器中的相乘过程，可采用二极管电路或模拟乘法器来实现，后者已经在集成电路中屡见不鲜。

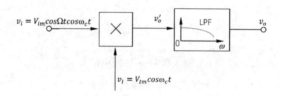

图 4-22　同步检波

如果本地的同步信号不能与已调信号同步，如接收到的遥测信号，或已调信号经过传输和放大等产生了相移，则需要采用正交解调方式，如图 4-23 所示。

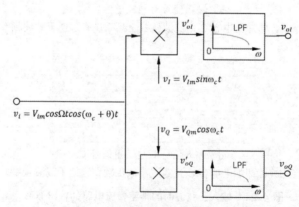

图 4-23　正弦调幅信号的正交解调方式

参照式（4-27），可以得到 Q 输出：

$$v'_{oQ} = v_Q v_i = \left(V_{im} \cos \Omega t \cos \left(\omega_c t + \theta \right) \right) V_{Qm} \cos \omega_c t$$

$$= \frac{1}{2} V_{im} V_{\mathrm{Im}} \cos \Omega t \cdot \cos \theta + \frac{1}{4} V_{im} V_{\mathrm{Im}} \cos \left(2\omega_c + \Omega t + \theta \right) + \frac{1}{4} V_{im} V_{\mathrm{Im}} \cos \left(2\omega_c - \Omega t + \theta \right)$$

$$\text{（4-28）}$$

用低通滤波器滤除高频 $2\omega_c$ 信号分量后：

$$v_{oQ} = \frac{1}{2} V_{im} V_{\mathrm{Im}} \cos \Omega t \cdot \cos \theta \tag{4-29}$$

同理可得 I 输出：

$$v'_{oI} = v_I v_i = \left(V_{im} \cos \Omega t \cdot \cos \left(\omega_c t + \theta \right) \right) V_{\mathrm{Im}} \sin \omega_c t$$

$$= \frac{1}{2} V_{im} V_{\mathrm{Im}} \cos \Omega t \cdot \sin \theta + \frac{1}{4} V_{im} V_{\mathrm{Im}} \sin \left(2\omega_c t + \Omega t + \theta \right) + \frac{1}{4} V_{im} V_{\mathrm{Im}} \sin \left(2\omega_c t - \Omega t + \theta \right)$$

$$\text{（4-30）}$$

用低通滤波器滤除高频 $2\omega_c$ 信号分量后：

$$v_{oI} = \frac{1}{2} V_{im} V_{\mathrm{Im}} \cos \Omega t \cdot \sin \theta \tag{4-31}$$

所谓"正交"，与平面直角坐标系中的两个相互垂直的 x 与 y 坐标相对应（等同），就是将 $\frac{1}{2} V_{im} V_{\mathrm{Im}} \cos \Omega t$ 在 x 与 y 轴的对应投影用 $\cos \theta$ 和 $\sin \theta$ 表示。

因此，信号 $\frac{1}{2} V_{im} V_{\mathrm{Im}} \cos \Omega t$，或是输入信号的 $v_i = V_{im} \cos \Omega t \cos \left(\omega_c + \theta \right) t$ 中的调制信号幅值 v_{oR} 和相角 θ 可以用正弦调幅信号的正交解调电路的两个输出值 v_{oQ} 和 v_{oI} 计算出来：

$$v_{oR} = \sqrt{v_{oI}^2 + v_{oQ}^2} \tag{4-32}$$

$$\theta = \mathrm{tg}^{-1} \left(\frac{v_{oI}}{v_{oQ}} \right) \tag{4-33}$$

4.5　傅里叶变换与正弦调制信号的数字解调

如下是大家熟悉的傅里叶变换对：

$$X(j\omega) = \frac{1}{2\pi} \int_{-\infty}^{+\infty} x(t) e^{-j\omega t} dt \tag{4-34}$$

$$x(t) = \frac{1}{2\pi} \int_{-\infty}^{+\infty} X(j\omega) e^{j\omega t} d\omega \qquad (4\text{-}35)$$

数据采集系统对连续信号在幅值和时间上进行离散，相应的离散（数字）信号傅里叶变换对：

$$a_k = \frac{1}{N} \sum_{n=\langle N \rangle} x[n] e^{-jk\omega_0 n} = \frac{1}{N} \sum_{n=\langle N \rangle} x[n] e^{-jk(2\pi/N)n} \qquad (4\text{-}36)$$

$$x[n] = \frac{1}{N} \sum_{k=\langle N \rangle} a_k e^{-jk\omega_0 n} = \frac{1}{N} \sum_{k=\langle N \rangle} a_k e^{-jk(2\pi/N)n} \qquad (4\text{-}37)$$

如果数据采集系统得到 $x[n] = v_{om} \sin(n\omega_0)$，在数字系统（单片机与嵌入式系统）中，可以采用 "向量表" 表示的 $v_{oL} e^{-jk(2\pi/N)n} = v_{oL}(\cos(k\omega_0 n) + j\sin(k\omega_0 n))$ 进行计算。特别是：

①令 $v_{oL} = 1$，得到 "归一化" 的向量表；

②在已知 $x[n]$ 的相位，或由本机发出的正弦激励信号没有附加相移，或附加相移可以忽略不计时，可以按下式计算信号的幅值：

$$a_k = a_{kI} = \frac{1}{N} \sum_{n=\langle N \rangle} x[n] \cdot \sin(k\omega_0 n) \qquad (4\text{-}38)$$

否则，还要计算 a_{kQ}：

$$a_{kQ} = \frac{1}{N} \sum_{n=\langle N \rangle} x[n] \cdot \cos(k\omega_0 n) \qquad (4\text{-}39)$$

实际上，我们可以这样理解式（4-36）、式（4-38）或式（4-39）：

①对已知频率的正弦信号 $x[n]$ 测量，只需得到其幅值即可；

②在实际数据采集系统得到信号 $x[n]$ 中，不仅有我们需要测量的正弦波，还有各种混杂在的其他频率的噪声和干扰信号，但用式（4-36）或式（4-38）进行测量，可以有效地抑制其他频率的噪声或干扰。

③当然，在信号 $x[n]$ 中也存在与我们需要测量的正弦波同频率的噪声和干扰，但按照系统中必然存在的主要是白噪声，其同频率的噪声和干扰幅值很低。

④累加计算 $\frac{1}{N} \sum$ 等同于连续信号中的 $\frac{1}{2\pi} \int$：

- $\frac{1}{N} \sum$（数字信号处理）或 $\frac{1}{2\pi} \int$（连续信号处理）等效于信号处理术语中的 "低通滤波"，即意味着用到的采样值越多，或积分时间越长，其低通滤波器的截止频率越低，也就等同于"锁相"解调的带通滤波器的带宽越窄，信号灯选择性越好，对其他频率的抑制作用越强。

- $\frac{1}{N}\sum$（数字信号处理）或 $\frac{1}{2\pi}\int$（连续信号处理）等效于测量领域术语中的"平均"，即意味着用到的采样值越多，或积分时间越长，结果的精度越高。

⑤如果不能确定被测信号的相位，或由于信道（传感器、测量电路等导致的有相移时）就必须采用式（4-36）进行计算，这就是所谓的"调幅信号的数字正交解调"。

⑥在频分方式的多信道信号测量中，可以利用式（4-36）进行各个频率信号解调。

⑦特别要注意的是，如果对长度为 N 的信号计算 N 个频率的分量，实际得到的就是信号 $x[n]$ 的频谱。

⑧在进行正交解调时，可以得到信号 $x[n]$ 的相频特性或某个频率分量的相角。

4.6　（极）高速（数字）锁相解调算法

式（4-36）、式（4-37）、式（4-38）或式（4-39）中均有 $\sum AX_i$ 的运算，换言之，该表达式表示完成下面的计算 N 次：

$$a_0x(0)+a_1x(1)+\cdots a_{n-1}x(N-1)=\left(\cdots\left(\left(a_0x(0)+a_1x(1)\right)+\cdots a_{n-1}x(N-1)\right)\right)$$
$$=\left(\cdots\left(\left(a_0x(0)+0\right)+a_1x(1)\right)+\cdots a_{n-1}x(N-1)\right) \quad (4\text{-}40)$$

用文字表述在计算机中的计算过程如下：

（1）计算 $SUM_{P0}=a_0x(0)+0$

（2）计算 $SUM_{P1}=a_1x(1)+SUM_{P0}$

（3）计算 $SUM_{P2}=a_2x(2)+SUM_{P1}$

……

（N-1）计算 $SUM=SUM_{P(N-1)}=x(N-1)+SUM_{P(N-2)}$

上述每一步完成的运算为两个数相乘加上第三个数，简称"乘加"运算，在 DSP（Digital Signal Processor，数字信号微处理器）中可以由一条指令就可完成，同时，"乘加"运算是数字信号处理中最重要、最基本的运算，而一般的微处理器（Micro Processor）、微控制器（Micro Controller）或单片机（SCM，Single-Chip Micro-processor 或 Single-Chip Micro-controller）不具备这样的指令。

不要认为这个指令很简单，当要求精度较高需要浮点数时，加上式（4-36）与式（4-37）是复数运算，完成一个数据的计算在一般的微处理器中是很花时间的。

我们先看看数据采集系统中的 ADC，一般情况下使用的位数不超过 16，并不是为保证精度而使用浮点数的理由，但 $\sin(k\omega_c n)$ 和 $\cos(k\omega_c n)$ 是很复杂的数。以一个信号周期 16 个采样点的 $\sin(k\omega_c n)$ 和 $\cos(k\omega_c n)$ 向量表为例，示于表 4-1 中。

表 4-1　一个信号周期 16 个采样点的 sin（$k\omega_c n$）和 cos（$k\omega_c n$）向量表

k	0	1	2	3	4	5	6	7
$\sin(k \cdot 2\pi/16)$	0	0.382683	0.707107	0.92388	1	0.92388	0.707107	0.382683
$\cos(k \cdot 2\pi/16)$	1	0.92388	0.707107	0.382683	0	−0.38268	−0.70711	−0.92388

k	8	9	10	11	12	13	14	15
$\sin(k \cdot 2\pi/16)$	0	−0.38268	−0.70711	−0.92388	−1	−0.92388	−0.70711	−0.38268
$\cos(k \cdot 2\pi/16)$	−1	−0.92388	−0.70711	−0.38268	0	0.382683	0.707107	0.92388

4.6.1　高速（数字）锁相解调算法

为讨论问题方便，图 4-24 给出了数字锁相放大器的典型结构框图。

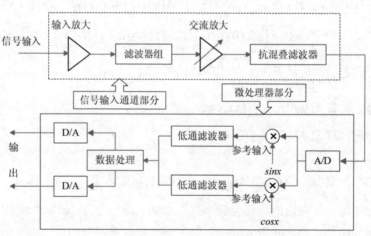

图 4-24　数字锁相放大器的典型结构框图

在锁相运算中，被测信号 $x(t) = A\sin(2\pi ft + \theta)$，$A$ 为被测信号幅值，θ 为被测信号的初始相位，则参考信号的频率设定与被测信号的频率 f 相同，以采样频率 $F_s = Nf$ 对被测信号进行采样，$N > 4$，采样间隔 $\tau = 1/Nf$，则信号的序列为：

$$x(K) = A\sin\left(2\pi fk\tau + \theta\right) = A\sin\left(2\pi fk / N + \theta\right), k = 1, 2, \cdots, M - 1 \quad (4\text{-}41)$$

参考信号由微处理器根据来产生，正弦参考信号序列和余弦参考信号序列分别为：

$$r_s(k) = \sin\left(2\pi fk / N\right), r_c(k) = \cos\left(2\pi fk / N\right), k = 0, 1, 2, \cdots, M - 1 \quad (4\text{-}42)$$

和可以看成正弦参考信号和余弦参考信号进行同步采样所得，则同相（正弦）输出和正交（余弦）输出的互相关信号分别为：

$$R_{xrs} = \frac{1}{M} \sum\nolimits_{k=0}^{M-1} x(k) \cdot r_s(k), R_{xrc} = \frac{1}{M} \sum\nolimits_{k=0}^{M-1} x(k) \cdot r_c(k) \quad (4\text{-}43)$$

将式（4-41）式（4-42）代入可得：

$$R_{xrs} = A / 2\cos\theta, R_{xrc} = A / 2\sin\theta \quad (4\text{-}44)$$

则：

$$A = 2\sqrt{R_{xrs}^2 + R_{xrc}^2}, \theta = \arctan\left(R_{xrc} \middle/ R_{xrs}\right) \quad (4\text{-}45)$$

所以，只要计算出 R_{xrc} 和 R_{xrs} 即可检测出待测信号。

先看一下锁相检测技术带来的运算量和存储量的要求。假设采样总时间为 $t = qT$，其中 T 为参考信号周期，则采样总点数 $M = tF_s = qTfN = qN$。由式（4-45）可知，计算一次锁相运算需要 M 次（复数）乘法和 M 次（复数）加法，而采样点数与采样频率成正比。由于参考序列由微处理器产生，为提高速度，一般将其做成查找表格，点的采样点数对应点的参考序列，需要（M 数据宽度）位的存储空间。因此，锁相检测技术带来大量的运算量和存储量，有必要减少它的运算量和存储量。

锁相检测总参考信号是正弦和余弦等周期信号，但锁相检测的采样频率为参考信号的整数倍时，参考信号序列有以下特性：

$$r_s(m) = r_s(m + nN), r_c(m) = r_c(m + nN), m = 0, 1, 2 \cdots, N - 1; n = 0, 1, 2, \cdots, q - 1$$

$$(4\text{-}46)$$

$$R_{xrs} = \frac{1}{M}\sum_{k=0}^{M-1}x(k)\cdot r_s(k)$$
$$= \frac{1}{M}\sum_{n=0}^{q-1}\sum_{m=0}^{N-1}x(m+nN)\cdot r_s(m+nN)$$
$$= \frac{1}{M}\sum_{n=0}^{q-1}\sum_{m=0}^{N-1}x(m+nN)\cdot r_s(m) \qquad (4\text{-}47)$$
$$= \frac{1}{M}\sum_{n=0}^{q-1}r_s(m)\sum_{m=0}^{N-1}x(m+nN)$$

同理

$$R_{xrc} = \frac{1}{M}\sum_{k=0}^{M-1}x(k)\cdot r_c(k)$$
$$= \frac{1}{M}\sum_{m=0}^{N-1}r_c(m)\sum_{n=0}^{q-1}x(m+nN) \qquad (4\text{-}48)$$

如式（4-47）所示，将各个周期内的第 m 个待测信号值相加（累加 q 次）后，乘以相应的参考值（乘 N 次），再将 N 个乘积值相加，这样，计算一次锁相检测运算需要 N 次乘法和 $N+q$ 次加法。并且，由于只需要一个周期参考序列进行计算，存储量也由原来的（$M×$数据宽度）减少为（$N×$数据宽度）位。在涉及乘法和加法运算的数字信号处理中，大部分时间都消耗在乘法运算中，特别是 DSP、ARM 等高端微处理器均带有取数即完成累加计算的指令，因而在这些高端微处理器中所谓的计算量只考虑乘法运算。

综上所述，运算速度有显著提高，特别是采样时间越长（即越大时），该算法更具有优势。由于运算量得到缩减，结合过采样和锁相检测可以大幅度提高系统的测量精度。

锁相检测的带宽由低通滤波器的阶次和带宽决定，低通滤波器的阶次越高，带宽越窄，锁相检测的精度就越高。在数字锁相检测中，低通滤波器的阶次高意味着进行锁相运算的周期数要足够多。因此，在基于过采样的数字锁相检测技术中，高精度的测量体现在高过采样率和多采样周期上。

4.6.2 极高速（数字）锁相解调算法

前文讨论了快速锁相算法，下面讨论"极"高速（数字）锁相解调算法。

表 4-2 是一个信号周期 4 个采样点的 $\sin(k\omega_c n)$ 和 $\cos(k\omega_c n)$ 向量表，不仅没有像表 4-1 中"乱码"一样的长数据，且只有 1、0 和-1 这样简简单单的三个数据。实际上，这三个数据是整数里面最简单的 3 个数，在计算机

的运算中也是最具特点的数,不需要完成"乘法"计算,"1"就是"加","0"就是"不管","-1"就是"减"。

只需加减、不需乘除,哪怕再低档的单片机,只要其指令速度高过信号采样速度的几倍,就可以完成信号的锁相检测。

表 4-2　一个信号周期 4 个采样点的 $\sin(k\omega_c n)$ 和 $\cos(k\omega_c n)$ 向量表

k	0	1	2	3
$\sin(k \cdot 2\pi / 16)$	0	1	0	-1
$\cos(k \cdot 2\pi / 16)$	1	0	-1	0

对于锁相检测来说,预测频率信号的一个周期采样 4 个点,比奈奎斯特频率高出一倍,对预测频率信号的检测当然没有问题,但问题是被测信号中难免有比预测信号频率高的噪声存在,使得仅采用 4 倍于预测信号频率的方法并不可用。

但是,如果在数据采集前进行有效的抗混叠滤波或选频滤波,采用过 $4k$ 倍的速度采样,得到的数据再进行 k 倍的下抽样,其优点如下:

①避免了频率混叠;

②利用过采样提高了数据精度;

③实现了高速锁相检测(解调)。

这就是"基于过采样的极高速(数字)锁相解调算法"。

4.6.3　基于过采样的极高速(数字)锁相解调算法

(1)数字锁相放大算法理论基础

为了更清晰地说明基于过采样的极高速(数字)锁相解调算法原理,下面更细致地回顾一下数字锁相放大算法的理论基础。

锁相放大器即利用信号与噪声互不相关这一特点,采用互相关检测原理来实现信号的检测。而数字锁相放大通过 ADC 采样,在微处理器中实现信号与参考信号的正交相关解调算法,达到鉴幅和鉴相的目的。

假设信号 $X(t) = DC + A\sin(2\pi ft+\varphi)$,其中 DC 为直流分量,A 为信号幅值,φ 为信号初相位。以采样频率 $f_s = Nf$,$N \geqslant 3$,对信号进行采样,采集到的离散的信号 $X[n]$ 如式(4-49)所示

$$X(n) = DC + A\sin\left(2\pi ft / f_s + \varphi\right), n = 0,1,2,3 \qquad (4\text{-}49)$$

由微处理器产生同步采样正、余弦参考序列 $C(n)$,$S(n)$ 如式(4-50)和式

（4-51）

$$C(n) = \cos(2\pi ft / f_s), n = 1, 2, 3, \cdots \quad (4-50)$$

$$S(n) = \sin(2\pi ft / f_s), n = 1, 2, 3, \cdots \quad (4-51)$$

则同相输出和正交输出的互相关信号 R_{xrc}、R_{xrs} 分别为

$$R_{xrs} = X[n]C[n] = DC\cos\left(\frac{2\pi fn}{f_s}\right) + \frac{A}{2}\cos\left[\frac{2\pi(f-f)n}{f_s} + \varphi\right]$$

$$+ \frac{A}{2}\cos\left[\frac{2\pi(f-f)n}{f_s} + \varphi\right], \quad n = 0, 1, 2, 3 \cdots \quad (4-52)$$

$$R_{xrs} = X[n] \cdot S[n] = DC\sin(\frac{2\pi fn}{f_s}) + \frac{A}{2}(\sin[\frac{2\pi(f-f)n}{f_s} + \varphi]$$

$$+ \frac{A}{2}\sin[\frac{2\pi(f+f)n}{f_s} + \varphi]), \quad n = 0, 1, 2, 3 \cdots \quad (4-53)$$

从式（4-52）和式（4-53）可以看出，要计算信号的相位和幅值，只需要通过数字低通滤波器取出相关信号中的直流分量。最常采用的低通滤波器为 M 点平均滤波器来滤除高频分量，M 通常为整周期采样点数即对应着低通滤波器的时间常数，如式（4-54）所示：

$$h_L[n] = \frac{1}{M}, \quad n = 0, 1, \cdots, M-1 \quad (4-54)$$

低通滤波后的信号为

$$I[n] = h_L[n] \cdot R_{XC}[n] \approx \frac{A}{2}\cos\varphi \quad (4-55)$$

$$Q[n] = h_L[n] \cdot R_{Xs}[n] \approx \frac{A}{2}\sin\varphi \quad (4-56)$$

信号的幅值和相位通过式（4-57）和式（4-58）计算。

$$A = 2\sqrt{(I[n])^2 + (Q[n])^2} \quad (4-57)$$

$$\varphi = \arctan(\frac{Q[n]}{I[n]}) \quad (4-58)$$

（2）极高速数字锁相算法

根据上述传统数字锁相算法，当采样频率 $f_s = 4f$ 时，即 $N = 4$，一个周期正、余弦参考信号序列分别为 $S = \{0, 1, 0, -1\}$，$C = \{1, 0, -1, 0\}$。

设积分时间常数为一个周期，对应的低通滤波后的互相关信号为

$$I = \frac{1}{4}[X[0] \cdot 1 + X[1] \cdot 0 + X[2] \cdot (-1) + X[3] \cdot 0] = \frac{1}{4}(X[0] - X[2]) \qquad (4\text{-}59)$$

$$Q = \frac{1}{4}[X[0] \cdot 0 + X[1] \cdot 1 + X[2] \cdot 0 + X[3] \cdot (-1)] = \frac{1}{4}(X[1] - X[3]) \qquad (4\text{-}60)$$

则计算出的幅值和相位分别为

$$A = \frac{1}{2}\sqrt{(X[n] - X[2])^2 + (X[1] + X[2])^2} \qquad (4\text{-}61)$$

$$\varphi = \arctan(\frac{X[1] - X[3]}{X[0] - X[2]}) \qquad (4\text{-}62)$$

从式（4-59）、式（4-60）可以看出，采样频率为信号频率 4 倍时，正交互相关计算中的乘法运算全部消除，只由采样信号的减法运算就能够实现互相关运算，计算量大大降低，而且微处理器不需要提供同频率的参考信号，减轻了微处理器的负担，大大提高了算法实现的速度。这种快速的数字锁相算法与相同采样频率的传统数字锁相算法相比一个周期减少了 8 次乘法运算和 4 次加法运算，若采集 q 个周期，则相应的减少 $8q$ 次乘法运算和 $4q$ 次加法运算。

（3）基于过采样的数字锁相算法

若在相同的采样间隔 t_s（相位为 π/2）内，由采集 1 点变为 K 点，再以这 K 个采样值的均值 $\overline{X[n]}$ 代替原来的单一的采样值 $x[n]$（n 表示第 n 个采样间隔），当 K 足够大时，$\overline{X[n]}$ 为该采样间隔内信号序列的数学期望的无偏估计。因此，若要用一个常数来代替一个采样间隔内采样值，求和平均的方法更合理。另外，在采集过程中引入的量化噪声、外界干扰及系统产生的热噪声等大多为白噪声，其均值近似为 0，所以求和平均的方法具有极强的去噪效果，可以使信噪比得到显著提高，进而折合为 ADC 有效位数的增加。此种方法采用的就是"过采样"技术，以实际所需要采样频率 f_s 的 K 倍（K 为过采样率），即 Kf_s 进行采样，再通过平均下抽样使等效转换速率仍还原为 f_s 的一种方法，过采样实质是用速度换取系统精度的提高。

对 K 个采样值进行平均，对于线性函数而言，均值为中间点的函数值，不会带来原理性误差。而正、余弦函数属于非线性函数，下抽样后得到幅度均值并不是原始信号在同一相位的理论采样值。为了找到它们之间的关系，通过改变 K 值及信号的原始相位及幅值，得到下抽样后的均值与同相位实际值的比例关系，如表 4-3 所示（表中数据保留 5 位有效数字）。

表 4-3　下抽样后均值与同相位实际值的比例关系

K	幅值比例系数	K	幅值比例系数
1	1.0000	9	0.90146
2	0.92388	10	0.90124
3	0.91068	11	0.90108
4	0.90613	12	0.90096
5	0.90403	13	0.90086
6	0.90289	14	0.90079
7	0.90221	15	0.90073
8	0.90176	16	0.90068

对于相同的 K，不论原始信号相位和幅值如何改变，用简单平均下抽样得到的正弦信号幅值与在同一相位位置的原始信号实际值的比例系数关系是相同的，表 4-3 中没有将不同相位及幅值的比例关系重复列出。

在实际数字锁相算法应用过程中可以根据 K 的不同，将比例关系直接引入最终幅值的修正即可计算出准确的幅值。由于下抽样后能够将等效采样频率还原为 f_s，而且相位本身也是通过比例关系计算获得，如式（4-63）所示，所以相位不需修正。本书中将此比例系数关系简称为修正因子 c。

修正因子的引入保证了采用下抽样后的均值来计算幅值不带来任何理论上的误差，符合过采样技术运用到数字锁相中所需要的条件，发挥了基于过采样的数字锁相检测的精度优势，保持了算法的高速性。

（4）修正因子的理论分析

修正因子 c 根据 K 值的变化而变化，理论上 c 是以 K 为变量的函数。根据下抽样技术的原理，以 $K=2$ 为例进行分析，即采样频率为信号频率的 8 倍进行采样。则每两个点下抽为一点，相邻两点的相位差为 π/4。设任意两点采样值为 α，$\sin(\alpha+\pi/4)$，α 为任意值，则下抽样后的相位为 $\alpha+\pi/8$。下抽样后的均值与同相位实际值的比例关系式及化简式为

$$\frac{\frac{1}{2}[\sin\alpha+\sin(\alpha+\frac{\pi}{4})]}{\sin(\alpha+\frac{\pi}{8})}=\cos\frac{\pi}{8}\approx0.92388 \qquad (4-63)$$

上式可以化简为常量，计算出结果与仿真实验的结果吻合。从式（4-63）可以看出，$K=2$ 时下抽样后的值与同相位实际信号值成比例关系，与信号幅值

和相位没有关系。理论分析的结果验证了仿真实验的结果。

当 $K=3$ 时，每三个点下抽为一点，相邻点之间的相位差为 π/6。设任意三点采样值为 sin（α）、sin（α+π/6）和 sin（α+π/4），α 为任意值，则下抽样后的相位为 α+π/6。因此下抽样后的均值与同相位实际值的比例关系式及化简式为

$$\frac{\frac{1}{3}[\sin\alpha + \sin(\alpha+\frac{\pi}{6}) + \sin(\alpha+\frac{\pi}{3})]}{\sin(\alpha+\frac{\pi}{6})} = \frac{1}{3}(2\cos\frac{\pi}{6}+1) \approx 0.91068 \qquad （4-64）$$

当 $K=4$ 时，如式（4-65）所示

$$\frac{\frac{1}{4}[\sin\alpha + \sin(\alpha+\frac{\pi}{8}) + \sin(\alpha+\frac{\pi}{4}) + \sin(\alpha+\frac{3\pi}{8})]}{\sin(\alpha+\frac{3\pi}{16})} = \frac{1}{2}(\cos\frac{3\pi}{16}+\cos\frac{\pi}{16}) \approx 0.90613$$

$$（4-65）$$

依次类推，归纳得出修正因子 c 与 K 的关系式，如式（4-66）所示

$$c = \frac{\frac{1}{K}\sum_{n=0}^{K-1}\sin(\alpha+\frac{2\pi}{4K}\cdot n)}{\sin[\alpha+\frac{2\pi(K-1)}{8K}]}，\text{其中}\alpha\text{为任意值} \qquad （4-66）$$

当 K 为任意正整数时都可以推导计算出一个常数值，且此值与仿真实验计算值完全吻合，从而验证了修正因子 c 理论上的正确性。在实际应用中可以根据表 4-3 来直接应用，也可以根据修正因子 c 与 K 的关系式（4-66）来计算出修正因子 c。

（5）仿真实验

为了验证这种高精度高速数字锁相算法的有效性，利用 MATLAB 仿真采样和快速算法，通过改变幅值与过采样率，比较真实值与计算出的幅值和相位。

验证计算幅值的有效性：仿真产生一系列频率为 1 kHz，初始相位为 0，直流分量为 1，不同幅值的正弦信号。通过参考电压为 2.5V、12 位的 ADC 以不同的采样频率采样，采用本方法计算的幅值如表 4-4 所示（保留小数点后 6 位）。

表 4-4　不同幅值不同过采样率测试结果

实际幅值（V）	计算幅值（V）		
	K=4	K=8	K=16
0.500000	0.499950	0.499980	0.500000
0.100000	0.100070	0.100060	0.100050
0.050000	0.050033	0.050028	0.050027
0.010000	0.009951	0.009979	0.010017
0.001000	0.001215	0.001084	0.001020

验证下抽样后相位的有效性：产生一个频率为 1 kHz、幅值为 1、直流分量为 1、相位为 0 的正弦信号。参考电压为 2.5V、12 位的 ADC 设置不同采样频率进行采样，采用该方法计算的相位如表 4-5 所示（保留小数点后 4 位）。

表 4-5　不同下抽样后相位测试结果

过采样率（K）	实际下抽后的相位（rad）	计算出的相位（rad）
1	0	0
2	0.3927	0.3927
3	0.5236	0.5236
4	0.5890	0.5890
5	0.6283	0.6283
6	0.6545	0.6545

从表 4-4、表 4-5 可以看出，采用这种基于过采样的数字锁相高速算法测得的幅值和相位只存在很小的误差，而且随着过采样率 K 的提高，所计算的幅值精确度越来越高。因此，将过采样运用到这种快速锁相算法中提高了算法的精度。

第5章 血液成分无创检测的动态光谱技术

  党的二十大报告对加快实施创新驱动发展战略作出重要部署，要求"加快实现高水平科技自立自强"。习近平总书记指出，"我国面临的很多'卡脖子'技术问题，根子是基础理论研究跟不上，源头和底层的东西没有搞清楚"，强调要"弄通'卡脖子'技术的基础理论和技术原理"。这就要求我们将基础理论创新与技术创新有机结合起来，使基础研究同应用研究相互促进、良性互动，碰撞出创新之火、科技之花，结出产业之果。要坚持"四个面向"，在重大应用研究中抽象出理论问题，瞄准"卡脖子"关键核心技术的基本原理、基本方法、基本机制，推动先进科学理论的创新、发展和运用。[①]

  李刚教授的"基于光谱测量的人体血液成分无创检测"，是我国自主创新的优秀成果，具有难以估量的应用前景，其中动态光谱理论能有效抑制个体差异，大幅度提高血液成分的无创分析精度。随着对动态光谱理论及其应用的深入研究，不断有新的成果出现，并推动光谱血液无创检测向临床应用发展。本章就动态光谱原理及其在无创血液检测中的信息传感、光谱PPG（Photo Plethysmo Graphy，光电容积脉搏波）检测、光谱PPG预处理、DS（Dynamic Spectrum，动态光谱）提取、数据建模五个环节，以及这五个过程中的噪声抑制情况，各个环节的质量评估等方面介绍了其研究进展，分析了五个环节的相互关联与各个环节的处理方法的特点，并对动态光谱无创血液检测方法的进一步发展进行了预估。

5.1 概 述

  随着生活节奏的不断加快，各种现代病的发病率不断攀升，尤其是糖尿病、贫血等。据国际糖尿病联盟（International Diabetes Federation，IDF）发布的第八版糖尿病分布图（Diabetes Atlas）显示，2017年，全球糖尿病患者总人数已达到了4.25亿，并且在部分国家和地区呈现快速上升趋势。同样地，贫血症的现象也正日益严重，据世界卫生组织（WHO）2011年《微量营养素

---

① 马志远. 破解"卡脖子"难题 加快实现高水平科技自立自强（有的放矢）[N/OL]. 人民网. 2023-4-7

数据库》显示，目前全世界贫血人数约为 16.2 亿，相当于全世界人口的 24.8%。因此，对这几类疾病的预防与早期筛查和及时治疗迫在眉睫且意义重大。这类疾病的预防与检测最为有效的方式就是对血脂、血糖、血红蛋白等血液成分频繁检测，这些血液成分信息是医疗诊断和医学研究的重要依据。

目前主要通过采集患者血样进行生化分析以获得相关数据，该方法精度很高，但采集过程中会给患者带来较大的痛苦并增加了病人感染的风险（尤其是需要频繁或连续检测的病人）。此外，该方法还不能实现实时、连续的检测。基于这些原因，无创血液成分检测因其无创、实时性、高精度、可连续检测等特点引起了人们极大的关注，并成为生物医学传感领域的研究热点之一。目前无创血液成分检测方法有反离子电渗透法、代谢热整合法、电导率法、光学检测等，在众多的方法中，光学检测方法以其方便、无痛、无创，以及原理上可能的高速、高精度等特点，成为最具有应用前景的检测手段，特别是基于近红外（NIR）区域光的吸光度和反射率，或者检测光的偏振特性的方法，具有更好的临床应用前景。

近几年，研究者们做了大量实验，从多方面验证了用近红外光谱法监测组织成分的临床意义。Marchhe Rabinovitch 等人用旋光法（Optical Polarimetry）测眼球前房水来间接估计血糖；Schneider 等人利用拉曼光谱（Raman Spectroscopy）的原理对血液无创检测进行了初步的研究；陈星旦等人利用血流容积差光谱相减法对人体血糖提取精度要求进行了分析，日本 Yamakoshi 团队通过差分光谱法对人体血糖进行了无创检测。但对测量而言，旋光法测眼球前房水违背了测量原则中的阿贝原则，即在测量过程中，每多一个环节的间接测量都会引入更多的误差，光学无创血液成分检测本身作为一种间接的测量方式，应避免更多的间接测量环节，眼球前房水与血糖之间并不是一种直接或线性关系，而是一种正相关，因此测量眼球前房水不可避免地会带来其他方面的误差；拉曼光谱因其自身原理的原因，采集到的信号微弱，若想提高信号强度则需要增加入射光强，但出于安全因素，入射光强受到严重的限制，此外在测量过程中被测成分（如葡萄糖）所产生出的拉曼光谱会比皮肤的总光谱强度低上百倍，因此多用于体外血液信息检测。陈星旦提出的血流容积差光谱相减法，与日本学者 Yamakoshi 采用的差分光谱法与动态光谱的提取原理一致，但在数据利用上仅使用了两个数据点，很难获取到高信噪比的光谱信息。

为了避免上述这些不利情况，2004 年李刚提出了动态光谱理论。动态光谱法通过提取多波长下脉动血液部分的吸光度，理论上可以极大地减少个体差异和测量环境对在体无创检测的影响，并且通过对采集的 PPG 数据的充分利用，获得很高信噪比的光谱数据。该方法在信息传感、数据采集、信号提取、建模分析和临床验证等方面已取得一定成果，在血红蛋白浓度的建模分析中，预测集的相关系数和均方根误差分别为 0.9831g/L 和 5.1124g/L，满足临床应用对血红蛋白测量精度的要求。在人体无创胆固醇检测中，校正模型的相关系数达到 99.8%，最大相对误差为 25.44%，平均相对误差为 16.31%，基本满足临床应用要求的测量结果，论证了利用动态光谱法对人体胆固醇含量的无创检测的可行性。动态光谱在信息传感、光谱 PPG 检测、光谱 PPG 预处理、DS 光谱提取、数据建模五个方面形成了一套十分完备的检测体系，并对每个环节都进行了深入的研究，如图 5-1 所示。

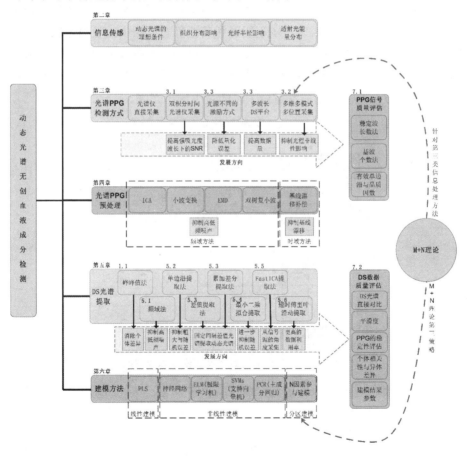

图 5-1　动态光谱血液无创检测技术的体系图

这些研究都旨在获得更高信噪比的动态光谱数据，通过分析 5 个环节的相互关联与各个环节下的处理方法的特点，我们对动态光谱无创血液检测方法的进一步发展进行了预估。

5.2 动态光谱基本原理

5.2.1 动态光谱法

动态光谱法是一种根据光电脉搏波的产生原理，当光以特定的波长通过组织（手指、耳垂等部位），透射和反射的光束可以通过光电设备有效的检测。在此过程中，由于皮肤、肌肉、脂肪和血液中的吸收衰减，光电器件检测到的光会减弱。假设光在肌肉、皮下脂肪和其他静态组织中的吸收是恒定的，则引起吸收度变化的是脉动血液。因此，可以根据多个波长的吸收变化来确定脉动血成分。DS 的原理如图 5-2 所示，I_{max} 是当动脉血流量最小时的最大输出光强；I_{min} 是当动脉血流量最大时的最小输出光强。

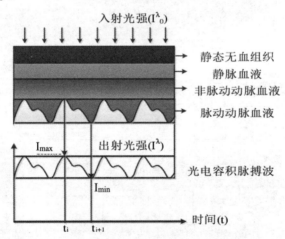

图 5-2　PPG 信号提取动态光谱基本原理图

我们得到了所有波长下的光密度（或吸收），基于修正的朗伯-比尔定律在搏动的动脉血中

$$OD^{\lambda} = \log\left(\frac{I_i^{\lambda}}{I_o^{\lambda}}\right) = \sum_i \varsigma_i^{\lambda} [c]_i L + G \qquad (5\text{-}1)$$

$$\Delta OD^{\lambda} = OD_{\max}^{\lambda} - OD_{\min}^{\lambda} = \log\left(\frac{I_i^{\lambda}}{I_{\min}^{\lambda}}\right) - \log\left(\frac{I_i^{\lambda}}{I_{\max}^{\lambda}}\right) = \log\left(\frac{I_{\max}^{\lambda}}{I_{\min}^{\lambda}}\right) \quad (5-2)$$

式中，I_i^{λ} 是在波长 λ 下搏动动脉血的入射光强，I_o^{λ} 是在波长 λ 下搏动动脉血的透射光强。它们也可以被看作 $I_{\max}$ 和 $I_{\min}$。ΔOD 是在波长 λ 的搏动动脉血光密度。ς_i^{λ} 是第 i 种物质在 λ 波长下的摩尔吸光系数，$[c]_i$ 是物质浓度，L 是光程长度，G 是散射损失。显然，取 PPG 的对数后，峰值和谷值的差值可视为搏动动脉血的光密度。在所有波长下的 $\Delta OD\left(\Delta OD^1, \Delta OD^2, \cdots, \Delta OD^n\right)$ 可以作为动脉的搏动血液的光谱，所以把它命名为 DS。

5.2.2　基于光谱检测方法的误差来源

在动态光谱无创血液检测过程中，由于动态光谱法可以消除个体差异（角质层厚度、骨骼、肌肉等）和测量条件（环境温度、背景光等）所引入的误差，所以对动态光谱法来讲，其噪声和干扰的来源主要在于数据采集系统，主要包括仪器、人体两方面。

①人体的轻微抖动和呼吸干扰会令某一时间范围内的 PPG 信号幅值波动（基线的漂移）。当短时间内出现大幅度抖动时，则会出现运动伪差现象，造成整个测量周期中出现粗大误差，甚至使整个样本可信度过低，成为无效样本。

②暗电流噪声光谱仪中 CCD 半导体存在热激发（符合高斯分布），从而产生暗电流噪声。暗电流有 3 个来源：耗尽区里产生复合中心的热激发；耗尽区边缘的少数载流子热扩散；界面上产生中心的热激发。PPG 信号幅值极为微小，暗电流的影响是一个主要因素。该噪声存在于整个频率域，并且其能量与频率的平方有关。

③散粒噪声光注入光敏区产生信号电荷的过程为随机过程，单位时间产生的光生电荷数目在平均值上做微小波动，形成散粒噪声，可近似用离散型泊松分布函数表示。敏感器件固有的噪声不能被后续电路抑制或抵消，并在所有频率范围内有均匀的功率分布（白噪声特性）。

④杂波噪声主要来源于传输通道及各种器件，多为无规则随机信号，频谱较宽，幅度不等。对动态光谱法来讲，这种噪声为频谱较宽的加法性噪声，较难去除。

5.3 测量条件

理想动态光谱的获取需要三个理想条件：第一，手指为层状结构；第二，入射光束无限细；第三，手指没有散射。在这些理想条件下，获得的动态光谱是能够消除个体差异的，获得只与血液有关的光谱信息。

但在实际测量中，由于受到手指的非均匀结构、光束具有一定半径、人体散射的影响，无法获得理想的动态光谱。为了抑制这些不利因素的影响，研究团队进行了许多相关的研究。王焱等为了降低各个波长下等效光程不一致引入的误差，通过蒙卡仿真对人体指端脉动动脉血液中的等效光程长的波长特性进行了研究。仿真结果表明，平均等效光程长随着血层厚度增加，若将波长变化范围缩小，等效光程长的变化程度将显著降低。因此在选取特征波长时，不仅要考虑所测成分的吸收峰位置，还要考虑散射作用的附带误差，对所选的特征波长分组计算平均等效光程长，可显著提高检测精度。李刚等使用蒙卡仿真研究了不同光源特性及组织模型参数下耳垂光透射能量及其分布，并由透射光的能量分布、光电二极管光敏面积和探测灵敏度推出特定测量信噪比要求的入射光强度。周梅研究了窄平圆光束、宽平圆光束和宽光纤光束这三种光照条件对动态光谱的影响。结果显示，选用宽光纤时引入了大量光程路径差异的漫透射光，虽然提高了总的光能量，但降低了脉动血液产生的光信号，导致所获得的动态光谱幅值降低，从而影响信噪比。细光纤的透射光路径比较一致，获取的 PPG 信号相似程度更高，有利于提高动态光谱的信噪比。这些对动态光谱信息传感的分析有效地解决了光源强度、光纤粗细和光源波长段如何选择的问题，同时也为 DS 检测条件提供了理论支持，降低了由测量条件所引起的误差。

5.4 PPG 信号的检测方式

PPG 信号的检测方法通常决定了所得信号的有效信息的多少，后续的处理分析的目的是尽量地充分提取利用有效信息，因此保证信号检测环节的信噪比至关重要。在 PPG 检测环节中，所需设备包括光源、光纤、光谱仪，其中光谱仪为购买的设备，其信噪比与性能已基本固定，仅能在信号获取中充分利用该设备的性能。而光源与探测光纤这两个部分所涉及的问题基本相同，所采用的研究方法也基本类似，主要包括：入射手指的光束大小与方向、探测面积与光纤的入射孔径，以及光源与探测光纤的相对位置等问题。为了明显地提高信号传感环节的信噪比，实现血液成分的高精度无创检测，需要用新的方式，提取动态光谱信号。

5.4.1　双积分时间采样

由于热辐射光源光谱特性、组织的吸收特性，以及探测器的响应、精度等，造成检测的光谱在各波段之间的信噪比存在较大的差异，甚至造成部分目标区域的信噪比不能满足检测要求，比如 600～1300 nm 之外的波段，这是由于光源光强较弱和组织吸收较强造成的信噪比低。若直接提高光强，则会导致部分波段下的信号饱和，从而影响后续分析建模的精度。为了提高部分强吸收波段或光源过弱波段的信噪比，李刚等提出了一种双采样时间的采集方式，通过改变不同波段的积分时间，使得所有波长下的信号均不饱和，且信号最强波段达到光谱仪的最佳线性输入范围。

5.4.2　多维多模式多位置

在人体无创血液成分检测中，由于人体组织是高散射体，散射的影响不可避免，这就造成了吸光度与血液成分之间不再是线性关系，散射因素是影响近红外光谱法无创血液成分检测的重要因素之一。依据"M+N"理论，将这种非线性归类为第三类信息，针对非线性光谱信息提出"多维多模式多位置"的建模和测量方法，利用这种非线性所携带的光谱信息，进一步提高测量精度。在以往的研究中，Li 等人利用多个光程长（optical path-length，OPL）共同参与建模的方法进行血糖等 6 种血液成分的定量分析，通过微米位移机构实现不同光程血液光谱的测量。此外，Li 等人利用多光程光谱的非线性特性，使用血清进行多光程光谱共同参与建模的方法，对血清样品的葡萄糖（GLU）、总胆固醇（TC）、总蛋白（TP）和白蛋白（ALB）4 种成分含量进行定量分析，研究结果证明多光程光谱法建模方法用于血液成分含量分析的可行性。在最新的研究中，将这种多光程的测量方式引入人体无创血液检测中，通过从手指不同的方向透射手指，以获得不同光程的透射光谱，利用光谱的非线性，增加非线性测量方程与被测对象光谱信息量，提高测量精度。

5.4.3　二极管 PPG 检测平台

除了使用光谱仪进行 PPG 信号采集，在血氧饱和度的无创检测中，主要是用激励信号控制双波长二极管进行 PPG 信号采集，信号采集过程中，应用过采样技术，结合调制解调。为了进一步提高测量精度，研究团队提出了一种采用三角波信号作为直接激励信号测量血氧饱和度的新方法，这一方法从原理上降低了由模拟到数字信号转换引起的量化误差，提高了 PPG 信号精度。为了获取更高的数据量，Yi 等还自主搭建光源发生与信号采集系统，该系统采用波长为 600～1100 nm 的 8 个激光二极管构成光源，采用高精度光电二极管进行信号传感，并采用高速模数转换器（ADC）进行信号采集。在极大地降低采集系统成本的同时，提高了所得信号的信号量，并具有成为便携式医疗设备的潜力。

早期动态光谱进行血氧无创分析时，由于精度要求不高，没有考虑非线性对血液成分分析的影响。若被测成分为血糖、血红蛋白等需要较高精度或光谱信号较弱的血液成分，非线性的影响则不可忽视，通过引入"M+N"理论的光谱测量思想，有望能够在光谱 PPG 信号检测环节抑制部分非线性影响，提高该环节信噪比，为后续信号处理做准备。

5.5　光谱 PPG 预处理

在测量过程中测量系统引入的系统噪声和随机噪声，如人体轻微抖动、呼吸干扰产生的基线漂移与手指抖动引起的运动伪差等，若直接对采集到的光谱 PPG 信号进行动态光谱提取，部分噪声便会伴随提取过程，引入下一个环节，因此在动态光谱提取前需要对采集到的光谱 PPG 信号进行一定的预处理。

使用 Marr 小波对 PPG 信号奇异性进行分析，对 PPG 中的奇异点定位和修正，实际上是对 PPG 粗大误差进行补偿，这种方法对奇异值剔除效果较好，但对于分布较为均匀的噪声信号去除效果欠佳。因此，又提出了基于 ICA 的动态光谱提取，ICA 技术在信号的降噪、降维和状态辨识上具有较大的优势，进一步提高了对随机噪声的抑制并简化了预处理步骤，在抑制随机噪声的同时还没有损失信号的波长分辨率。基于 ICA 的动态光谱提取法虽然能够有效地抑制随机噪声对信号的影响，但并没有滤除信号的运动伪差和基线漂移现象，因此提出了利用 Daubechies（db5）的小波变换进行 5 尺度分解，EMD 算法提取动态光谱和双树复小波变化的动态光谱提取，这三种方法都将原始信号的低频与高频部分分离了出来，有效地去除了抖动引起的低频噪声与部分高频随机噪声，改善了 PPG 信号质量。此外，张银等分析了近红外光谱预处理的常用方法，比较了几种光谱处理方法的优缺点，建议将各种方法联合使用，取长补短，是今后发展的方向。

　　为了尽量充分地发挥各个预处理方法的特点，后续的动态光谱提取方法应与预处理方法配套使用，当动态光谱提取方法选用时域类提取法时（如峰峰值法和单拍提取法），由于这类提取方法缺乏对高低频噪声的处理，因此，在提取前应选用小波变换、EMD 算法等预处理手段，以弥补对这类噪声的抑制能力。而选用频域类提取法时（如傅里叶提取法和滑动短时傅里叶提取法），由于这类提取方法本身相当于一个窄带滤波器，具有滤除其他频带噪声的能力，在对光谱 PPG 预处理时，应当更加关注对奇异值与随机噪声的处理，可以选用小波去除奇异值的预处理方法。时域类预处理方法比频域预处理方法效果差在噪声抑制方面，但在实时监测系统中却能因其实时性发挥独到的作用。

5.6　动态光谱提取法

　　在引言部分曾经提到，Yamakoshi 团队采用的差分光谱法和陈星旦的对比血流容积差光谱相减法，这两种方法与动态光谱的原理基本相同，都是利用动脉血管的充盈现象，提取吸光度差值，进行建模分析。但这些方法（包括动态光谱原始的峰峰值提取法）都存在数据利用率太低的问题，仅使用了PPG 信号一个周期中的两个点，因此，若想通过这种方式提取到高精度光谱数据则需要保证采集的光谱 PPG 信号本身具有极高的信噪比，然而由于采集平台采样率的影响和测量中各种干扰因素的存在，单个脉搏的峰峰值误差较大，很难达到高信噪比的要求。

　　对此，研究团队没有一味地追求提高采集到的 PPG 信噪比，而是利用脉搏波的相似性与傅里叶变换的线性，用 PPG 频谱基波值作为动态光谱的表征方式。另外通过公式推导，证明了每个单波长 PPG 和全波长平均 PPG 之间的最小二乘拟合斜率同样能代替传统的动态光谱。这些方法避免了单由峰峰值作为动态光谱引入误差的情况。动态光谱提取方式发展状况如图 5-3 所示。

　　其中，在 DS 光谱提取这一环节，由最初的原始动态光谱原理出发，通过对其深入的探索，将动态光谱表征方式不只局限于 PPG 峰峰值，从峰峰值提取法与频域提取法，已发展出了许多新的动态光谱提取方法。

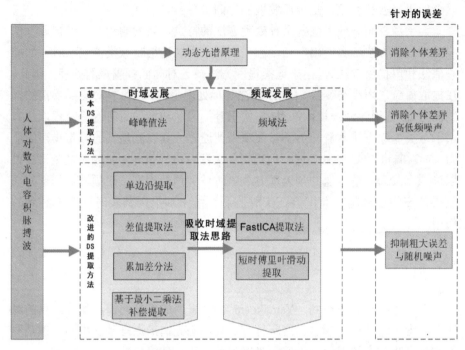

图 5-3 动态光谱提取方式发展图

5.6.1 频域提取法与谐波的利用

在前文中介绍了动态光谱的原理，同时也是动态光谱提取法中的峰峰值提取法的基本原理，通过对 PPG 信号的对数峰峰值的采集，达到提取动态光谱的目的。峰峰值提取法是最早的动态光谱提取方法，具有算法简单、实时性较强的特点，但随着对人体血液成分检测精度要求的不断提高，以及部分微量血液成分（如血糖）的检测要求，峰峰值提取法无法满足这些要求。由于目前的采集系统与采集条件，需要提取到的动态光谱具有很高的信噪比。

由于各波长下的脉搏波同时获取，其波形具有高度的相似性，其光强值之间只差一个比例系数，因此要获取动态光谱实质上只要取得各个波长下对数脉搏波信号峰峰值之间的比例关系。根据脉搏波波形的相似性和傅里叶变换的线性特征，用频域中基波幅度（即各波长下对数脉搏波的频谱中第一个能量集中频率点处的幅值）之间的比例关系替代时域中对数脉搏波的峰峰值比例关系。该方法即动态光谱频域提取法。对动态光谱定义公式（5-2）进一步推导能得到式（5-3）：

$$\Delta OD^{\lambda} = 0.434\left[\ln\left(I_{\max}^{\lambda}\right) - \ln\left(I_{\min}^{\lambda}\right)\right] = kX(f) \tag{5-3}$$

式中，$X(f)$ 为对数脉搏波 FFT 后提取的基波幅度值，f 为基波所在频率，k 为时域峰峰值和频域基波值之间的比例系数。频域提取法通过牺牲采样的实时性，在数据运用量方面，从原本的单周期内的峰峰值变为整个采集周期内的所有点，增加了数据运用量，改善了光谱数据提取的信噪比。

在进行动态光谱频谱提取的同时，研究团队还注意到，除了频谱中的基波，谐波分量中也包含了较高的能量，若将这样的多次谐波忽视，可能会直接影响信号处理结果的准确性。对式（5-3）进行修改，引入多次谐波，新的动态光谱的表征方式如下

$$\Delta OD^{\lambda} = 0.434\left[\ln\left(I_{\max}^{\lambda}\right) - \ln\left(I_{\min}^{\lambda}\right)\right] = \sqrt{\sum_{K=1}^{K=M} \left|X(K)\right|} \tag{5-4}$$

式中，K 为频谱中的谐波次数，M 为引入的最大谐波次数。若引入谐波分量，谐波次数的多少是一个问题。经实验证明，当加入谐波次数为 5 次时，能够更加有效地区分源自同一个体和不同个体的光谱数据，而理论上这种动态光谱数据只和血液成分有关，这就意味着：改进后的频域处理方法可以进一步提高信噪比，能够更加准确地反映血液成分信息。但考虑到脉搏波谐波一部分是由脉搏波重波组成的，而随着年龄增加，人体脉搏波重波会逐渐减弱，可能会导致谐波分量信噪比降低，因此该方法的提取效果可能会被被测者年龄所影响，有待进一步考证。

5.6.2　单拍提取法

频域处理能够有效地滤除随机噪声与基线漂移对动态光谱带来的不利影响，但有些干扰和噪声使各个脉搏波周期之间存在一定的差异，与脉搏波的频谱发生重叠，这些差异性将会由傅里叶变换的平均效应带入检测结果中，最终影响测量结果的准确性。因此，若想获得更高信噪比的 DS 数据，则必须降低这些噪声对原信号的影响。与频域处理不同，时域处理具有实时性，此外当某个波长下的 PPG 信号的一个周期出现了异常波形或奇异值（粗大误差），在频域处理中往往难以发现和处理，降低动态光谱数据质量，而在时域中，可以通过筛选的形式将异常波形删除或替换。时域方法比频域方法具有更好的适应性，对系统要求更低，但处理过程复杂，耗时较长，仍需要进一步改善。

单拍提取法是一种时域提取法，通过叠加平均全波段 PPG 信号作为单周期 PPG 模板信号，用该模板校正 PPG 上升沿，得到单拍 DS。再通过 3 准

则，筛选含有粗大误差的单拍 DS，将剩余单拍 DS 叠加平均作为最终 DS 输出。与频域类提取法相比，单拍提取法对采样率、脉搏波周期数没有特别的要求，该方法利用了对数脉搏波的平均效应来剔除和校正各波长下脉搏波的波形误差，又利用了单拍动态光谱的平均效应剔除了其中含有粗大误差的单拍动态光谱，从两个环节上充分利用统计的方法来检验数据的有效性并剔除无效数据，显著减小了随机、粗大误差的影响，从而提高测量的精度。经过实验对比，单拍提取法比频域提取法在剔除粗大误差上效果更明显，对噪声的抑制能力更强，能够提供更准确的光谱信息。

5.6.3　差值提取与 $\Sigma|\Delta|$ 提取法

　　DS 的基本思想是利用各波长对数 PPG 的峰峰值作为脉动动脉血液吸收光谱，实际上利用对数 PPG 每个周期任意两点的差值同样可获取脉动动脉血液吸收光谱，这些差值实质上也是脉动动脉血液的吸光度光谱，峰峰值是其中的一个特例。在理想状态下峰峰值 DS 可最大限度获得血液成分信息，然而在实际采集中因有限的采样率导致难以检测到真正的峰值，所采集到的脉搏波的峰峰值很可能是各种噪声或外界干扰所致，因此直接用各波长对数 PPG 的峰峰值构成 DS 将引入较大噪声。为此研究团队在统计方法的基础上，为进一步提高 DS 的提取质量，提出了差值提取法。作为时域提取方法，差值提取法同样利用了所有波长下对数脉搏波的叠加平均效应，剔除和校正各波长下对数脉搏波的波形误差。在数据量上，单拍提取法每个周期提取一个单拍 DS，而差值提取法每个周期能提取一个周期的采样点数的差值 DS，若每个周期采样点数为 M，差值提取法所提取的光谱数则是单拍提取法的 M 倍。并且，在筛选阶段采用更为严格的 2σ 准则进行光谱筛选，通过改变差值间隔，可以在同一样本中得到多组差值 DS，将最终离散性最小（即 σ 最小）的一组作为 DS 输出，进一步抑制了粗大误差与随机误差的影响。对比两种采样方法，差值法具有更好的去噪效果，所提取到的有效 DS 平均个数由 48 个改善为 130 个；有效 DS 之间的均方误差的平均值由 0.39 改善为 0.006，并且在处理速度上比单拍提取法快了约 20 倍。与差值法相似，$\Sigma|\Delta|$ 提取法也采用了脉搏波中的两采样点差值作为 DS 提取源，但在差值间隔方面则是选用固定差值（周期长度的 1/4）。与差值提取法相比，$\Sigma|\Delta|$ 提取法的差值间隔为固定值，而差值提取法则通过改变差值间隔，获得多组差值 DS，并选择其中离散性最小的 DS 数据作为最终输出，进一步降低了随机误差的影响，因此，差值提取法提取的 DS 精度应比 $\Sigma|\Delta|$ 提取法高。

5.6.4　基于最小二乘法的拟合提取法

最小二乘法的拟合提取法是一种时域提取法，但不同于其他时域提取方法，其提取思路是从脉搏波相似性的角度出发，抓住脉搏波理论上都可以通过线性变换得到任意另一波长下的脉搏波这一特性。用每个单波长 PPG 和全波长平均 PPG 之间的最小二乘拟合斜率来构造 DS。在近红外波段和可见波段分别对 25 个样品进行了实验。采用补偿拟合提取方法对 DS 的平坦度和处理时间与单次提取进行比较，在近红外波段，采用拟合提取法得到的平均方差是单拍提取法的 69%，在可见光波段为 57.4%，这表明：DS 的平坦度稳步提高。在近红外波段，采用补偿拟合提取的数据处理时间可以减少到使用单次估计的 10%，而在可见光波段，数据处理时间为 20%，这表明数据处理的时间大大减少。这说明补偿拟合法比单沿提取法显著缩短了处理时间，具有更高的处理效率。

5.6.5　ICA 提取法

频域提取法通过快速傅里叶变换（FFT）提取对数 PPG 的基波幅值作为 DS 数据，但由于 PPG 不是单频信号，因此该方法不能获得很高的精度。为了获取更高信噪比的 DS 数据，研究团队提出了 FastICA 提取法，该方法结合了 dual-tree complex wavelet transform（DTCWT）的去噪优势和 independent component analysis（ICA）的盲源分离能力，首先用 DTCWT 预处理所有波长的 PPG 信号，将预处理后的 PPG 信号进行叠加作为模板信号，使用 FastICA 分离盲源中每个波长的 PPG 信号，再通过 LMS 自适应滤波器恢复分离后的 PPG 信号的幅值，计算每个波长下每个信号点与模板信号之间的比率，获得每个波长处最接近模板信号的比率作为 DS 数据。分别用 FastICA 提取法、频域提取法和单拍提取法提取的 DS 数据对血红蛋白建模预测，其中使用 FastICA 提取法的相关系数 R_p 是最好的，达到 0.9062。与另外两种方法相比，分别提高了 42.24% 和 14.96%。该方法虽然没有采用时域提取常用的 3σ 准则，但是通过寻找与模板信号最接近的信号比率作为 DS 数据，同样抑制了粗大误差和随机噪声对 DS 的影响。

5.6.6　利用时域提取思路的短时傅里叶变换提取法

时域提取方法通过运用平均效应和 3σ 或 2σ 准则，能够较好地去除随机噪声与粗大误差对动态光谱带来的不利影响。由于频域与时域的差异性，在频域上，难以做到每个周期的异常波形与奇异值的检测处理，若能将时域的处理方法运用到频域中，再结合频域的优势，那么便能进一步提高频域提取的动态光谱信噪比。

Xu 等人提出了短时傅里叶滑动提取法，通过设置矩形窗和窗口按固定步长滑动的方式，将时域的部分信息引入了频域中。原本传统的频域提取法提取的动态光谱数据是由基波分量组成的一维数据，经过短时傅里叶滑动提取后，提取的动态光谱变为由基波分量组成的二维矩阵。对每个波长下的动态光谱数据求平均作为模板信号，再通过 2σ 准则剔除含有粗大误差的光谱数据，将剩余的动态光谱取平均作为最终 DS。该方法解决了以往频谱提取法无法滤除奇异值的问题，单拍提取法是将每一个脉动周期作为筛查单位，当某个周期内出现粗大误差，则会将这整个周期剔除，而短时傅里叶提滑动取法则是以窗口的大小与步长作为检测单位，当出现粗大误差时，剔除的数据长度为步长。与单拍提取法相比，此法剔除的数据更少，保留了更多的数据量，将时域提取法的提取思路运用到了频域提取中，为频域提取开创了新的格局。

从峰峰值法发展到频域提取法，动态光谱提取方法取得了巨大突破，将 DS 的表征方式不仅局限于峰峰值上，也证明了通过别的方式表征 DS 的可行性。自频域提取法后，先后提出了 6 种 DS 提取方法，这 6 种新方法都使用模板信号为参考信号，其中有 4 种方法使用了 3σ 或 2σ 准则，说明了新的提取方法对粗大误差与随机噪声的重视。单从提取精度的角度考虑，目前最好的提取方法应该是短时傅里叶滑动提取法，该方法结合了频域提取的窄带滤波特性与单拍提取的对粗大误差抑制的能力，具有较为全面的噪声抑制能力，能在以后的无创血糖检测上发挥重要作用。

5.7　建模方法

建模分析是建立测量光谱信号与待测组分含量之间的校正模型，是光谱测量分析中的核心部分。光谱数据通常呈现光谱重叠、信号微弱等特点，因此需要数据建模才能从大量复杂的光谱数据中提取出有用的定性、定量信息。动态光谱最早应用于血氧值检测，由于血氧提取对精度要求不高，采用最小二乘法（LS）便能较为准确地进行预测。在血红蛋白的检测中，光源主要为光谱仪，波长数较多，偏最小二乘法非常适合这种因变量多个、自变量多个的系统。在早期的无创血红蛋白建模时，研究团队主要使用偏最小二乘法进行建模预测。在 Yamakoshi 的差分光谱测量血红蛋白浓度中，同样使用了偏最小二乘法进行建模。但随着对动态光谱研究的深入和对血液成分检测精度的不断提高，研究团队认为人的散射带来的非线性影响不可忽视，而 PLS 是一种线性建模方法，为了降低这种非线性带来的影响，研究团队先后采用了反向神经网络建模和极限学习机（ELM）等非线性建模方法进行建模。Yamakoshi 团队基于透射光电容积脉搏波测量血糖，对 183 组测量数据分别采用了主成分分析、偏最小二乘法和支持向量机进行建模。实验结果表明，采用支持向量机建立的模型能够更好地预测血糖的浓度。Barman 等利用支持向量机这种非线性方式建立血糖与拉曼光谱之间的定标模型，结果表明支持向量机（SVM）比偏最小二乘法增加了 30%的预测精度。Dingari 等结合剩余误差的波长选择方法和支持向量回归来建立拉曼光谱与血糖浓度之间的模型，结果表明，用少数波长建模的支持向量回归建立模型的精度与全波段线性建模的精度相当。实际测量中，目标组分的变化、皮肤的差异性、各种组织光学参数的差异性，往往引入了非线性影响。很多建模方法是基于线性变化这一假设而建立了光谱与目标组分之间的模型，而系统与测量过程中各种参数的变化使得这种线性变化的假设难以成立，因而很难获得稳健的模型。上述这些研究表明，非线性建模方法（如人工神经网络以及支持向量机）表现出更优越的性能，能够有效地降低非线性的影响，解决模型的稳健性等问题，为如何建立其他在体成分检测的定标模型提供了很好的借鉴。此外，在实际应用中，合理的光谱预处理方法与建模方法相结合，能够进一步提高模型的性能。

　　除了直接应用动态光谱数据进行建模，在"M+N"理论中的第三个策略中提到，测量中的干扰信号 N 因素，加以利用可以使 M 因素得到更高的精度，有文献研究了血液灌注指数 PI 与血红蛋白测量精度之间的关系，其中灌注指数作为检测中的 N 因素，对动态光谱的无创血液成分测量的精度有影响。依据"M+N"理论中的第三个策略，研究团队提出了"灌注指数分组优化联合建模"的方法来抑制灌注指数的影响，将 PI 作为"N"因素参与建模，实质上增加了建模样本的完整性，提高了血红蛋白的预测精度。实验结果表明，通过同时考虑 M 因素和 N 因素，预测模型的决定系数从 0.547 提高到 0.781。预测模型的均方根误差由 11.801g/L 降至 7.459g/L。

　　随着对预测精度要求的提升，非线性的影响不可忽视，与传统的直接使用动态光谱数据进行线性或非线性建模相比，引入 N 因素参与建模更能抑制这种非线性的影响，这将在未来的无创血液成分检测中发挥重要作用。

5.8　动态光谱的质量评估

5.8.1　光谱 PPG 的质量评估

在 5.2 节中提到，在测量过程中因受测者的不稳定，短时间内出现大幅度抖动时，则会出现运动伪差现象，导致样本中的部分数据可信度太低，无法通过后续处理方法滤除这些不稳定的干扰。因此，需要舍弃这些可信度过低的数据样本，避免对后续数据处理的不利影响。

动态光谱理论认为各波长下的脉搏波波形具有相似性，即不同波长入射光所对应的对数脉搏波频率应相同，理想样本基波个数应该为 1，根据动态光谱的这一特点，在李刚等人（2010）的研究中，采用了将样本各波长下对数光电脉搏波的基波个数作为判断依据的方法，若实际样本基波数大于 3 个，则将该样本视为无效样本，予以滤除。与其思想类似，在李刚等人（2011）的研究中提出了稳定波长数的概念，即样本各波长下对数光电脉搏波含有相同基波位置的波长数，通过稳定波长数作为动态光谱数据质量的评价标准，将稳定波长数大于 400 的样本（总波长数为 422）作为有效样本。对比两者不难发现，两种判别方法都是从脉搏波的相似性出发，但前者只考虑到了基波的分布情况，若样本出现三个基波，且每个基波上的波长数相近，则该样本的实际质量并不理想，引入该样本进行后续处理反而会降低最终动态光谱的数据质量，后者通过稳定波长数进行判断，判断结果更为可靠。李刚等人（2016）提出了以有效单拍数和品质因子作为筛选依据的筛选方法，从时域和频域两方面筛选样本，该研究中将所有样本的有效单拍数和品质因子各自的平均值作为筛选标准，将有效单拍数和品质因子都大于平均值的样本作为有效样本。该研究中有效样本为 218 例（总样本数为 405 例），筛选力度较大，适合样本基数较大的样本集进行筛选。在 He 等人（2015）的研究中，提出了一种基于变异性对 PPG 质量评估的方法，该方法通过计算 PPG 各个波长下的 Stability coefficient（SC）系数作为 PPG 信号的评估标准。实验结果表明稳定性系数与 RMSE 呈现负相关，与前面的方法相比，该方法能够定量的评估 PPG 信号质量，但由于 PPG 的 SC 数值与测量精度结果不是线性负相关，因此该方法只能作为 PPG 评估的参考数据。

5.8.2　DS 的质量评估

在动态光谱提取完成后，需要对数据质量进行评估，在早期的动态光谱文献（2004—2009）中，多以主观评价动态光谱波形的毛刺程度来判断动态光谱数据质量的高低，并没有一个具体的指标进行评估。在林凌等人（2014）的研究中通过动态光谱波形平滑度作为动态光谱质量的评估标准，首先采用 Savitzky-Golay 平滑滤波器对曲线进行平滑，将平滑的结果看作理想的光谱真值，用光谱真值和原曲线的方差作为平滑度，方差越小说明平滑性越好，将能得到更高平滑度的方法视为更有效的动态光谱提取方法。

上述的两种评估方法都是直接根据动态光谱数据进行评估。实际上，在多数研究中用得更多的是间接评估的方式。在林凌等人（2009）的研究中，使用个体间的相关性与不同个体间的差异性作为 DS 的评估标准。根据动态光谱原理可知，动态光谱数据理论上只与血液成分有关，这就意味着来自同一个体不同采样部位的数据经过处理后应该具有较好的一致性，而取自于不同个体的数据因为个体间的血液成分存在的差异表现出较大的不同，因此使用个体间的相关性与不同个体间的差异性作为动态光谱质量的评估依据。目前最常用的评估方法是用预测结果（相关系数、误差均方根等参数）作为评估标准，理论上动态光谱数据只和血液成分有关，因此认为预测结果精度越高的动态光谱质量越好。

对比所有评估方法不难发现，目前最直观的评估方法是建模结果对比，但该方法不是定量的分析 DS 数据，而是通过 DS 原理去间接评估 DS 质量，如何从定量的角度评估 DS 质量仍是亟待解决的一个问题。

5.9　总结与前瞻

光谱学无创性血液成分分析在各种疾病的诊断、糖尿病和贫血等慢性疾病的管理、急诊或手术患者的监测等方面有着重要的作用。随着检测的安全性和舒适性要求的不断提高，频谱检测不仅面临微弱信号、频谱重叠和漂移的影响，还需要克服个体差异、测量条件和受试者心理状态变化等不确定性的影响。一种具有优良性能的频谱分析方法必须能够抑制随机噪声、背景干扰、个体差异等因素的影响，提高信噪比，进而提高模型的性能。

动态频谱利用动脉充盈对光谱吸收的影响，直接提取仅反映动脉血液成分在多个波长上的光密度，理论上消除了个体差异和测量条件的影响，并优于其他方法。本章总结了 DS 的 6 个阶段，包括传感原理、SPPG 信号的获取方法、SPPG 预处理、SPPs 的 DS 提取方法、DS 的质量评价和建模方法。在这 6 个阶段中，提出了一系列的方法和措施。这些方法提高了光谱信号检测的灵敏度和准确度，并抑制了高频和低频噪声、基线漂移、随机噪声、粗差和非线性误差的影响。本章介绍了一个完整的 DS 无创血液成分分析方法，解决了人体光谱和微弱信号检测中的一些常见问题，为其他相关应用提供了参考。然而，DS 研究仍存在一些缺陷。例如，在单次提取之后，已经提出了 5 种新的 DS 提取方法，并且这些方法已经被证明具有比单一试验提取更好的噪声消除。然而，近年来，单次提取仍在研究中使用，缺乏新的 DS 提取方法之间的对比，如 D 值提取、ICA 提取和 STFT 提取，这导致事实上，我们尚不能确定哪个方法可以更准确地提取 DS。

对于未来 DS 的发展方向，PPG 采集是最重要的阶段。DS 理论为非侵入性血液成分分析提供了极好的思路，但长期以来一直局限于使用宽带光源和高分辨率光谱仪。当在对少数或特定的血液成分进行分析时，光谱仪中的部分波长会信噪比不足，而由全谱构成的模型容易受到血液成分漂移和共线的影响。因此，基于光谱仪的采集系统比临床应用更适合于基础研究。对于 DS 的医学应用，更倾向于小型、轻质、低成本的仪器。波长选择可以简化模型，提高模型的鲁棒性，减小采集仪器的尺寸和重量。因此有望在 DS 医学应用中发挥重要作用，从波长选择中获得的益处不仅有模型对多元谱共线性的稳定性，还包括模型与样品成分之间关系的可解释性。

目前波长选择的方法有遗传算法、区间偏最小二乘法、偏最小二乘回归法、连续投影算法、岭回归法和非线性支持向量回归等。对于 DS 的无创血液成分分析，多个波长的预测精度几乎等同于全波段线性建模的预测精度。在基于发光二极管和激光二极管的 PPG 信号采集仪方面，激光二极管可以相等的间隔从 600 nm 到 1100 nm 中选择。如果通过波长选择来选择激光二极管的波长，它将更适合实际环境，并有效地减少冗余数据和成本，同时保持测量精度。

"M+N"理论提出的"多维多模多位置"测量方法可以通过改变测量位置、改变光路长度和结合其他光谱方法来增加光谱数据量。同时，该方法可以更好地利用非线性，增加非线性测量方程和测量的血液成分的光谱信息。该方法具有良好的研究价值，有望在无创微量血液成分分析中发挥重要作用。

综上所述，本章回顾了近几十年来 DS 的主要进展。DS 具有巨大的临床潜力和未来发展空间。相信 DS 的研究将更加细致，相应的医疗器械也会随之出现。

第6章 超高分辨显微成像

超高分辨显微成像特指分辨率打破了光学显微镜分辨率极限的显微成像手段，在生命科学研究中具有重要意义。本章主要介绍了光学显微镜分辨率极限产生的原因，以及几种典型的超高分辨光学显微镜的原理与应用。

6.1 概　述

光学显微技术在细胞生物学的研究中起着关键作用。自从 17 世纪罗伯特·胡克和安东尼·范·列文虎克等早期显微学先驱首次对生物结构进行研究以来，技术的发展和制造技术的改进极大地改善了图像质量，使光学显微镜成为现代细胞生物学中最强大和最通用的诊断工具之一。但是，光学显微镜在光学分辨率方面受到了限制。细胞的直径大约几十微米，若想要研究细胞内的生命过程，至少要能看清细胞器才行。传统光学显微镜的分辨率只能勉强看清细胞结构，对于细胞器只能看个大概，无法满足生命科学研究的需求。

波动性是光的基本特性之一，光的波动性所产生的衍射效应始终限制了光学显微镜的空间分辨率。常规的荧光显微技术是通过荧光分子对样品进行选择性染色，荧光分子与免疫组织中的抗体连接，或与感兴趣的遗传基因融合为荧光蛋白。一般而言，荧光团越浓，荧光图像的对比度越好。如果发射的光子数足够高或背景足够低，则可以在显微镜下观察到单个荧光团，观察到的单个荧光团的二维图像对应于成像系统的艾里斑。所以，荧光光学显微镜的空间分辨率指的就是将两个紧密间隔的荧光团识别为两个单独实体的能力。通过阿贝标准量化，可以得出允许解析两个点源的最小距离。关系式为：

$$d = \frac{\lambda}{2NA} \tag{6-1}$$

其中，λ 是荧光发射的波长，NA 是显微镜的数值孔径。因此，样品上的分子只能在成像相机上形成有限小的圆斑。从成像的角度来说，衍射极限影响下的显微成像系统只能分辨有限小的细节，如果可以区分两个相邻荧光团就可以克服衍射极限。其中图 6-1 为衍射极限示意图。

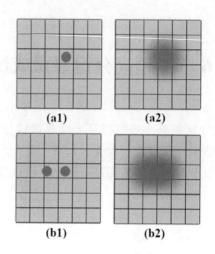

图 6-1 衍射极限示意图

注：其中 a1 和 b1 分别表示了一个和两个理想光斑，a2 和 b2 表示了其对应在相机上所成像的衍射光斑。

因此，即使拥有完美的透镜、最佳的排列方式和大的数值孔径，光学显微镜的光学分辨率仍被限制在所用光波长的一半左右。在实际应用中，这意味着只有细胞结构和物体之间至少有 200 到 350 nm 的距离才能被光学显微镜分辨出来。而细胞的许多生物学基础是在大分子复合物的水平上发生的，其大小范围在几十到几百 nm，超出了传统光学显微镜的研究范围。所以，发展可以突破衍射极限的光学显微镜有着重大的意义。

近年来，科学家们从不同的角度入手，提出的一些新技术成功地绕过了这一限制，实现突破衍射极限的光学显微成像，其中图 6-2 为传统光学显微镜与超分辨显微镜的成像对比图。超分辨的实现途径很多，其主要原理可以分为四类。

①为了防止分子荧光相互重叠，可以对细胞中的荧光分子进行逐一激发。该方法被称为单分子定位显微镜技术。单分子定位显微镜使用在可激活和不可激活状态下自由切换的荧光分子，通过对每个单荧光分子进行定位积累重建得到超高分辨率图像，主要包括光谱精度距离显微镜、基态损耗单分子返回显微镜、光活化定位显微镜、荧光光活化定位显微镜、随机光学重构显微镜、直接随机光学重构显微镜等，单分子定位显微镜一般可获得 20～30 nm 的横向分辨率和 60～70 nm 的轴向分辨率，由于实验所需的激光功率较低且光路较为简单而被很多实验室广泛使用。

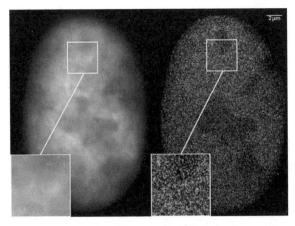

图 6-2　传统光学显微镜与超分辨显微镜成像对比图

　　②光学显微镜的分辨率与成像系统的点扩散函数直接相关，可以通过减小系统的点扩散函数实现分辨率的提高。其代表方法为受激发射损耗显微镜和基态损耗荧光显微镜技术，这两种显微镜的横向空间分辨率可以达到 20～100 nm。该类方法一般采用点扫描的成像方式，不需要后期的图像重建。但是其空间分辨率与去激发光的强度相关，若要得到理想的光学分辨率需要较高的激光功率，会对活体细胞检测造成一定的影响。

　　③利用傅里叶光学和调制照明方式，将信号的高频信息平移到低频区域，再结合后期的图像重建，通过光学系统错位的高频信息来提高分辨率。结构照明显微镜、饱和结构照明显微镜和饱和图案激发显微镜，具有更快的扫描速度，可以实现对活体细胞的实时探测，但是横向分辨率会稍差一些，一般只能达到 50 nm。

　　④消逝波携带着检测样本的局部区域信息，而且不同于远场光，消逝波不受点扩散函数的限制，可以通过检测消逝波来实现分辨率的提高。消逝波的检测方法主要有两种，分别为近场扫描显微镜和超结构透镜成像显微镜。这类显微镜可以将横向分辨率提高到 50 nm 左右，且不受照明光波长的限制，不需要特殊的荧光染料，但是只能对样品表面成像，限制了其应用范围。

　　本章选择了比较有代表性的超分辨显微镜进行详细介绍。

6.2　光激活定位和随机光学重建显微术

　　光激活定位显微镜和随机光学重建显微镜是一种将荧光光谱和显微分

析技术应用于单个分子之上的崭新的物理手段，属于单分子定位显微镜，其分辨率可以比传统光学显微镜分辨率提高 10 倍以上。2002 年，乔治·帕特森等人发明了一种光活化绿色荧光蛋白，并利用其来观察特定蛋白质在细胞内的运动轨迹，正是这种蛋白打开了光激活定位显微镜的大门，它在未激活之前无法被激发，只有在用紫色的激光激活一段时间后，才可以用其他波段的激光激发出绿色荧光。2006 年，光激活定位显微镜由艾瑞克小组首次提出，利用这种荧光蛋白的发光特性，并结合单分子荧光成像的定位技术，从而实现超分辨率成像。光激活定位显微镜的分辨率仅仅受限于单分子成像的定位精度，其定位精度还依赖于荧光的光子数和背景荧光。同年年底，庄小威课题组提出了随机光学重建显微镜，以交联分子对作为荧光探针，可以用抗体特异性标记细胞的内源蛋白。近些年来，越来越多的课题组加入了单分子定位显微镜的研究，单分子定位显微镜现已成为超分辨显微镜中最常用的方法之一。

　　单分子定位显微镜的研究基础是在存在许多荧光分子的密集环境中识别和定位各个荧光分子。为了避免样品中激发的荧光团相互重叠，每次只能对样品中少部分荧光蛋白进行激发，其中光激活定位显微镜利用的是自发发生的光漂白现象，而随机光学重建显微镜利用的是荧光染料的开启状态和黑暗关闭状态之间的可逆切换。光激活定位显微镜和随机光学重建显微镜在荧光显微镜下收集大量图像，每个图像仅包含少量活性分离的荧光团。成像序列允许随机激活每个荧光团从非发射（或较少发射）状态到亮状态，并返回到非发射或漂白状态。在每个循环期间，活化分子的密度保持足够低，从而使得各个荧光团的分子图像不重叠。在序列的每个图像中，计算荧光团的位置，其精度通常大于衍射极限，在几纳米到几十纳米的典型范围内，并且得到的所有局部中心位置的信息分子都用于构建超分辨率光激活定位显微镜或随机光学重建显微镜图像。

　　图 6-3 详细地描述了单分子定位显微镜的实现过程。起初如图 6-3（a）所示，样品中的所有荧光分子都是不活跃的，即处于自然的非激发状态；在图 6-3（b）中，利用波长为 405 nm 的紫色激光激活样品中少量荧光分子，分子的光激活是随机发生的，其激活的概率与激活激光的强度成正比，实验中需要确保激光在焦平面上的强度足够弱，从而控制被激活的荧光分子数量处于较低的水平。图中方框中的分子即表示被激活的分子，当部分荧光分子被激活后，如图 6-3 所示，（c）到（e）中，以波长为 561 nm 的绿色激光作为激发光源，对活跃状态下的荧光分子进行激发、定位与记录。同时在激发

过程中，荧光分子会因为自发地进行光漂白而失活。最后在（f）中，一组新的荧光分子被光活化并重复进行（c）到（e）的过程，直到样品中的所有荧光分子全部因光漂白而失活。

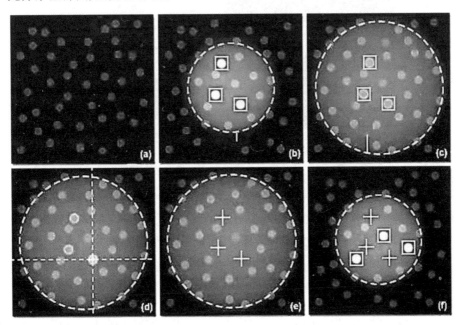

图 6-3　单分子定位显微镜的原理图

最终图像的分辨率受到每个分子定位的精度和定位的数量的限制，而不是衍射。因此，超分辨率图像由所有局部分子的坐标点表示。超分辨率图像通常通过将图像平面中的每个分子表示为二维高斯来呈现，其幅度与收集的光子数量成比例，并且标准偏差取决于定位精度。定位精度 σ 可以根据如下公式计算：

$$\sigma = \sqrt{\left(\frac{s_i^2 + \dfrac{a^2}{12}}{N}\right) \cdot \left(\frac{16}{9} + \frac{8\pi s_i^2 b^2}{a^2 N^2}\right)} \qquad (6\text{-}2)$$

其中，N 是收集的光子数，a 是成像探测器的像素大小，b 是平均背景信号，s_i 是点扩散函数的标准偏差。具体定位如图 6-4 所示，其中（a）为采集到的原始图像，通过对该图像进行二维高斯拟合，计算出的中心点坐标，即为此荧光分子所在位置，拟合过程如图 6-4（b）所示。

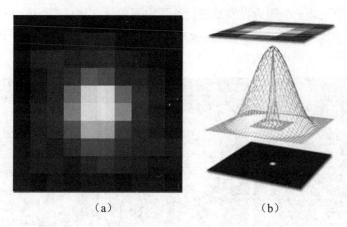

(a) (b)

图 6-4　单分子定位显微镜的坐标定位示意图

虽然单分子定位显微镜最初开发都为二维成像方法,但是现在光激活定位显微镜和随机光学重建显微镜都已迅速发展出了具备三维成像能力的技术。为了确定样品中单个荧光分子的轴向位置,目前主要有以下 4 种方法:①点扩散函数修改法,将传统的点扩散函数改造成为双螺旋的点扩散函数,双螺旋之间连线与水平方向的夹角,反映了发光点在 z 轴上的位置;②双平面三维成像法,通过记录不同聚焦面上的图像,对比不同焦面上的信息可以得到 z 轴信息;③使用两个相对物镜和多个探测器测量干涉信息,再利用多组干涉信息重建 z 轴位置;④依据时间对不同平面进行聚焦来限制荧光分子的激发或激活。图 6-5 分别展示了普通荧光显微镜、二维随机光学重建显微镜和三维随机光学重建显微镜图像的区别。

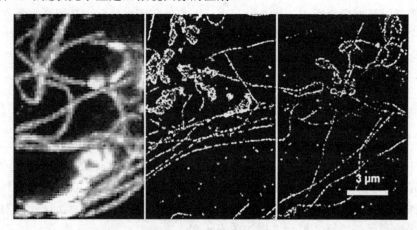

图 6-5　普通荧光显微镜、二维随机光学重建显微镜和三维随机光学重建显微镜图像

6.3　受激发射损耗荧光显微术

受激发射损耗荧光显微镜是可逆式饱和萤光跃迁显微技术的一种。它通过荧光团的选择性激活原理最小化焦点处的照射区域，从而增强显微系统的可实现的分辨率。受激发射损耗荧光是一种确定性功能技术，通过标记生物样品的荧光团产生的非线性响应以实现分辨率的改善，也就是说受激发射损耗荧光允许以低于衍射极限的分辨率拍摄图像。不同于分子定位显微镜需要利用随机函数技术，受激发射损耗荧光与共聚焦显微镜的图像获取方式类似，可以通过扫描直接获得超分辨图像。

如前所述，传统的显微镜的分辨率受到光的衍射极限的限制。受激发射损耗荧光通过选择性地使荧光失活，可以比传统的共聚焦显微镜更好地提高横向分辨率。其具体原理为：一般的荧光显微镜利用激光将荧光分子中来自基态的电子激发到不同基本能级的激发电子态，当电子从激发态下降回到基态后会发射出光子。而受激发射损耗荧光技术正是在光子从激发态下降回到基态之前利用去激发光中断此过程，去激发光有很多种类型，其中中空的圆环状的去激发光最为常用，这里以圆环状为例。中空的圆环状的去激发光再次激发被激发的电子，令激发态电子主要以受激辐射的形式回到基态，其辐射波长和相位与去激发光完全一样。而没有被去激发光照射的中心区域的荧光分子，其激发态电子主要以自发辐射的方式，即发出荧光的方式回到基态。由于电子处于较高的振动状态，两种状态的能量差异低于正常的荧光差异。这种能量的降低会使波长增加，使光子进一步移动到光谱的红端，这种偏移可以区分两种类型的光子。在实际操作中，可以用二向色镜或滤波片区分它们，探测器只检测自发辐射荧光信号，即中心区域的荧光信号。

受激发射损耗荧光显微镜为了实现样品表面仅有中心焦点处于可激活状态，去激发光的设计尤为重要。利用衍射光学元件将去激发光焦点区域设计为圆环形状，现有的衍射光学元件的横向分辨率通常在 30～80 nm。但随着技术的优化，其精度已经越来越高，现已报道的最高分辨率可以达到 2.4 nm。现有的受激发射损耗荧光显微镜的轴向分辨率约为 100 nm，其修正的阿贝方程式将该次衍射分辨率描述为：

$$D = \frac{\lambda}{2n\sin a \sqrt{1 + \dfrac{I}{I_{sat}}}} \tag{6-3}$$

其中，n 是介质的折射率，I 是腔内强度，I_{sat} 是饱和强度。为了强制发生这种去激发光现象，入射光子必须撞击荧光团。因为入射光子的数量直接影响该发射的效率，所以只有在有足够大量光子的情况下才可以完全抑制荧光。为了获得抑制荧光所需的大量入射光子，用于产生光子的激光必须具有较高的功率。但是，这种高强度激光会导致荧光团的光漂白问题，这是限制受激发射损耗荧光技术发展的一个主要因素。

在过去的几年中受激发射损耗荧光显微镜发展迅速。受激发射损耗荧光方法允许荧光显微镜执行以前只有使用电子显微镜才能完成的任务，利于采用受激发射损耗荧光显微镜阐明亚细胞器水平的神经丝、肌动蛋白和微管蛋白等结构分析。

6.4 结构照明显微术

结构照明显微镜基于常规荧光显微镜，通过对其照明方式的改进，结合宽场成像和高空间频率的激发光照明样本，将高频信息平移到低频区域，从而突破光学衍射极限，进而经傅里叶变换获得样品超分辨率显微图像。

对于显微成像系统而言，如果将图像视为一种二维信号，在空间域中，探测器所采集到的信号为原始样本信号卷积点扩散函数，可以看出采集信号明显比原始样本信号模糊，其模糊程度与点扩散函数宽带成正比；相应地，在频率域中，探测器采集到的信号为原始样本信号傅里叶变换图像与光学传递函数的乘积（光学传递函数为点扩散函数的傅里叶变换），由傅里叶光学原理可知，原始信号傅里叶变换图像的低频信息集中在图像的中心，信息频率越高距离中心越远，光学传递函数可以作为一个低通滤波器，中心的低频信息可以被探测器采集到，而高频信息则被阻挡。因此，对于频域来说，显微成像过程可以看作光学传递函数对样本信号发射光强度的一种调制过程。

结构照明显微镜技术提高分辨率的关键在于如何探测到原始样本信号的高频信息。简单而言就是将远距离的高频信息平移到可以被探测的中心位置处，如图 6-6 所示，在频域空间内建立一个二维的笛卡尔坐标系，图 6-6 (a) 是物镜的光学传递函数，理想物镜的光学传递函数可以表示为一个圆形，其半径接近于物镜分辨率的倒数，只有圆内的信息才能通过光学系统。如果采用普通的照明方式，探测器采集到的信息是原始信号傅里叶变换图像与光学传递函数的乘积，探测器采集到的信号中只有中间的低频信息，而丢失的高频信息无法补全，直接导致了显微镜分辨率的下降。但是如果采用结构光照明，以图 6-6（b）所示为例，由于光学传递函数的调制，每个频域分量的中心点的位置是不同的，如图 6-6（c）到（e），当所有频域分量叠加在一起，极大地丰富了探测区域内的信息。由于频域分量的中心点不同，每个分量图像实际落在探测区域的信息也不同，探测器同时采集到了原始信号的低频和高频信息，通过选择合适的算法可以将获取的傅里叶图像中混在一起的低频信息、高频信息分离出来，并分别移动到原本的正确位置后再进行叠加，从而实现样品信息在频域的扩展，结果如图 6-6（e）。可以看出，结构照明显微镜技术可以获取更多高频信息，从而实现超分辨显微。

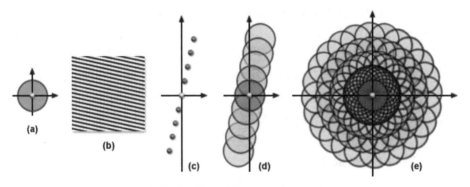

图 6-6 结构照明显微镜的原理图

结构照明显微镜技术的核心就是通过改变照明光空间结构的照明方式，通常照明的结构光是一个载频条纹，该照明方式可应用于角度、长度、振动等二维信息的测量，还可以扩展应用于三维成像。通过改变宽场荧光显微镜照明光的结构就可以得到结构光照明荧光显微镜，因此，结构光的发生装置是这类显微镜的关键，其余成像部分跟普通的荧光显微镜类似。根据结构光发生装置的区别，结构照明显微镜可分为以下三种类型：光栅型、空间光调制器型和数字微镜芯片型。光栅型利用光栅来产生余弦结构照明光，通过在光路中加入掩模，只允许 ±1 级的衍射光通过并聚焦在物镜的后焦面上，两束光在样品表面发生干涉，从而产生余弦结构光照明样品，光栅型结构照明显微镜结构比较简单，不需要特殊的掩模设计，但是由于需要通过机械的方式来控制光栅旋转和位移，导致扫描的速度较低，而且无法实现多色荧光激发；空间光调制器型首先用偏振分束器和半波片对入射激光进行调制，调制后的激光会在空间光调制器发生衍射，光路中的掩模只允许 ±1 级衍射光进入后续光路并聚焦于物镜的后焦面，经过物镜重新变为平行光，两束光在样品表面发生干涉，产生余弦结构光照明样品。利用空间光调制器可以使结构条纹产生和控制的速度、精度得到提高，可以用于活体细胞成像。但是由于空间光调制器只能对偏振光进行调制，使得光路略显复杂；而且激发光偏离空间光调制器工作波长越大，衍射效率越低，因此空间光调制器也只能对应特定的单个激发波长。数字微镜芯片型结构最为简单，在数字微镜芯片之后加入一个镜筒透镜，将数字微镜芯片上的预设条纹成像于样品表面，从而完成结构光的照明。利用数字微镜芯片搭建的结构光照明荧光显微镜光路可以快速产生结构条纹，并进行精确控制，可实现生物样品的实时动态成像。更重要的是，数字微镜芯片利用反射原理产生结构光，它对宽光谱的入射光都具有较高的反射率，可以实现多波长激发。

对比前两节所提到的方法，结构照明显微镜技术对图像分辨率的提升没有受激发射损耗荧光、光激活定位显微镜和随机光学重建显微镜那么显著，但是其也有着独特的优势，SIM 方法非常有效地利用荧光分子所发出的光子，不会对细胞造成过度的损伤，成像速度快，无须复杂的重建和扫描过程，可以实现活细胞超高分辨率的实时成像。

6.5　超结构透镜成像显微术

不同于之前所提到的几种超分辨显微镜方法，超结构透镜成像显微镜通过检测携带样品局部信息的消逝波进行成像，不同于远场光，消逝波不会受到点扩散函数的影响，可以直接提高显微镜的分辨率。

当光由光密介质传输到光疏介质中时，光会在界面上发生折射和反射，当折射角恰好等于 90°的时候，就发生了全内反射现象。在全内反射现象中，光线会全部被反射到原来的光密介质中，由于光的波粒二象性原理，光同时具有波动性和粒子性，这会导致反射光中的一小部分高频信号进入光疏介质中，其能量集中在距离界面一个光波长的范围内，会沿着折射面不断传播，称这部分通过的能量为消逝波。

但是，消逝波会随着与界面垂直距离的增加而呈指数衰减，具体强度公式如下：

$$I(z) = I_0 e^{-z/d} \tag{6-4}$$

$$d = \frac{\lambda_0}{4\pi \sqrt{n_1^2 \sin^2 \theta - n_2^2}} \tag{6-5}$$

其中，θ 表示光线的入射角，λ_0 表示光在真空中的波长，d 表示衰减快慢的特征距离，n_1 是光密介质的折射率，n_2 光疏介质的折射率。可以看出，消逝波会在很短的距离内消耗殆尽，为了获取消逝波，传统的方法是采用近场扫描显微镜，可使用很小的探针贴近样品表面进行扫描，将消逝波转换为传播波并进行探测，最后将探测得到的数据重构得到高分辨率图像。虽然近场扫描显微镜可以得到很高的横向空间分辨率，但是其分辨率受限于探测器的孔径大小和探针与待测样品表面距离。这不但限制了显微镜的扫描速度，而且很容易对样品造成损伤。因此，超结构透镜成像显微技术应运而生。

1968 年，俄国科学家西拉格首次提出了当材料的介电常数和磁导率同时为负值时，电磁波在这种材料中的传播会出现负折射率效应，而负折射率材料正是实现超结构透镜成像显微镜的前提。此后，随着这种超材料概念的提出，越来越多的课题组投入了这项课题的研究。1999 年，英国科学家 Pendry 课题组首次提出了一种超透镜的设计方案，该方案于 2001 年由史密斯课题组实现完成，首次制造出了世界上第一块等效介电常数和等效磁导率同时为负数的介质材料，这种材料被用来制造超结构透镜。超结构透镜可以利用消逝波频谱的耦合传输实现超衍射成像。近年来随着超结构透镜制造技术的不断提高，采用超结构透镜成功搭建的超结构透镜成像显微镜分辨率可以达到80 nm 以上，其扫描速度也在不断提升。但是，因为这一类技术都需要利用消逝波，所以它们都有着共同的缺点：需要将透镜置于样品的近场区域，这一限制制约了这项技术的发展。

6.6　总结与前瞻

在我国的光学事业中，不得不提到王大珩。在他的不懈努力下，实现了从光学玻璃到显微镜的开创性突破。1951 年，清华大学物理系毕业、曾留学英国的王大珩接到一个特殊的任务——筹建中国科学院仪器馆。1953 年，中国科学院仪器馆正式成立。王大珩和同事们一起夜以继日、废寝忘食地工作在车间一线，经过无数次调试，第一埚光学玻璃终于诞生了，这一创举不仅结束了中国没有制造光学玻璃能力的历史，也为中国光学事业的发展揭开了序幕。此后的几年里，在王大珩的带领下，光学显微镜、电子显微镜、高温金相显微镜、万能工具显微镜等一个个对中国光学事业发展具有开创性意义的成果接连问世。在此期间，王大珩为我国的光学领域做出了巨大贡献，是名副其实的"中国光学之父"。在当时的历史环境下，这其中的每一项成果对中国科技事业发展来说都具有里程碑的意义，并由此奠定了我国国产精密光学仪器的基础。

光学显微镜作为生命科学和精密测量领域的主要检测工具，特别是在生物成像领域，分子荧光检测技术的发展使得光学显微镜变得不可替代，是观察活体生物细胞最有效的手段。然而，光学衍射极限严重限制了光学显微镜的空间分辨能力，提升光学显微镜的空间分辨能力是光学显微镜最主要的发展方向之一。本章以实现的原理分类，分别介绍了光激活定位显微术、随机光学重建显微术、受激发射损耗荧光显微术、结构照明显微术和超结构透镜成像显微术。这些方法可以在不同程度上提高显微镜的空间分辨率，并都已经有了实际的应用，成功推动了生物制药、精密测量及细胞成像的发展。

超分辨光学显微成像还是一项正处于发展阶段的技术，现有的所有超分辨显微手段都有其局限性，主要为仪器操作复杂、检测时间过长和探测深度不足等，这些缺陷导致了超分辨光学显微镜暂时很难得到广泛应用。因此，超分辨光学显微成像还需要进一步探索和发展，未来可以实现对生物细胞内的生化反应过程进行实时动态观察，让人们更加直观地理解生命现象，揭示各种疾病的发病机理，探索新型药物提供重要的帮助。

第7章 用于生物医学的植入式柔性电子

柔性电子技术是指在柔性衬底上集成不同材质、不同功能元器件，通过构建具有物理弯折能力和一定拉伸、扭曲等形变能力的电子器件或电子系统，从而实现激励、测试、传输等功能的新兴电子技术。柔性电子具有可延展、质量轻、低成本、形态可变和可重构等特点，在信息、能源、医疗、国防等领域有广泛的应用。相较于传统的基于刚性基底和刚性材料的电子电路技术，柔性电子是一种建立在可弯曲或可延展柔性基板上的全新的电子技术，因其具有极好的生物相容性、出色的延展性和轻便易携带等特点，已被广泛应用于生物信息的高效采集和疾病的预防与治疗领域。

本章将主要介绍植入式柔性电子在生物医学传感中的原理及应用。

7.1 植入式柔性电子

随着柔性材料和加工技术的发展，各类具备独特生物医学功能的新型柔性电子系统应运而生，并被广泛应用于医疗和制药领域。传统的可植入电子设备使用金属化外壳密封刚性内部硬件，已成功被应用于心脏起搏器、药物输送装置、脑部电刺激等临床应用。然而，由于植入手术的创伤和植入装置物的刚性结构，多种术后并发症已被报道。基于柔性材料的柔性电子系统具有体积小、生物兼容性高的特点，与柔软的器官物理属性相匹配，可实现微创植入和组织表面共形贴附，从而替代传统刚性器件成为新兴植入式电子器件。

7.1.1 柔性能源

能源器件是确保植入式电子器件发挥强劲性能的重要组成部分，柔软的生物有机组织和有限的空间限制了传统的刚性大尺寸能源器件及其内部生物毒性材料的使用。本节将介绍主要的柔性能源器件，包括能量存储器件（电池、超级电容器）、能量收集器件（射频能量收集、磁感应耦合）和自供电器件（生物燃料电池、压电、摩擦电）。

（1）能量存储器件

电池是最常见的能量存储器件，但传统电池一般是大体积的刚性电池，包含具有生物毒性的电解液和电极材料。因此，需要探索新的材料并重组电池结构，从而确保新的小型化电池可以兼容人体柔软的机械属性。图 7-1（a）展示了一种用于牙齿医疗的小型化柔性固态电池，该微型电池以铝-钴酸锂（Al-LCO）为阴极材料，Ti 为阳极，仅重 236 μg，尺寸仅为 $2.5 \times 1.7 \text{ mm}^2$，但能提供高达 200 mWh/cm^3 的能量密度，能驱动 LED 等器件工作。除可充电电池外，采用具有高能量密度的 Mg、Zn 等金属薄膜作为阳极，搭配具有良好生物相容性的 Pt、Au 等金属薄膜作为阴极材料，可构建柔性原电池。对于短时使用的生物医学植入装置，则可以完全用可降解的材料构建电池系统，如使用 Mg、Zn、Fe、Mo、MoO_3 等金属或金属氧化物做电极，PLGA 等可降解聚合物或水凝胶作为电解质和封装材料。图 7-1（b）为一种可生物降解的 $Mg\text{-}MoO_3$ 电池，可在生物体内实现完全降解，输出电压 1.6 V，功率密度达 0.27 mW/cm^2。

　　超级电容器为植入式生物电子提供了一个重要的替代能源选择，相较于电池，超级电容器功率密度往往较低，但具有优越的充放电速率和较长的使用寿命。超级电容器通过离子吸附或在电极和电解质之间的界面上的氧化还原反应储存能量，能实现能量的快速存储。通过将薄膜形式的金属、硅、碳和聚合物等材料集成在柔性基底上，可实现柔性、可拉伸或可降解的超级电容器。图 7-2（a）所示为一种由亲水性碳纳米管（CNT）纤维组成的具有良好生物相容性的柔性超级电容器，该电容可以在缓冲盐溶液、血液中反复利用 10000 次，包括天然生物高分子在内的聚合物因其优越的柔性和生物相容性，也可作为超级电容的材料。图 7-2（b）所示为一种基于黑色素材料的柔性超级电容，该电容具有 167 F/g 的容值，能提供 20 mW/cm^2 的功率密度，为柔性电容材料提供了一种新的选择。

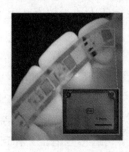 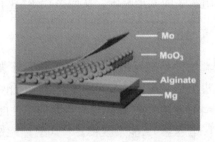

（a）一种柔性固态电池　　（b）一种基于 Mg 和 MoO3 的生物可降解电池

图 7-1　新材料电池

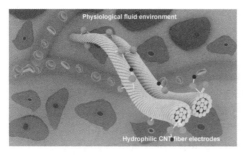
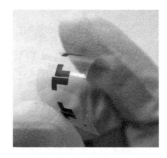

（a）基于亲水性碳纳米管的柔性超级电容　　（b）基于黑色素的柔性超级电容

图 7-2　超级电容器

（2）能量收集器件

射频能量采集技术通过天线接收远场电磁波信号，经过 RF-DC 整流转化后存储在电池或超级电容等能量存储装置中，也可以直接给植入式低功耗器件提供能量。然而，电磁波的穿透深度和合适的天线尺寸是有待克服的关键挑战。图 7-3 展示了一种基于柔性天线的植入式无线光流控系统，该系统集成了可拉伸的双通道天线，搭配发光二极管和微流体通道，实现了完全无线，独立控制的光刺激和药物释放可用于对神经活动的高时空分辨率下的调控。图 7-4 为一种超小型的植入式光刺激系统，该系统包含铜丝绕制的天线、整流电路和发光二极管，尺寸为 $2\ mm^3$，重量仅 20 mg。植入于皮下脂肪组织中的该系统通过光遗传刺激选择性触发了脂肪细胞中的 Ca^{2+} 循环，有效地激活了脂肪的生热作用，可用于肥胖症治疗。

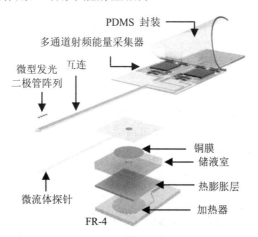

图 7-3　一种柔性可拉伸的无线光流控系统

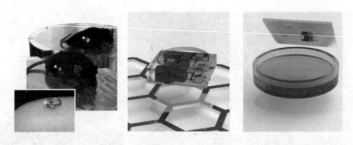

图 7-4　一种用于激活脂肪细胞 Ca^{2+} 内流的植入式无线光遗传学系统

　　另一种无线能量收集装置基于体外发射器线圈和植入体内接收器线圈之间互感的磁共振耦合系统，可以进行近场无线数据传输和能量收集。当外部天线在皮肤附近发送变化的电磁信号时，植入的接收器线圈中会产生感应电压。发射器线圈和接收器线圈之间的谐振频率、距离、位置和相互电磁耦合在能量传输效率中起着至关重要的作用。图 7-5 展示了一种基于磁共振耦合的植入式无线光刺激系统，该系统包含用作能量收集的接收线圈、整流电路、稳压模块及微处理器，整个器件仅重 60 mg，具备优越的生物相容性。通过制作特殊的含均匀电磁场的鼠笼，能对笼中老鼠的脑部进行可编程的无线光刺激。

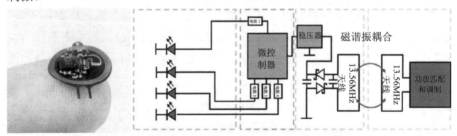

图 7-5　一种基于磁共振耦合的植入式无线光刺激器件

（3）自供电器件

　　生物燃料电池基于生物自发的化学催化反应，如化学物和对应氧化酶的反应，具有生物相容性好、可持续供电等优点。葡萄糖在体液中广泛分布，因此最常使用的生物燃料是葡萄糖，图 7-6（a）展示了基于葡萄糖氧化酶的酶生物燃料电池，阳极上的葡萄糖氧化酶催化血液中的葡萄糖，同时阴极上氧气被还原，构成了一组氧化还原反应，将电化学能量转换成电能。除了葡萄糖外，体内广泛存在的乳酸、氨基酸等化学物也可作为生物燃料电池的反应底物。通过在电极表面修饰碳纳米管、贵金属纳米颗粒、石墨烯等纳米材料，可有效提高电极的比表面积，从而提高酶与底物的反应效率，最终提高生物燃料电池的功率密度。然而，由于酶在体内会逐渐降解，一般葡萄糖燃料电池的寿命有限，基本只能维持在一天以内。图 7-6（b）为一种修饰了壳聚糖（chitosan）、多壁碳纳米管（MWCNT）和虫漆酶的燃料电极，该结构可以增强酶的固定，并减缓壳聚糖的水解，该电池可输出 0.48 V 的开路电压，并将电池使用寿命提高到 167 天。

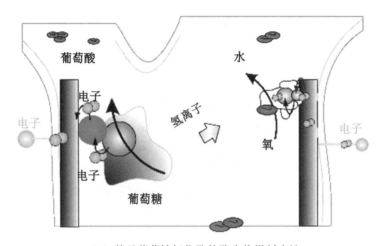

（a）基于葡萄糖氧化酶的酶生物燃料电池

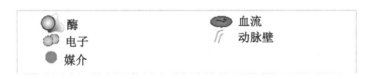

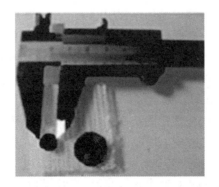

（b）壳聚糖、多壁碳纳米管和虫漆酶复合电极

图 7-6　生物燃料电池

　　压电器件将人体的心跳、呼吸等生理活动产生的机械能转换成电能，具有功率密度高、结构简单等特点。锆钛酸铅（PZT）是最常用的压电材料，被广泛应用于超声环能器中。另外，钛酸钡（BaTiO$_3$）、氧化锌（ZnO）、聚乳酸（PLLA）等生物相容性好的材料也被用作压电材料。为制备与柔软生物组织匹配的柔性植入式压电器件，需要将压电材料制备成微纳米尺寸，如纳米线、纳米薄膜等。图 7-7 是一种基于 PZT 薄膜的能量收集器件，能收集来自心脏、肺、隔膜等器官运动产生的能量，并能在 2000 万次弯折之后仍然保留其性能。

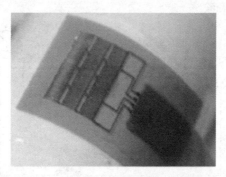

图 7-7　基于 PZT 薄膜的植入式压电器件

　　摩擦纳米发电机已被证明是一种有广阔应用前景的用于体内自供电系统的能量收集器件。不同材料具有不同的摩擦电极性，摩擦导致电荷分离，从而引起摩擦起电和静电感应。摩擦纳米发电机将两者相结合，具有简单、制造成本低、适应性强等特点。摩擦纳米发电机通常由两层有机/无机薄膜组成，它们表现出明显不同的电子吸附能力，一层亲电，另一层疏电。交替电位差将在分离、重新接触的循环过程中产生。图 7-8 为一种由柔性摩擦纳米发电机驱动的植入式心脏起搏器，可以从老鼠的呼吸中获得能量。该摩擦发电机尺寸仅 1.2×1.2 cm^2，可输出 12 V 的开路电压和 0.25 μA 的短路电流，功率密度可达 8.44 mW/m^2。若选用蚕丝蛋白、壳聚糖、明胶等作为封装材料，可降解金属如 Mg、Zn 等作为电极，则可制备生物可降解的摩擦纳米发电机，从而进一步提高生物安全性。图 7-9 为一种生物可降解的摩擦纳米发电机，用于体内生物机械能的收集，并在完成其工作周期后在动物体内降解并吸收，而不会产生任何不利的长期影响。当使用该纳米发电机为两个互补的微光栅电极供电时，会产生 DC 脉冲电场，从而成功地刺激神经细胞的生长，显示了其在神经元修复过程中的可行性。

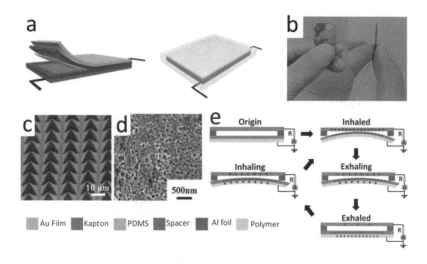

图 7-8 植入式摩擦纳米发电机的结构示意图

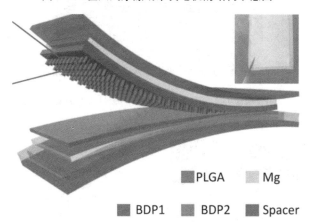

图 7-9 一种生物可降解的摩擦纳米发电机

7.1.2 柔性植入式传感器

（1）物理传感器

①电生理

通过检测生物体内广泛存在的规律性电生理活动可以推测相应的生理过程是否正常，如心电、脑电等。反之，通过一定强度、一定频率的电信号对特定区域进行刺激，可以诱发其相应的生理反应，如深部脑刺激、心脏起搏器等。植入式电生理传感器一般由柔性微电极阵列构成，通过测试生物组织表面电势的变化表征电生理活动。然而一般电生理信号幅值极其微弱，且易受环境干扰，因此电生理电极需要考虑降低界面阻抗，如增大比表面积等，以减少有效信号的衰减，提高信噪比。如图 7-10 所示，超薄的柔性电极能与心脏紧密贴合，可以测试多个位点的心电信号，同时可拉伸的结构可以减小电极对心脏活动的束缚，具备良好的生物相容性。图 7-11 则展示了另一种可注射形式的柔性网状器件，该器件有 128 个电极，可在长达 4 个月的时间跨度内稳定地测试神经信号，并能在多个脑区中检测神经信号。

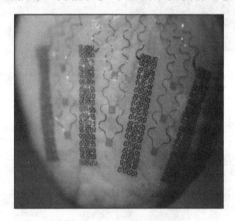

图 7-10　贴附于兔子心脏上的柔性电生理电极

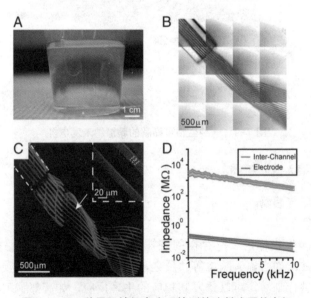

图 7-11　一种用于神经电生理检测的注射式网状电极

②温度

温度的检测一般可通过热敏电阻实现，基于导体或半导体电阻随温度变化而变化的特性。柔性温度传感器一般由薄膜形式的热敏金属构成，如 Au、Pt、Cu 等。如图 7-12（a）所示，由蛇形的金导线构成的温度传感器，通过控制线宽、线长、厚度等参数得到理想的初始电阻。该温度传感器具有良好的线性度，温度系数为 0.32%，灵敏度有 ±0.25 ℃，响应时间仅 1.3 s。除了用热阻效应外，也可利用半导体的折射率随温度变化的特性测量温度。图 7-12（b）展示了一种生物可降解的光学传感器，通过双层硅薄膜搭建 Fabry-Pérot干涉仪，通过检测光谱波峰随温度变化的偏移来检测温度。该传感器对温度的灵敏度为 0.090 nm/℃，检测精度可达 ±0.12 ℃。

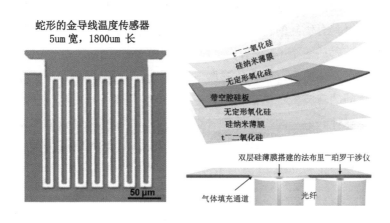

（a）基于蛇形金属的柔性温度传感器

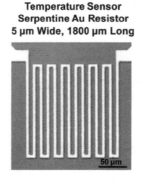

（b）生物可降解的光学温度传感器

图 7-12 温度传感器

①应力/压力

实时监测手术修复后肌腱上或骨骼上的应力或压力可以开发个性化的康复计划，以帮助患者尽快康复。然而，由于植入式测量对传感器具有良好生物相容性和优秀传感性能的要求阻碍了相应测量设备的开发。应力或压力的传感主要基于电阻式或电容式测量，电阻式测量一般选取金属纳米线、碳纳米管、石墨烯等具有优异导电性的材料，利用压阻效应测试机械应变过程中电阻的变化实现应力或压力的测量。电容式测量则需要构建双层极板结构，测量应变过程中器件的容值变化。图 7-13 所示为一种基于单壁碳纳米管网络的植入式柔性应力传感器，通过醇催化化学气相沉积在基底上生长单壁碳纳米管，再通过反应离子刻蚀得到蛇形结构，最后沉积一层聚对二甲苯作为封装层。该传感器具有优异的传感性能，应变灵敏度系数为 5.05，高于传统的商用的应变传感器。图 7-14 展示了一种生物可降解的柔性应力压力传感器。该传感器选用可降解的材料制备传感器，通过测量相对滑动的两个夹在可拉伸弹性体层之间的薄膜梳状电极的电容变化来确定应变，同时可以使用薄的具有微结构化弹性介电层的柔性电容器测量压力。该传感器可以使用两个垂直隔离的传感器独立测量应变和压力，这些传感器能够分辨出小至 0.4% 的应变和盐粒施加的压力（约 12 Pa），且不会彼此干扰。

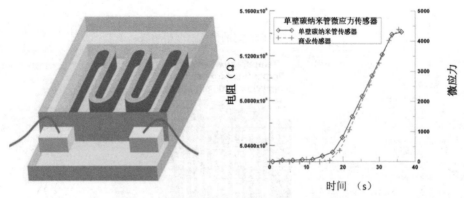

图 7-13　基于单壁碳纳米管的柔性应力传感器

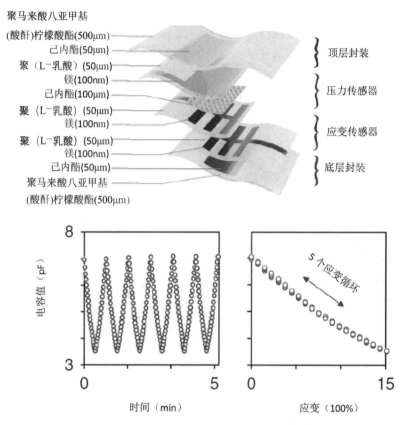

图 7-14 可拉伸和生物可降解的应力、压力传感器

（2）化学传感器

①神经递质

神经递质是神经元之间或神经元与效应器细胞等之间传递信息的化学物质。神经递质根据作用效果一般分为兴奋性神经递质和抑制性神经递质。根据化学成分可分为胆碱类、单胺类、氨基酸类和神经肽类。当神经元受到其他神经元刺激或外界刺激时，存储在突触小泡里的神经递质便会释放，作用在突触后膜的受体上，从而传递神经信号。测量神经递质的浓度和分布是揭秘大脑信息传递过程的重要手段。神经递质的检测一般通过电化学法或荧光法检测，电化学法即在电极上修饰活性材料催化氧化神经递质，通过检测氧化还原反应的电流变化实现神经递质浓度的测定。荧光法则通过检测荧光物质和神经递质结合或反应后荧光强度的变化来检测神经递质的浓度。图 7-15 展示了一种用于多巴胺检测的基于柔性玻碳电极阵列的植入式传感器，该

传感器以聚酰亚胺为柔性基底，铂作为互连引线，具有平面或三维结构的玻碳电极作为传感材料，线性检测范围为 0~20 μmol/L，检出限为 65 nmol/L。除了玻碳外，石墨烯、碳纳米管、金属纳米颗粒等纳米材料也可用作电化学检测多巴胺的活性材料。图 7-16 为一种基于铁纳米颗粒的生物可降解的多巴胺传感器，该传感器以聚乙酸内酯（PCL）为基底，金属镁作为电极和导线，电极上修饰掺杂羧化聚吡咯的铁纳米颗粒做催化剂。该传感器能实现 pmol/L 级别的多巴胺浓度检测，并可在 15h 后实现完全降解。

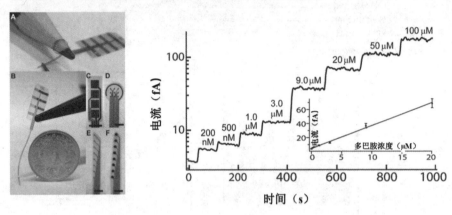

图 7-15　基于玻碳电极阵列的柔性多巴胺传感器

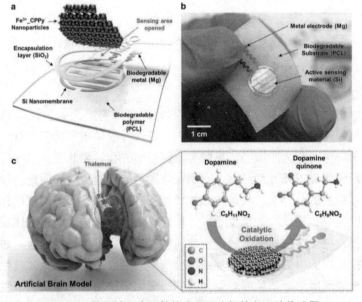

图 7-16　基于铁纳米颗粒的生物可降解的多巴胺传感器

②葡萄糖

葡萄糖是活细胞的能量来源和新陈代谢的中间产物，是生物的主要供能物质。正常人血糖的产生和代谢处于动态平衡的状态，因此血糖浓度维持在一个相对稳定的水平，而糖尿病患者由于胰岛素分泌缺陷或其他生物作用受损引起血糖偏高，导致各种组织、器官的慢性损害、功能障碍，最终危害生命。葡萄糖检测一般通过葡萄糖氧化酶和葡萄糖之间的氧化还原反应产生的电流变化来表征。如图 7-17 为一种圆柱形的基于葡萄糖氧化酶的植入式葡萄糖传感器，该传感器通过喷墨打印技术在聚醚醚酮（PEEK）上打印出电极，并修饰石墨烯、铂纳米颗粒和葡萄糖氧化酶，可实现老鼠血糖的在体检测，线性范围为 0-570 mg/dL。除了用葡萄糖氧化酶外，铂黑、金属氧化物等纳米颗粒也可用于直接氧化葡萄糖。图 7-18 为一种基于铂黑纳米颗粒的植入式葡萄糖传感器，该类型传感器不受酶等生物活性物质所需的环境条件限制，可适用于多种环境、多种场合。该传感器的灵敏度为 7.17 A/（mmol/L cm²），检出限低至 10 μmol/L，并具有优异的选择性和重复性。

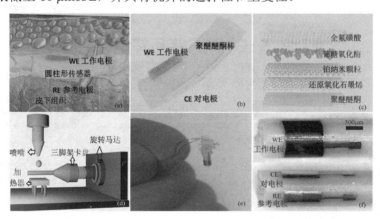

图 7-17　基于葡萄糖氧化酶、石墨烯和铂纳米颗粒的柔性葡萄糖传感器

③氨基酸

氨基酸是含有碱性氨基和酸性羧基的有机化合物，是构成动物营养所需蛋白质的基本物质。氨基酸在体内参与蛋白质合成，转化为碳水化合物和脂肪，并可氧化成二氧化碳、水及尿素，产生能量。因此，氨基酸浓度的检测是衡量人体生理健康状态及了解生理代谢进程的手段之一。图 7-19 展示了一种基于金属有机框架（MOF）的植入式柔性电化学传感器，通过丝网印刷技术在柔性基底聚对苯二甲酸乙二醇酯（PET）薄膜上印刷银、碳等油墨制作

电极，之后在电极上旋涂 MOF 的分散液得到敏感层。该传感器能检测甘氨酸、色氨酸等氨基酸，检出限分别是 0.71 μmol/L 和 4.14 μmol/L，并具有优异的选择性和稳定性，连续监测时间长达 20 天。

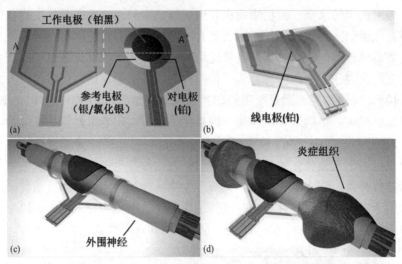

图 7-18　基于铂黑纳米颗粒的植入式葡萄糖传感器

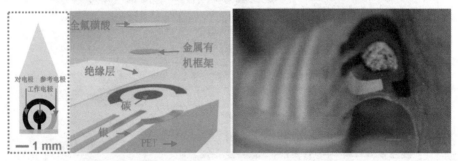

图 7-19　基于金属有机框架材料的植入式柔性电化学传感器

④离子

神经活动的检测能帮助我们更好地理解神经系统的运作机理，传统的电生理技术仅监视神经元的电信号，对于其实质的化学变化，如金属离子（包括 K^+、Ca^{2+}、Na^+）和神经递质等物质的变化一直难以实时监测。电化学方法因其高时空分辨率而受到越来越多的关注，尤其是实时监测活脑中化学信号的能力。利用离子选择性薄膜可以实现对多种离子的实时监测，图 7-20 展示了一种植入式电极阵列，该电极阵列上修饰了 K^+、Ca^{2+}、Na^+ 和 pH 对应的离子载体,可实现对自由活动大鼠脑部四种离子的同步实时监测。

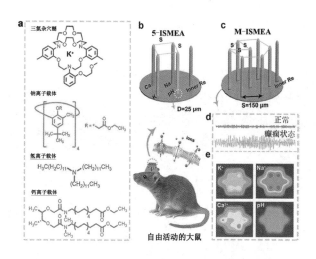

图 7-20　一种实时监测 K^+、Ca^{2+}、Na^+和 pH 的电极阵列

7.2　植入式柔性电子在生物医学中的应用

7.2.1　神经系统

　　目前存在许多可注射形式的用于大脑生物信息测量和神经调控的植入式器件。最早的也是目前最成熟的电生理记录技术是金属电极,因其出色的检测性能和制作简便性而被广泛使用。此外,光遗传学的问世使得用于大脑的光学系统得到了迅速发展,例如光纤、薄膜光波导和微型无机/有机发光二极管等。嵌入到光电器件中的微流体通道还能在特定位置区域同时进行光刺激和液体药物的输送。此外,搭配其他传感器,如温度、压电传感器等能记录温度压力分布等信息。这些功能都能集成在细小探针的尖端,使得植入式生物医学设备成为对大脑进行微创、针对性手术的理想的多功能工具。早期的神经探针将刚性的微针电极直接植入大脑以记录或刺激目标神经元,然而由于刚性电极与柔软脑组织间机械属性不匹配,限制了其长期记录的稳定性。柔性探针物理属性与大脑接近,且厚度很小,能减小创伤,但缺乏穿透组织的结构刚度。如图 7-21 所示,可将柔性探针通过蚕丝蛋白等可溶性黏结剂临时固定在刚性基底上，植入后黏结剂在脑组织液中溶解，便可将刚性基底抽出；也可直接用聚乙烯醇（PVA）或聚乙二醇（PEG）涂敷在器件表面，以达到足够穿透脑组织的刚度，植入后涂覆薄膜可溶解于脑组织液中，从而恢复器件的柔性。

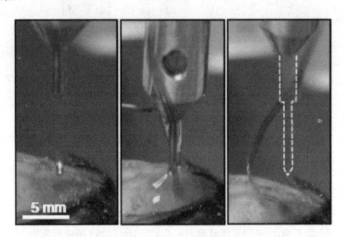

图 7-21　基于可分离刚性基底的柔性电极植入过程

随着半导体印刷技术和柔性电子制造技术的发展，由微型发光二极管（micro-LED）和微电极阵列等传感器组成的超薄探针可以实现多模态多功能的神经记录和调控。图 7-22（a）展示了一种集电生理记录和光电刺激于一体的多功能探针，该探针仅 250 μm 宽，20 μm 厚，集成了用于光遗传学刺激的 micro-LED、用于热监控的温度传感器、用于光强测量的薄膜光电探测器

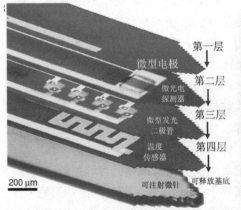

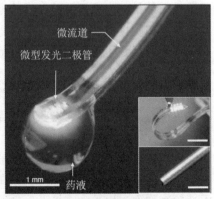

（a）用于无线光遗传的多功能植入式光电器件　　（b）用于神经调控的光流控器件

图 7-22　超薄探针

和用于电生理测量和电刺激的金属微电极。另一种器件将 micro-LED 和微流体通道集成在柔性基底上，如图 7-22（b）所示，该器件可实现光学和化学的同步/异步刺激，这种多功能灵活的探针与无线模块相结合，可在自由移动的动物中进行非束缚的光刺激，并以闭环方式同时递送化学药物。

7.2.2　感觉器官

感觉器官（如眼睛和耳朵）的外科手术涉及专门的工具，力求以最小的手术创伤到达较深的位置。这些器官比身体的其他器官要小，因此只能提供有限的手术空间，这给微创手术带来了挑战。这两个器官中的许多疾病都可以使用最新的植入式电子设备作为传感器和刺激器来治疗。处理视觉信息并将其发送到大脑的视网膜是研究神经回路的绝佳模型，其在离体状态下的研究已十分广泛，但由于眼睛的柔软机械属性，难以实现在体的信号记录。图7-23（a）为一种可注射的柔性网状电极，该器件可在眼睛内部展开，并与高度弯曲的视网膜紧密贴合，而不会损害正常的眼睛功能。该方法可对多种类型的视网膜神经细胞进行信号记录，并揭示了视网膜神经细胞的昼夜节律。图 7-23（b）展示了一种通过三维转印技术制备的隐形眼镜，该眼镜集成了乳酸传感器、温度传感器和成像仪。该乳酸传感器的灵敏度和检出限分别为 $9.39\,\mu A/$（$mmol/L\,cm^2$）和 $4.57\,\mu mol/L$，该温度传感器灵敏度为 $-4.27\,mV/℃$。耳蜗是研究听觉神经回路的主要目标之一，图 7-24 展示了一种新型 mems 光学耳蜗植入体的设计、制造、组装，以及光学、机械和热特性的研究。基于光遗传学的进展，它能够在 10 个独立控制的点上对听觉通路的神经活动进行光刺激。该器件的光刺激有望比基于电刺激的商业耳蜗植入器件有更多数量的可识别音频通道。

7.2.3　内脏器官

内脏是分布于整个腹腔及胸腔的内部器官，例如心脏、肝脏和肠等。通过使用带有长管状轴的工具，可以观察到内部脏器的结构形态等生理指标。然而此类外科手术器械仍需造成不小的创伤，存在术后感染的风险。细长结构的柔性可植入器件能够以更小的手术创伤到达腹腔的较深区域，并直接获取生物信息或进行相应刺激。图 7-25 展示了一种可注射电子器件的材料和设计，用于测量消融过程中和消融后心脏组织中的温度分布。该器件集成了沿超薄和柔性的针形聚合物基底分布的用于温度和热传输特性研究的精密传感器，能够以微创的方式插入到心肌组织中，来监视射频消融和冷冻消融过程中的温度分布和扩散情况，同时该器件对心脏的自然机械运动没有影响。图 7-26 展示了一种利用针状超薄压电微系统实时定量测量组织模量变化以识别异常组织的可注射器件。该压电器件由通过激活致动器并测量传感器的感应电压来检测接触组织的模量。将两个 PZT 的压电微组件放置在 75 μm 厚的聚合物基底上，并制备成针状结构，以穿透器官的外壁。该器件适用于腹腔的各种器官，如肝脏、脂肪、脾脏、肺和肾脏等，可测量受感染器官机械特性的变化。

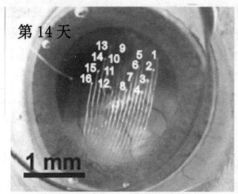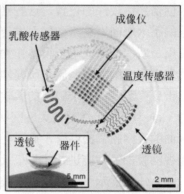

（a）用于视网膜神经细胞电生理记录的可注射网状电极

（b）基于三维转印技术的集乳酸传感器、温度传感器和成像仪于一体的隐形眼镜

图 7-23　眼睛植入式电子设备

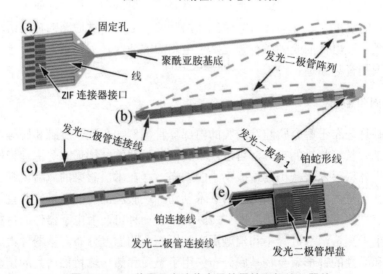

图 7-24　一种用于光遗传介导的柔性耳蜗植入器件

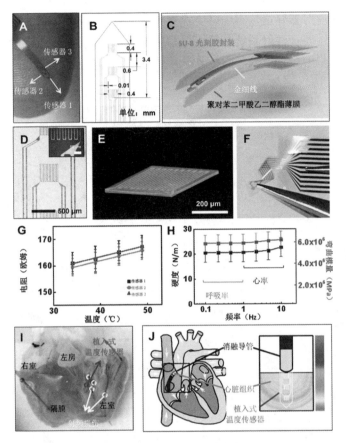

图 7-25　用于监测心脏消融的超薄植入式传感器

7.2.4　皮下组织

皮下组织主要由疏松结缔组织内的脂肪组成，一般被用作药物输送的对象。由于皮下组织间隙大且血管稀疏，对于植入式电子器件来说是非常安全且便利的植入空间，几乎不需要手术就可以将 RFID 芯片、可植入式环路记录仪和生物传感器等多种电子设备植入皮肤下。与大面积、平面的电子器件或基于锋利而又长的探针器件相反，实现这种微创植入的关键在于植入物的高长宽比结构，而且还可以采用超薄和柔性的器件实现人体创伤最小化，并与动态组织力学相匹配。将超薄薄膜插入皮下组织需要独特的注射工具，以精确地注射到目标位置而不会破坏其结构，图 7-27 展示了一种能够在皮下注射柔性电子器件的注射装置，由位于尖端的定制刀片和微瓣阵列组成，该微瓣阵列在注射器穿透软组织时支撑着柔性器件，并在植入到目标位置后释放器件。通过表征注射系统在插入过程中的机械性能证实了其可行性，并在活猪动物模型中成功植入了柔性光脉冲传感器和心电图传感器。

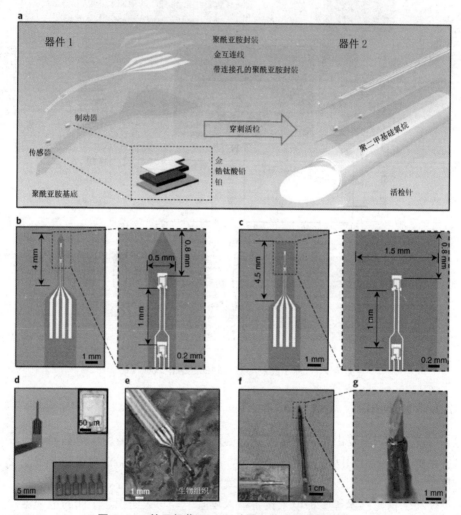

图 7-26　基于超薄 PZT 制动器和传感器的模量探针

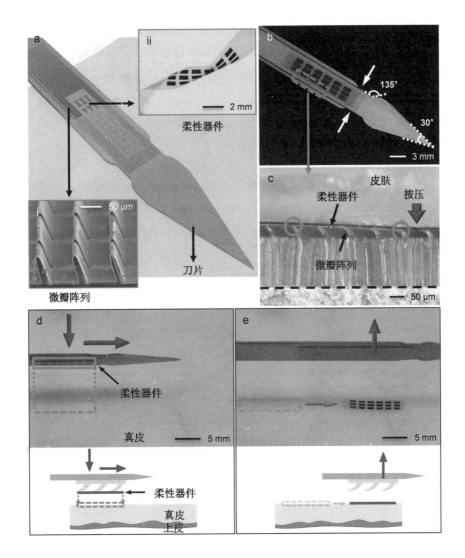

图 7-27　用于皮下植入式电子器件的柔性注射装置

　　中国科学院院士黄维指出，柔性电子技术可以和人工智能、泛物联网、健康科学和数据科学等关键核心科技深入交叉融合，进而引领健康医疗、信息科技、航空航天、先进能源等领域的创新变革，带动相关产业实现全新跨越式发展。可以说，柔性电子技术是一场全新的电子技术革命，是我国自主创新引领未来产业发展的重要战略机遇。尤其是在智慧健康医疗领域，柔性医疗产品因其"轻、薄、柔、小"的特性，可嵌入贴身衣物、贴附于人体皮肤表面或紧密贴合人体器官，从而实现人体生理参数连续监测和植入式器械的柔性化，为个性化健康管理、慢性疾病预警、疾病诊断与治疗、康复跟踪监测全面赋能。

第8章 细胞硬度的测量

人体活细胞在微环境中不断受到剪切力、压缩力和拉伸力等机械力的作用。细胞主动响应机械力的能力（例如调节其内部骨架结构变形重排）对于胚胎和组织的发育以及维持成年组织和器官的体内稳态环境至关重要。细胞力学是研究细胞对细胞外环境对其施加的机械力的反应，包括对细胞的力学特性及力学因素对细胞的生长、分裂、迁移等细胞生命过程的影响等研究。人体中的许多生理和病理过程会改变相关组织的生物力学特性，例如癌症、关节炎和心血管疾病中相关细胞的力学特性的改变。从研究细胞的力学特性入手，定量研究生命过程对于研究人类重大疾病发生和药物治疗在分子和细胞水平的作用机理具有重要意义。测量细胞力学的工具为定量测量细胞的机械信息提供了一种通用且简单的平台。现如今人们对机械生物学的兴趣日益浓厚，将细胞的机械信息作为无标记生物标志物已成为一种研究趋势。经过不断发展后，测量细胞力学的工具将在临床诊断、治疗及医学领域得到应用。

如今已有多种技术能够测量包括硬度、牵张力、黏弹性和迁移速度等细胞力学特性。本章的主要内容是介绍关于细胞硬度的理论知识、细胞硬度的主要测量方法（包括微管吸吮法、原子力显微镜、光镊法、磁扭转细胞法、声镊细胞术等方法），以及测量细胞硬度工具的应用。

8.1 细胞硬度概述

8.1.1 细胞硬度的生物学原理

构成人体的细胞有大约 200 种类型。细胞的基本结构包括细胞膜、细胞质基质和由各种蛋白纤丝构成的细胞骨架等。作为细胞的边界，细胞膜是含有蛋白质、脂质和少量糖类的磷脂双分子层，其膜厚 7～8 nm，负责包裹细胞内容物（包括细胞质和细胞核）。细胞质富含生物大分子，包括各种细胞器、各种蛋白质分子、DNA 和 RNA 等，且含水量为 70%～80%，如图 8-1 所示。整个细胞内部就像一个城市街道，既有各个负责不同工作的区域，也有一条条错综复杂的交通道路。其中，交通道路就是细胞骨架。细胞骨架主要是由长短、粗细和硬度不同的纤丝构成的网络，是一种蛋白纤维网络结构。

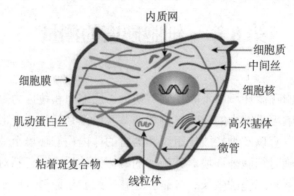

图 8-1　真核细胞示意图

　　细胞骨架既是细胞内交通运输的轨道，也是维持细胞基本形态的结构基础，为细胞提供机械强度和力学支撑，细胞骨架示意图如图 8-2（a）所示。细胞膜作为界膜将细胞内容物包裹起来，细胞骨架作为这个细胞"建筑"的支架支撑细胞，这两者共同组成了细胞的表观整体构型，并且使细胞保持自身的形状。细胞骨架中负责支持细胞膜、维持或改变细胞形态的纤丝都具有一定的硬度，且不同类型的纤丝有不同的硬度。细胞膜本身有一定的硬度，这也是细胞硬度的来源之一，但是相比较于细胞骨架，细胞膜要柔软得多。细胞质含水量很高，对细胞硬度的影响微乎其微，而细胞核作为细胞质最大和最硬的细胞器，也会影响细胞硬度，但是起到的作用相对较小。

　　构成细胞骨架的纤丝主要包括微丝、微管和中间纤维，它们具有不同的性质，共同控制着细胞的形状和力学特性。肌动蛋白是微丝的主要成分，肌动蛋白细丝与细胞膜相联并且它可与肌球蛋白协同作用使细胞运动，如图 8-2（b）所示。微丝除了起支撑作用进而保持细胞形状外，还参与胞吞、胞吐和细胞变形运动等过程。肌动蛋白在细胞内存在球状肌动蛋白（G-actin）单体和纤维状肌动蛋白（F-actin）多聚体两种形式。球状肌动蛋白单体可组装为纤维状肌动蛋白，如图 8-2（c）所示。细胞中的微丝有多种类型，包括应力纤维和皮质肌动蛋白。应力纤维主要由肌动蛋白丝、结合蛋白和肌球蛋白II 组成，对调节细胞的硬度和内部张力具有重要的作用，并且能够为细胞迁移提供动力。微丝是细胞刚度的决定因素之一。有研究表明，细胞硬度与肌动蛋白丝的含量、聚合水平、构成网络的类型及其空间组织密切相关。

　　中间纤维又称中间丝，直径介于微管和微丝之间（8～10 nm），主要与细胞的各接合附着位点相连，如图 8-2（d）所示。中间丝由具有螺旋形状的单个股线捆束在一起以形成 32 股的复合结构，如图 8-2（e）所示。有研究指出，中间丝也对细胞硬度有重要的调节作用。中间丝通常与肌动蛋白丝或微管协同作用。

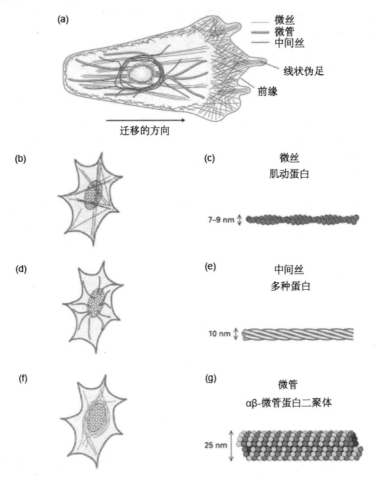

图 8-2　细胞骨架示意图

　　微管是最粗的细胞骨架细丝，主要从细胞中心径向伸展，如图 8-2（f）所示。微管也是三种纤丝中硬度最大的，能够起到支架作用。此外，它也是构成细胞质中交通运输线路的主要成分。微管在细胞中主要以 α-微管蛋白和β-微管蛋白的异二聚体形式存在并组装成由 13 根微管蛋白原纤维（protofilament）构成的中空微管，直径为 22～25nm，如图 8-2（g）所示。微管比肌动蛋白丝坚硬得多，同样也是细胞机械硬度的决定性因素之一。像微丝一样，微管的聚合和解聚产生的力会驱动细胞形状的变化。

　　人体细胞大多附着在细胞外基质上，基质影响黏附在基质上的细胞的形态、硬度和未来发展。细胞通过细胞与细胞或细胞与基质之间相互作用不断与外环境进行物理和化学上的信号传输，而细胞骨架在这些信号传输到细胞内部的过程中也起到关键作用。

8.1.2　描述细胞硬度的特征量

　　对于细胞硬度的表征通常利用弹性模量来度量，弹性模量是用于描述材料弹性的物理量。弹性模量是杨氏模量（Young's modulus）、剪切模量（Shear modulus）和体积模量（Bulk modulus）等物理量的统称，根据不同的受力情况，可分别选用不同的物理量作为弹性模量描述细胞的硬度。

　　（1）应力

　　当材料受到外力而发生变形时，在材料内部会产生抵抗该形变的反作用力，该反作用力与受力方向相反、大小相同。应力反映了材料内部的内力分布的集中度，是指材料在所考察截面上某一点的单位面积的内力。应力又分为正应力和剪切应力。

　　①正应力

　　材料受力方向与截面垂直，如图 8-3（a）所示。假设长方体长为 l_0，高为 L_0，水平截面面积为 A，对长方体纵向（沿与长方体水平截面垂直方向）施加力 F（拉力或压力），则正应力定义为拉力 F 与截面积 A 之比。正应力 σ 的公式为：

$$\sigma = \frac{F}{A} \tag{8-1}$$

　　②剪切应力

　　对弹性材料施加侧向力，如图 8-3（b）中长方体的变形，弹性体的正面由矩形变为平行四边形。剪切应力定义为施加的侧向力 F 与受力面积 A 的比值。剪切应力 τ 的公式为：

$$\tau = \frac{F}{A} \tag{8-2}$$

　　（2）应变

　　当对材料施加外力时，材料发生形变而未产生整体位移。该形变就是材料的应变。应变根据材料所受的应力又分为线应变和角应变。

①线应变

线应变是指材料受到正应力后发生的应变，如图 8-3（a）所示。对长方体纵向施加拉力 F，长方体高伸长了，最终为 L。线应变 ε 定义为伸长量 ΔL 与最终长度 L 之比。线应变的公式为：

$$\varepsilon = \frac{\Delta L}{L} \tag{8-3}$$

②角应变

角应变是指材料受到剪切应力后发生的应变，如图 8-3（b）中长方体的变形。角应变定义为变形量 ΔL 与长方体高度 L_0 之比。角应变公式为：

$$\tan \gamma = \frac{\Delta L}{L_0} \tag{8-4}$$

当形变量足够小时（$\tan \gamma \approx \gamma$）：

$$\gamma = \frac{\Delta L}{L_0} \tag{8-5}$$

角应变可定义为构成弹性长方体正面方形的两条正交边夹角在变形后的改变量 γ，用弧度值表示。

（3）杨氏模量 E

对材料的弹性特性的度量，即描述材料被拉伸过程中抗形变的能力。一般定义为正应力 σ 与线应变 ε 的比值。公式为：

$$E = \frac{\sigma}{\varepsilon} \tag{8-6}$$

（4）剪切模量 G

对材料弹性特性的度量，即描述材料抗剪切形变的能力。一般定义为剪切应力 τ 与角应变 γ 的比值。公式为：

$$G = \frac{\tau}{\gamma} \tag{8-7}$$

（5）泊松比 ν

拉伸或压缩材料时会产生横向和纵向的形变，泊松比一般定义为在变形时的横向应变与轴向应变之比。在应变下保持体积的材料的泊松比为 0.5，若小于 0.5，则材料在被拉伸或压缩时体积会有变化。对于线性弹性材料，可利用泊松比将杨氏模量（拉伸模量）与剪切模量联系起来：

$$E = 2G(1+\nu) \tag{8-8}$$

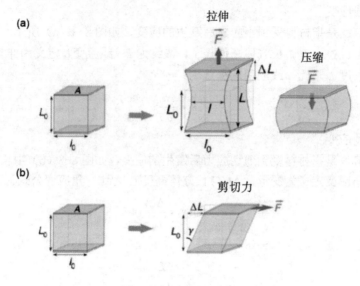

图 8-3　应力应变示意图

8.2　微管吸吮法

微管吸吮技术（Micropipette Aspiration Technique，MAT）是定量研究细胞力学特性的主要方法之一，被认为是细胞力学测量的开创性技术。同其他细胞力学测量技术相比，具有简单、成本低、易操作和通用性好等优点。该技术通过利用微管在一定负压作用下测量细胞的变形来研究细胞的机械性能，或者用双微管吸吮黏附在一起的细胞对，利用已知力学特性的细胞的变形模型来分析细胞间相互作用的力学问题。将此项技术与理论模型相结合可以确定单个细胞的力学特性。

（1）组成结构

微管吸吮系统的主要组成包括：微操作系统、压力调节系统、细胞小室、倒置显微镜、摄像光路系统、计算机等。传统的微管吸吮原理图如图 8-4 所示。

①微操作系统

微操作系统主要包括微管及其支架，用于控制玻璃毛细管微管位置。

②压力调节系统

该系统主要由两个储水器之间的水位差产生静水压力的压力发生器［作

用力在皮牛顿（pN）级尺度上]，以及用于调节水位的注射泵和阀门组成，水压是影响测量灵敏度的关键因素。在实验时，还需用压力计测量微管上产生的负压。

③细胞小室

细胞小室作为细胞的实验环境，用于暂时培养储存活细胞。

④倒置显微镜

用于实时观察微管吸入后的细胞变形情况。

⑤摄像光路系统

该系统是由 CCD 摄像机和相关光路组成，用于捕捉微管吸吮细胞过程中细胞形变的图像。

⑥计算机

主要用于对捕捉到的图像进行图像处理，获得细胞变形参数。随后，计算机将获得的微管内压力参数与细胞变形参数进行进一步计算获得细胞硬度。

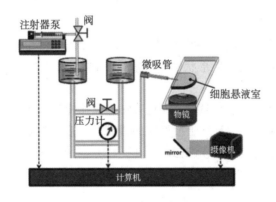

图 8-4　传统的微管系统图

（2）基本工作原理

手动操纵微机械手从一侧推进到达显微镜的中央后，通过显微镜调焦找到微管并观察细胞状态。实验将初始状态设为细胞膜与微管口贴合的状态。因此等到细胞小室中的细胞稳定后，需将微管放置在细胞小室中紧靠细胞的位置。调节压力装置控制微管内的负压大小，并利用注射泵和阀门调节水位，进而改变微管吸吮细胞的负压以将细胞的一部分抽吸到微量移液器中，使细胞和管口处于密封状态。吸吮长度随所施加的压力的变化而变化，如图 8-5 所示。在不同的已知的抽吸压力下，利用倒置显微镜进行光学成像，并用摄像机来记录细胞变形。随后将图像传入计算机进行进一步的图像处理和分析，计算得到单细胞的机械性能。

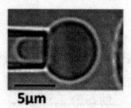

图 8-5　微管吸吮实验图

（3）数据分析方法

半无限体模型是目前广泛使用的力学模型，可以将抽吸的弹性细胞建模为无限的均匀半空间，并且杨氏模量 E 已显示为以下表达式：

$$E = \frac{\dfrac{3\Delta p\Phi}{2\pi}}{\left(\dfrac{L_p}{R_p}\right)} \tag{8-9}$$

其中，Δp 是吸入负压，L_p 是进入微管的细胞膜的突出长度，R_p 是管嘴半径。Φ 是由微量移液器的几何形状确定的常数，通常取值为 2.1，因此系数 $3\Phi / 2\pi$ 约为 1。

尽管微管吸吮技术很简单，但这种细胞显微操作技术的实验精度不高，分辨力和分辨率低，并且理论模型中的假设条件多，与实际情况相差较大，实验结果对理论模型的依赖性强。

8.3　原子力显微镜

原子力显微镜（Atomic Force Microscopy，AFM）是扫描探针显微镜（Scanning Probe Microscope，SPM）的代表性显微仪器之一。AFM 具有高灵敏度、高空间分辨率及可在大气或液体环境下对纳米级结构进行三维成像和测量材料属性等特点。AFM 基于近端探针和样品之间极微弱的原子间相互作用力来研究物质的表面结构及性质。在生物学层面，AFM 可在细胞培养环境中进行实时测量，不仅能够精细而系统地解析微纳米级的细胞/分子水平的结构特征，而且还可以测量包括细胞/分子水平的应力-应变曲线与力学性质参数（如细胞杨氏模量）在内的信息。与其他细胞力学技术相比，原子力显微镜的一个重要优势是能够将高分辨率扫描与纳米压痕（纳米级探针在细胞表面的压痕）相结合，从而使其测量结果能够反映细胞表面下亚细胞结构的整体刚度。目前，AFM 已经成为研究活细胞力学性质的最通用和广泛使用的方法之一。

（1）组成结构

原子力显微镜的系统中，可分成三个部分：力检测部分、位置检测部分和反馈系统。系统原理如图 8-6 所示。

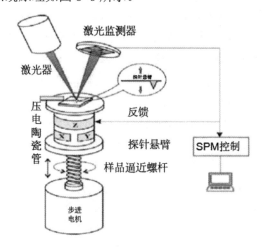

图 8-6　原子力显微镜原理图

①力检测部分

在原子力显微镜（AFM）的系统中，力检测部分包括微悬臂及其固定装置。微悬臂的作用是检测原子之间力的变化量。微悬臂一般是具有较高的弹性和灵敏度的弹性微悬臂，其尖端有一个很尖的探针（尖端尺寸决定了仪器的空间分辨率），用于在样品表面扫描。依照样品的特性及操作模式的不同，选用不同规格的微悬臂和不同类型的探针，包括长度、宽度、弹性系数和探针的形状。应当注意，AFM 悬臂的弹簧常数应与被测细胞的刚度相当，因此在测量细胞力学时通常使用弹簧常数 k 在 0.01-1.0 N/m 范围内的 AFM 悬臂。

②位置检测部分

位置检测部分由激光系统、激光探测器和 SPM 控制器组成。激光系统由一个半导体激光器和一个光学透镜组成。光学透镜将半导体激光器发出的激光进行准直、聚焦后照射到微悬臂上。由光电二极管构成的激光探测器将捕获的微悬臂反射的激光信号转化为电信号以供 SPM 控制器作信号处理。

③反馈系统

在反馈系统中会将由激光检测器采集的信号作为内部的调整信号（反馈信号），并驱使由压电陶瓷管制作的扫描器进行适当的移动，可在纳米尺度范围内调节针尖与基底之间的距离，以使样品与针尖保持适当的作用力。

（2）基本原理

AFM 是利用一个一端装有探针而另一端固定的弹性微悬臂来检测样品属性的。微悬臂的尖端下面是探针，背面是用于反射激光光束的光滑平面。AFM 检测的是微悬臂的偏移量，该偏移量取决于样品与探针的原子之间的相互作用力。原子之间力越大，微悬臂的向上或向下的偏转越大。在测量过程中，当样品和针尖间的相互作用使得微悬臂发生形变，从半导体激光器发出的激光束透过光学透镜照射到探针背部的光滑平面上后，经过平面反射，激光束到达激光探测器上。激光探测器将捕获的激光光斑位置信号转换成光电信号并进行放大，以供 SPM 控制器作信号处理（图 8-6）。实验中利用压电扫描器向 x、y、z 三个方向移动样品以实现样品形貌和力-位移形变的监测。

（3）工作模式

AFM 可用于扫描成像和力测量，从而获得样品（细胞）的表面形貌和力学特性。在对细胞的研究中，AFM 在测量之前要将细胞固定在基质上。其中，贴壁细胞可在基质上生长延展，而悬浮细胞则需要利用聚-L-赖氨酸静电吸附作用，将其涂覆在基底上，或使用微型设备（例如多孔聚合物膜），从而将细胞固定在基质上。

①扫描成像模式

扫描成像模式以针尖与样品的原子之间的作用力的形式来分类，分为接触模式、非接触模式和轻敲模式。其中接触成像模式是原子力显微镜的基本工作模式，轻敲扫描模式更适用于检测生物样品及其他柔软、易碎、黏附性较强的样品。为了防止探针与样品距离过大而无法获得准确的样品表面信息或距离太小造成样品表面或探针的损伤，在 AFM 系统中设计了反馈系统，在对样品进行扫描成像的过程中，反馈系统不断调整样品与探针间的距离，保证探针与样品间的距离始终保持在纳米（10^{-9}m）量级。

● 接触模式

接触模式也称为排斥力模式，是 AFM 最基本的成像模式。AFM 在整个扫描成像过程中，探针针尖始终与样品表面保持紧密的接触并在表面上移动来探测样品表面的起伏。此时，针尖与样品之间保持的是原子间的排斥力（$10^{-10} \sim 10^{-6}$N）。在接触模式下扫描时，悬臂施加在针尖上的力有可能破坏样品的表面结构。接触模式的工作原理是利用 AFM 的正反馈系统，针尖沿 xy 方向扫描，当遇到凹凸不平的表面时，微悬臂梁向上或向下的挠度增加，反馈系统调整样品与探针间的距离，微悬臂回到原来的状态，以保证提供针尖与样品间相同的作用力。激光检测器上采集的光斑位置信息反映了样品的表面形貌信息。

接触模式的优点是扫描速度快，对样品高度的变化较为敏感，能获得稳定、高分辨率的样品表面形貌图像，适用于原子分辨率的图像的观察。其缺点是若样品（比如细胞）表面脆弱柔嫩而不能承受这样的力，易受到针尖接触滑动时造成的损伤，影响图像质量。针尖除了可能损坏样品表面外，由于始终与样品表面保持紧密的接触，还可能造成表面污染。

- 非接触模式

非接触模式也被称为吸引力模式。在该模式下，针尖与样品之间的范德华力为吸引力（10～12N）。当 AFM 在非接触模式下扫描样品表面时，控制微悬臂探针针尖始终不与样品表面接触，两者一般保持在 1～10nm 的距离内。微悬臂将以略高于其共振频率的频率振荡，其中振荡幅度通常为几纳米（<10 nm）。当探针接近样品时，到达一定距离后探针受到的范德华力会降低悬臂的共振频率和振幅。此时，在反馈环路系统的作用下，可以通过调整平均针尖到样品的距离来保持恒定的振荡幅度或共振频率，从而获得样品的表面形貌。

非接触模式的优点是不与样品表面接触，避免了接触模式中可能出现的破坏样品和污染针尖的问题，因此适合于研究柔嫩物体的表面，并且由于吸引力小于排斥力，故灵敏度比接触模式高。缺点是扫描速度低，并且针尖和样品分离，导致系统横向分辨率降低，不适合对在液体中的材料成像，容易影响系统的稳定性，因此不适用于生物样品的测量。

- 轻敲模式

轻敲模式是指悬臂在样品表面上方以接近其共振频率的频率振荡的工作方式。在轻敲模式下的扫描成像的工作原理与非接触模式类似，通过监测悬臂的振幅或共振频率变化，使用 AFM 的正反馈系统控制探针振幅和共振频率，从而使针尖和样品之间的相互作用力恒定。但与非接触模式相比，微悬臂振荡的振幅较大，通常为 100～200 nm，足以克服样品与针尖之间的黏附力。在该模式下，由于微悬臂的高频振动，使得针尖与样品之间频繁接触的时间非常短。

轻敲模式的优点是能很好地消除了横向力的影响，图像分辨率高，并且由于与样品接触时间短暂，对样品的破坏几乎忽略不计，因此适用于研究黏性、脆性、柔嫩的样品。缺点是扫描速度比接触模式慢。

②力测量

AFM 最初主要应用于各种固体材料的表面特征和纳米硬度的测量，现也广泛应用于生物材料表面形貌和力学性质的测量。AFM 在测量细胞硬度时是通过测量探针与细胞间的作用获得压痕加载-卸载曲线（又叫作力-距离曲线），如图 8-7（a）所示。它包含了 AFM 探针在靠近、接触和压入细胞这一过程中所有细胞和探针间相互作用的有关信息。

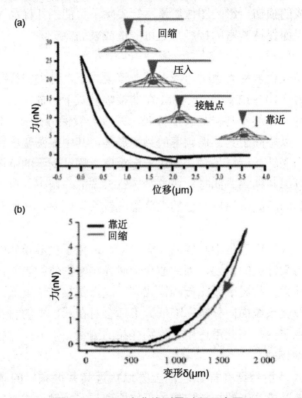

图 8-7　AFM 力曲线测量过程示意图

AFM 通过将探针压入样品表面检测激光信号变化获取样品信息。探针在一定压力下以某个恒定的速度压入样本表面。当微悬臂针尖垂直接近，然后离开细胞表面时，微悬臂和细胞间存在相对移动。由于探针尖端受到不同的力，这导致微悬臂的不同程度的弯曲而使得从针尖上反射的激光光斑发生偏转。原子力显微镜记录下探针与样本的相对位移和光斑移动情况，从而得到探针偏移量和探针与细胞间距离曲线。加载力可根据胡克定律得到：力（F）＝微悬臂形变量（d）×探针弹性系数（k），其中探针弹性系数可由热振动得到。最终得到了力-距离曲线。横坐标代表针尖与细胞表面之间的距离，纵坐标表示在探针上反射得到光斑信号的偏移量转换而成的力信号。从探针逐渐接近细胞到压入细胞的过程中，微悬臂产生形变，随后微悬臂形变量慢慢增加，力曲线开始慢慢上走。曲线在逼近部分的形状和斜率能提供样品表面的弹性信息。当微悬臂受到的力达到预设值之后，微悬臂受到控制开始回撤，从而得到力曲线的回撤曲线。在整个测量过程中，若测量样品是纯弹性物质，则逼近和回撤曲线大致相同；若二者有一定差别，则应该考虑细胞的黏弹性效应。力-距离曲线也可转换为力-压痕深度-曲线图，如图 8-7（b）所示，通过分析该曲线图也可确定细胞的机械性能。

（4）数据分析方法

利用 AFM 研究细胞力学时的优势在于能够精确控制加载在样品上的力和针尖的位置。通过记录针尖在样品上的纳米尺度区域面积上的作用应力-应变的特征，即可获得力-距离曲线。分析力曲线的最经典模型是 Hertz-Sneddon 模型，该模型是最为广泛的研究细胞力学的方法。该模型主要用于计算弹性材料的力学性质。

根据 AFM 探针形状的不同，Hertz-Sneddon 模型有两个表达式。压痕力和压痕深度与圆球和圆锥的关系方程分别为：

当探针形状是球形时，Hertz 模型方程为：

$$F = \frac{4}{3} \frac{E}{(1-v^2)} \sqrt{R\delta^3} \qquad (8\text{-}10)$$

当探针形状为锥形时，Sneddon 模型方程为：

$$F = \frac{2}{\pi} \frac{E}{(1-v^2)} \tan(\alpha)\delta^2 \qquad (8\text{-}11)$$

其中，F 是探针对细胞所施加的压力（N），E 是杨氏模量（GPa），v 是待测样品的泊松比，细胞等软物质材料 $v = 0.5$（水和其他不可压缩材料的 $v = 0.5$，通常细胞假定为此值）。α 是探针的半开角，R 是探针球面半径（m），δ 是待测样品的压痕深度（m）。

Hertz-Sneddon 模型假设材料表面是连续的、均匀的、各向同性的、弹性半空间体和无限厚的，并且忽略表面摩擦。当压痕深度大于孔厚度的 10% 时，AFM 尖端会感觉到下面的基材，这使孔看起来比实际硬度更高。因此 Hertz-Sneddon 模型仅适用于压痕深度小于细胞厚度的 10% 的情况。这是因为若当压痕深度过深（>细胞厚度的 10%）时，AFM 尖端可能感觉到下面的基底，这使实验结果测得的细胞硬度比实际硬度更高。

细胞是一种具有黏弹性的生物材料，当探针与细胞之间相互作用时必然会受到黏附力的影响。为了更加精确地测量细胞硬度，需要对 Hertz-Sneddon 模型进行修正。Sirghi 等从回撤曲线中提出了一种回撤曲线模型，可用于获得细胞膜的弹性和黏性，其表达式如下：

$$P(h) = \frac{4E^* \cdot \tan\alpha}{\pi\sqrt{\pi}} \cdot h^2 - \frac{32\gamma_a}{\pi^2} \cdot \frac{\tan\alpha}{\cos\alpha} \cdot h \qquad (8\text{-}12)$$

式中，$P(h)$ 表示微悬臂下压距离 h 时探针施加的压力，α 是探针半开角，h 是微悬臂下压位移，E^* 是样品的弹性模量 E_{sample} 的近似值。γ_a 是细胞黏性系数（将探针与细胞分开所需的单位表面积的能量），γ_a 与黏附能 W_a 的关系是：

$$W_a = -\gamma_a \cdot A_c \qquad (8\text{-}13)$$

其中，A_c 是探针与细胞的接触面积：

$$A_c = 4h_c^2 \cdot \frac{\tan\alpha}{\cos\alpha} \qquad (8\text{-}14)$$

这里，h_c 为探针接触深度。

样品的弹性模量、针尖的弹性模量及泊松比之间的关系可表示为：

$$\frac{1}{E^*} = \frac{1 - v_{tip}^2}{E_{tip}} + \frac{1 - v_{sample}^2}{E_{sample}} \qquad (8\text{-}15)$$

其中，E_{tip} 为针尖的弹性模量（GPa），v_{tip} 为针尖的泊松比，E_{sample} 为样品的弹性模量（GPa），v_{sample} 为样品的泊松比。

考虑样品材料是细胞，针尖硬度远大于样品硬度，上式的近似表达式为：

$$E^* \approx \frac{E_{sample}}{1 - v_{sample}^2} \qquad (8\text{-}16)$$

在真正的力学测量实验中要重点考虑微悬臂上针尖的选择。锥形尖端或球形尖端的使用取决于研究对象。圆锥形尖端可以区分不同亚细胞结构（例如细胞骨架）的机械性能，这有助于研究细胞结构与细胞力学之间的关系，模型原理图如图 8-8 所示。但是细胞实验使用球形的针尖会减小对细胞的损伤，并可以与细胞膜均匀地接触，从而更好地代表整个细胞的机械性能，提高力学性质的测量准确性。

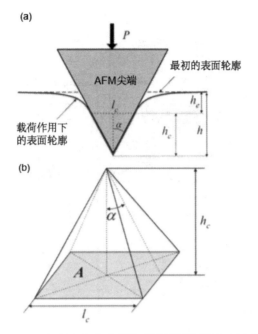

图 8-8　探针压入半空间软弹性材料模型的示意图

8.4　光　镊

光镊（Optical Tweezers，OT）又名"单光束梯度力势阱"（single-beam optical gradient force trap），是基于激光的力学效应的一种物理工具。光镊利用聚集的激光与纳米至微米级的微粒相互作用形成光学势阱，在显微镜下捕获和操纵粒子。基于光镊的实验技术可实现单细胞在数十至数百 pN 范围内的力下的机械变形，因此光镊常被用来测量细胞的力学特征。在使用光镊作用于细胞时，由于激光光斑有很高能量，其产生的热效应不容忽视，需选择适当波长和能量的激光将热效应降到最低。由于其实验条件限制，光镊适用于悬浮培养的细胞。

（1）组成结构

光镊系统主要由激光源、操作台和摄像光路系统组成，系统原理图如图 8-9 所示。

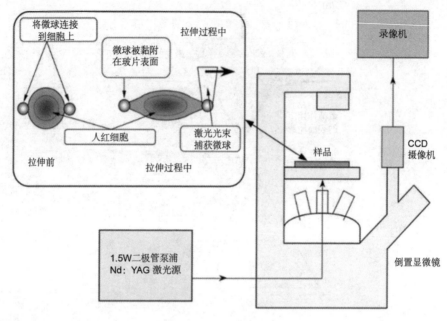

图 8-9　光镊系统原理图

①激光源

激光源产生具有一定功率和波长的激光束经过耦合光路进入倒置显微镜捕捉微珠，并操纵微珠向一定方向移动。

②操作台

操作台一般位于倒置显微镜上，置物台上放置细胞培养室，由于本光镊系统设计为仅由单个光阱组成的光镊测量系统，因此其中一个微珠被黏附到细胞培养室玻璃表面，而另一个微珠被激光束捕获。

③摄像光路系统

该系统是由 CCD 摄像机和录像机组成的，用于记录细胞的变形过程，从而获得表征细胞力学特性的相关参数。

（2）工作原理

①光镊原理

激光束的光子通过高折射率的介电物体后会发生动量变化。光与物质相互作用对表面形成压力作用，称为光压（光辐射压力），它推动小球沿光束传播方向运动，如图 8-10 所示。光束经过微粒会发生多次折射，有些汇聚光线折射后传播方向更趋向于光轴（即光束传播方向），微粒将会受到指向与光传播方向相反的轴向梯度力的作用。此时光束对微粒的作用力表现为拉力，保证粒子在轴向可以稳定在激光焦点附近。由于光场具有非均匀性，当微粒横向偏移时，也会受到指向激光焦点的回复力，即横向梯度力。物体在激光束施加的光辐射压力及梯度力共同作用下稳定在激光束焦点，这导致物体被激光束形成的三维势阱"束缚"，如图 8-10 所示。因此当被激光束捕获时，微粒可以随着激光束的位移而物理地移动。如果将这样的珠子牢固地附着在细胞表面，则它可充当手柄拉伸细胞。

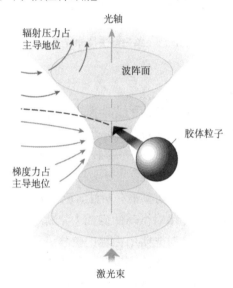

图 8-10　单光束梯度力光阱

　　通过捕获特异性或非特异性结合附着在细胞表面的微珠，可以使用光镊方法实现在一个或多个方向上拉伸细胞。因此，光镊拉伸包含两种方式：单光镊法和多光镊法。单光镊法中细胞两端的微球分别固定在细胞培养室底面和被光镊操控；多光镊系统中，微球都被光镊捕获，这样可以消除单光镊法中细胞培养室底面的影响。本节仅讨论单光阱光镊系统。

　　②测量原理

　　系统中一个微珠被黏附到玻璃表面，而另一个作为手柄被光镊操控。通过用激光束移动微珠，细胞直接被拉伸，如图 8-11 所示。通过改变激光功率设置，可以改变施加在微珠上的捕获力。此后，使用 CCD 摄像机和录像机记录细胞的变形过程，包括细胞原来的直径和细胞的伸长长度。拉伸力是通过小球偏离光镊光阱中心的位移量计算得到的，这样可以得到细胞的拉力-拉伸关系。

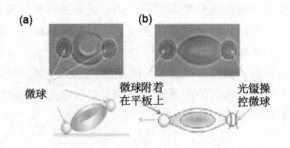

图 8-11   单光镊法拉伸红细胞

（3）数据分析方法

①光阱刚度标定原理

在实验前，需要确定光镊形成的光阱刚度。光镊捕获微球时微球受到回复力 F，F 与粒子偏离光阱中心的位移 x 成正比，二者关系式为：

$$F = -kx \tag{8-17}$$

其中，k 为光阱刚度。

标定光阱刚度的方法有：功率谱分析法、流体力学方法、热噪声分析法、外加周期力法等。要获得光镊对微球的操控力，就需要对光阱力及光阱刚度进行定量化，研究的基础是对光阱中微球的位移进行精确测量。

当采用热噪声分析法标定光阱刚度时，需使用光镊捕获一个微球，由相机记录其被捕获时的布朗运动轨迹。在光阱中的布朗运动的位置分布满足 Boltzmann 分布。

Boltzmann 分布式为：

$$p(x)dx = Ce^{-\frac{E(x)}{K_B T}} \tag{8-18}$$

其中，$p(x)dx$ 是指势能为 $E(x)$ 的微粒的位置分布概率，x 代表被光阱捕获的微小粒子偏离光阱中心的偏离量，T 代表样品池内的绝对温度，K_B 为玻尔兹曼常数，C 是归一化常数。势能 $E(x)$ 与光阱刚度 k 的关系式为：

$$E(x) = \frac{kx^2}{2} \tag{8-19}$$

通过一系列计算即可得到光阱刚度的值。在实际的应用中，主要采用位移均方差的方法来标定光阱刚度。

②细胞弹性模量计算

因光镊法多应用于红细胞，下面采用的是红细胞力学模型得到的剪切模量公式：

$$G = \sqrt{\frac{1}{125aB}\left(\frac{F}{\varepsilon}\right)^3} \qquad (8-20)$$

其中，a 为细胞的初始半径；B（$2\times10^{-19}\,\mathrm{N\cdot m}$）是血红细胞膜的弯曲模量，$F$ 为光阱力，ε 是细胞拉长比（细胞伸长长度 L/细胞初始直径 D）。

8.5　磁扭细胞术

磁扭细胞术（Magnetic Twisting Cytometry，MTC）是一种利用非破坏性的磁场驱动附着于细胞的被磁化的铁磁珠对活细胞施加机械应力的技术，是测量贴壁细胞硬度的新型手段之一。目前，根据线圈对数的不同可分为两类：1D MTC 和 3D MTC。该技术可施加宽范围的力频率（0～1000Hz），并同时测量许多（>100）细胞，并且 3D MTC 能够对细胞在任意轴施加力并量化所产生的机械响应。

（1）结构组成

磁扭细胞仪主要由磁场发生系统、倒置显微镜、摄像光路系统和计算机组成，系统原理图如图 8-12 所示。

①磁场发生系统

该系统主要包括两对线圈（1D MTC）或三对线圈（3D MTC），一个高压发生器和一个 1D MTC 或三个独立的 3D MTC 双极性电流源。产生交变电场用于磁化和扭曲磁珠。

②倒置显微镜

倒置显微镜主要用于观察细胞并承载装有细胞的培养皿、加热器（保持培养细胞的正常温度 37℃）和线圈等。

③摄像光路系统

该系统是由 CCD 摄像机和相关光路组成，用于捕捉磁扭细胞过程中细胞形变的图像。CCD 可使用能够将图像捕获与阶跃函数或振荡波磁场同步的软件。

④计算机

用于控制扭曲设备和进行图像处理。

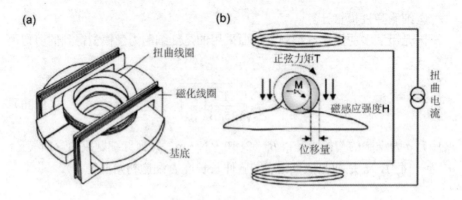

图 8-12   MTC 原理图

（2）工作原理

在 MTC 中，直径为 4.5 μm 磁球上涂覆有精氨酸-甘氨酸-天冬氨酸肽（Arginyl-glycyl-aspartic acid，RGD），RGD 可与细胞表面的整联蛋白特异性结合从而使磁球附着在待测细胞顶端表面形成黏着斑。将盛有黏附着磁珠的细胞样品的细胞培养皿放置于倒置显微镜上。通过一对电磁线圈向细胞施加受控的均匀磁场，在水平方向上对磁球磁化，磁球将产生沿水平方向的磁化强度 M，另一对电磁线圈用于产生与水平面垂直的均匀磁场（磁感应强度为 H）对磁球施加外力，并且在正弦外磁场作用下产生的正弦力矩 T 能使磁球扭转同时沿水平面平移，如图 8-13 所示。用附在显微镜上的 CCD 摄像机记录下来磁球的位移图像后，将图像数据传送至计算机，经过分析处理获得参数并计算磁球的位移量，从而可以计算细胞的硬度。

（3）数据分析方法

磁球应力（Bead stress）（Γ_s，或者 Torque per unit bead volume），MTC 力学模型如图 8-13 所示：

$$\Gamma_s = CH\cos\alpha \tag{8-21}$$

$\frac{\pi}{2}-\alpha$ 是磁珠的磁矩相对于扭转磁场的角度（对于初始角度 $\alpha = 0$，最终角度 α 代表旋转角）。C 为磁珠常数（以 Pa / G 为单位，表示为每高斯单位磁珠体积的扭矩），反映了磁珠的磁性。每批磁珠都不同，通过将磁珠放置在已知黏度的流体的介质中并在扭曲时测量角速度来确定磁珠常数（Pa / G）。

扭矩 T_m（Torque）等于力乘距离：

$$T_m = F \cdot D \tag{8-22}$$

其中，$F = \sigma \cdot 4\pi \cdot r^2$，$r$ 为磁珠的半径，D 为磁珠直径（4.5μm）。因此，扭矩 T_m 也可转化为式（8-23）：

$$T_m = \sigma \cdot 4 \cdot \pi \cdot r^2 \cdot 2r = \sigma \cdot 8 \cdot \pi \cdot r^3 = \Gamma_s \cdot \frac{4\pi \cdot r^3}{3} \quad (8\text{-}23)$$

由式（8-23）可推导作用于细胞应力 σ 为：

$$\sigma = \frac{\Gamma_s}{6} = \frac{CH\cos\alpha}{6} \quad (8\text{-}24)$$

细胞的剪切应变定义为 γ：

$$\gamma = d^* = \frac{d}{R} \quad (8\text{-}25)$$

其中，d 为磁球的位移量，R 为磁球的半径。

根据式（8-24）和式（8-25）可得细胞的表观细胞硬度 G_d：

$$G_d = \frac{\sigma}{\gamma} = \frac{CH\cos\alpha}{6} / \frac{d}{R} = \frac{CHR\cos\alpha}{6d} \quad (8\text{-}26)$$

由于实际应力（σ^*）取决于磁珠与细胞表面之间的接触面积，因此 $\sigma^* = \beta\sigma$，其中 β 是通过有限元分析从磁珠嵌入细胞的面积中确定的，β 为常数值。通过计算可得细胞硬度 G：

$$G = \frac{\sigma^*}{\gamma} = \frac{\beta CHR\cos\alpha}{6d} \quad (8\text{-}27)$$

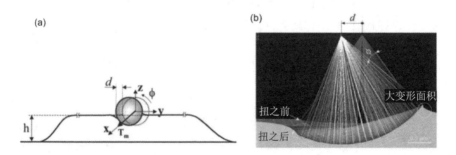

图 8-13　MTC 力学模型

8.6　声镊细胞术

声镊细胞术（acoustic tweezing cytometry，ATC）是近年来出现的一种测

量细胞硬度的技术。该技术将微泡作为生物力学传感器，利用超声脉冲来驱动附着在细胞膜蛋白（例如整联蛋白）上的功能化微泡（半径为 $1 \sim 3 \ \mu m$），从而将受控的亚细胞机械力施加到细胞上，进而测量细胞力学性能。微泡是一种脂质或带壳的气态微球，通常用作临床超声成像的造影剂，其主要特点是在人体内存在时间有限（$0.5 \sim 1h$ 后就会破灭），并且不会对周围环境造成破坏。与其他测量方法相比，ATC 系统装置较为简单且操作方便。除此之外，MTC 和光镊技术存在由于微珠不易去除而干扰对测量后培养细胞的下游分析的问题，而 ATC 技术中使用的是微泡，因此不会存在这种干扰。但是，一定频率下的超声脉冲（声压周期性变化）会引起微泡的体积膨胀和收缩。在选择超声参数时应注意选择相对较低的声压来产生较小的体积膨胀和收缩，以避免对细胞造成不可逆的变化。

（1）结构组成

ATC 系统主要由超声刺激系统、图像采集系统和计算机组成，系统原理图如图 8-14 所示。

①超声刺激系统

该系统主要由一个波形发生器、一个功率放大器和一个超声换能器探头组成。换能器由波形发生器和功率放大器驱动，以产生具有所需参数的超声脉冲。

②图像采集系统

该系统由倒置显微镜和高速相机组装而成。该系统用于跟踪超声脉冲驱动的微气泡的位置和半径随时间的变化。

③计算机

用于进行图像数据处理并通过计算获得细胞的力学特性。

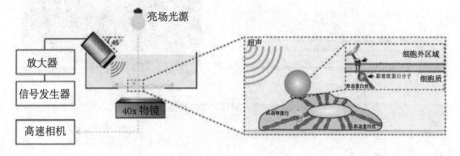

图 8-14　ATC 系统原理图

（2）工作原理

由 RGD 包裹的生物素-脂壳微泡通过 RGD 与整联蛋白的结合附着于细胞上。将平面超声换能器置于支架并设置为 45°角，超声探头与黏附的细胞之间的距离为瑞利距离。将换能器的有效表面完全浸没在培养皿里的培养基中，以实现声耦合。选择声压、频率和微泡半径等参数发射超声，从而在气泡上产生净力（声辐射的主要作用力）。在声辐射力的作用下将整联蛋白锚定的微气泡从细胞上的初始位置移开，而不会产生气泡分离或破坏。与此同时，高速显微镜用于记录超声刺激过程中的微泡活动。由于气泡-整联蛋白-细胞骨架键合中的应变恢复，在超声脉冲作用期间微泡被移位而没有脱离，并且在超声脉冲被关闭之后朝着其初始位置回缩。从图像记录中提取微气泡的大小和位置作为时间的函数，并使用定制的 MATLAB 程序进行分析，以确定声辐射力和气泡位移。最后利用算法公式计算得到细胞硬度。

（3）数据分析方法

初级声辐射力使用以下公式计算：

$$F_p = \frac{2\pi P_A^2 D R_0}{\delta_{tot} \rho_0 c \omega_0 T} \tag{8-28}$$

其中，P_A 为声压，R_0 为气泡半径，δ_{tot} 为总阻尼常数（$\delta_{tot}=0.16$），ρ_0 为介质密度（1000kg/m³），c 为介质声速（1500m/s），$\omega_0 = 2\pi f_0$，f_0 为谐振频率。D 为每个脉冲的持续时间，T 为脉冲重复周期。

将有效细胞硬度（nN/μm⁻¹）表征为施加在气泡上的声辐射力 F_p（nN）与微泡最大位移 d_{max}（μm）的比值：

$$G = \frac{F_p}{d_{max}} \tag{8-29}$$

8.7　其他测量细胞硬度的方法

除了 8.2 至 8.6 节所提出的测量细胞硬度的方法之外，测量细胞硬度的技术还包括：平行板流变学（Parallel-Plate Rheometry，PPR）、光学拉伸（Optical Stretching，OS）、细胞单层流变学（Cell Monolayer Rheology，CMR）和颗粒跟踪微流变学（Particle-Tracking Microrheology，PTM）等。

（1）平行板流变学（PPR）

平行板流变学技术是一种新型的压电控制微操纵系统。在该系统中，单个细胞被放置在一块经过化学处理过的刚性板（保证细胞能黏附在板上）和一块标定刚度为 k 的柔性板（当拉伸细胞或产生正弦振动时同样需要经过化学处理保证细胞黏附）之间，如图 8-15（a）所示。其中，柔性板充当力的传感器，刚性微板可以在压电转换器的控制下在 y 轴上实现精细位移。若向细胞施加单向压缩或拉伸的力时，细胞被压缩或拉伸。测量时，可通过光学显微镜进行观察并将图像采集到 CCD 中，最后利用计算机相关软件进行图像处理提取细胞形变数据，通过计算获得细胞的杨氏模量。

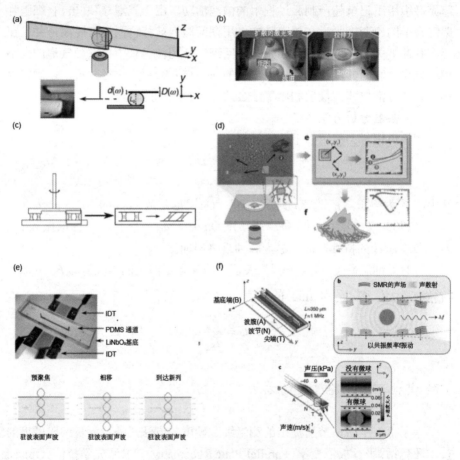

图 8-15　测量方法系统原理图

（2）光学拉伸（OS）

光学拉伸是一种研究悬浮状态的单个细胞机械力学性质的工具，如图 8-15（b）所示。光学拉伸本质上是由两束功率相同、方向相对的激光束形成的能束缚微米尺度粒子的双光束光阱。在与光源等距的位置，微粒受到的两个光束的净力处于平衡状态。在生物应用中，光学拉伸一般与微流控技术相结合，能够以非接触方式检查整个细胞的性质。细胞被双光束光阱成功捕获后，通过改变捕获激光的功率可实现细胞的拉伸，使用 CCD 相机对拉伸引起的细胞变形进行图像采集，数据处理后经过计算可获得时间或频率相关的复数剪切模量或其他相关的机械参数，从而达到研究生物细胞力学性质的目的。

（3）细胞单层流变学（CMR）

CMR 测量系统可实现多细胞的同时测量。在该系统中，细胞被放置在带有玻璃传感器的旋转流变仪的两块环状同轴板之间，如图 8-15（c）所示。与细胞接触的板面涂有纤连蛋白（$2\mu g\ cm^{-2}$）（可增强细胞黏附力），从而使两板之间细胞形成稀疏的单层。通过环绕中心轴旋转一定角度，可使细胞同时发生剪切变形。通过光学显微镜观察到测量过程，使用 CCD 相机将图像记录后，传到计算机上，通过计算获得细胞的机械参数。

（4）颗粒跟踪微流变学（PTM）

PTM 是近几年新开发出来的测量细胞机械特性的技术。该技术主要通过将亚微米级荧光珠注入细胞的细胞质，这些珠子迅速分散在整个细胞质中，随后通过高倍荧光显微镜以高空间和时间分辨率监控珠子的随机自发运动，如图 8-15（d）所示。其中数字 1、2 和 3 表示进行粒子跟踪的步骤顺序，并且通过软件处理将磁珠的时间相关（x，y）坐标转换为均方位移（MSD）。纳米粒子的整体平均 MSD 与复数黏弹性模量相关，通过计算可获得细胞的弹性特征。

近年来，微流控技术不断发展，凭借微型、低成本、高通量等优点广受研究人员的青睐。在细胞力学特性的测量方面，微流控技术除了能够与传统的测量技术（例如微管吸吮法和光学拉伸）结合起来，也有一些研究者设计出了基于微流控技术的新型细胞硬度测量装置。例如，基于驻波声表面波的微流控装置，该装置是通过利用驻波声表面波相位变化来观察细胞的运动轨迹，并将理论轨迹与实验轨迹拟合来估计细胞的可压缩性，如图 8-15（e）所示。

除此之外，还可利用声散射来量化细胞的机械性能，例如 Kang 等设计并使用悬挂式微通道谐振器（SMR）测量细胞硬度，如图 8-15（f）所示。

8.8　技术特点

8.2 至 8.6 节描述了几种细胞硬度的基本原理和计算方法。不同测量方法的结果虽然都可以表征细胞硬度的大小，然而不同测量方法由于假设条件、操作环境、力的加载方法等不同，测得的结果往往也有所差别。本节将简要讨论这 5 种细胞硬度测量方法的测量差异性。

（1）微管吸吮法

微管吸吮法利用一定的负压作用在细胞上，细胞的一部分细胞膜和细胞骨架会被吸入管腔，导致细胞整体的变形，细胞骨架主导细胞对强变形的抵抗力。已有研究表明，承受压力的主要成分位于细胞膜下皮质层中的细胞骨架。这表明微管吸吮法中细胞承受压力的主要成分应包括位于膜下皮质层中的细胞骨架。在微管吸吮中，当微管半径远小于细胞表面的局部半径时，细胞可以被近似成不可压缩的弹性半空间，并且对于普通的真核细胞，假设细胞器和细胞骨架元素的分布在整个细胞体积中是相对均匀的，因此测量的是基于均质弹性材料的有效杨氏模量。

（2）原子力显微镜（AFM）

使用 AFM 测量细胞硬度会使细胞产生与微量移液器吸力相反的变形，细胞表面会被压入细胞内部，而不是延伸到微管中。当计算杨氏模量时，测量过程中使用的机械探针、探针与细胞的接触面积和细胞环境等都会影响最终的测量结果。除此之外，AFM 确定的细胞硬度的主要决定因素是细胞骨架和核硬度，而 AFM 压入的深度对应的是细胞中的探针位置（例如细胞皮层、细胞核、细胞质）。AFM 所处的探针位置的不同也会影响最终测得的细胞硬度。

（3）光镊

光镊法是捕获光阱中的微珠（该珠子被黏附在细胞的表面），然后将珠子从细胞上移开，利用光镊法测量细胞刚度，实质上是对细胞质膜（又称细胞膜）及其附着的细胞骨架机械属性的测量。无核的红细胞不包含细胞质的细胞骨架或细胞器，也不含有其他细胞骨架成分（例如微管），仅具有膜相关的细胞骨架网络。膜对表面积变化的高抗性和对弯曲形变的抵抗是磷脂双层的机械特征（例如面积压缩模量和弯曲模量），而其对剪切变形的响应（剪切模量）取决于覆盖其细胞膜内表面的细胞骨架网络，也就是说，红细胞的弹性特性应是连续的细胞质膜结合网络骨架共同作用的结果。该方法的基本假设是：膜在变形时具有局部恒定的面积，因此其机械性能可以通过弯曲模量和剪切模量来表示。

（4）磁扭细胞术（MTC）

MTC 利用涂有 RGD 肽的珠子产生的剪切应力，通过磁珠与整联蛋白相互作用传递给细胞，导致细胞内细胞骨架发生变形，并且在细胞结构中产生拉力并传递至基底，细胞的形状并未发生大规模变化，因此 MTC 测得的剪切模量实际上可表征细胞骨架的机械性能。在计算中通常假定与细胞和珠子接触表面积值，磁珠与细胞之间的接触有效面积高于假定的面积，这可能是因为存在细胞周膜（微绒毛和微脊）的微观粗糙度。除此之外通常将细胞视为均质各向同性的线性黏弹性材料，大部分相同的假设同样适用于 AFM 测量的数据解释。

（5）声镊细胞术（ATC）

与 MTC 不同的是，ATC 是利用 RGD 肽功能化的微泡通过细胞膜上的整联蛋白将力传到细胞骨架。细胞骨架受到牵拉变形，有效细胞硬度确定为力与微泡位移之比。这类似于质量弹簧系统，使用 ATC 测量的细胞硬度相当于弹簧常数。虽然细胞内的细胞膜和其他结构也可能影响微泡的位移，但使用 ATC 测得的硬度主要取决于微泡与细胞骨架的连接。

在这 5 种方法中，微管吸吮法和光镊法（除单光阱光镊法）主要适用于处于悬浮状态的细胞，而其他几种方法主要应用于处于贴壁状态的细胞。处于贴壁状态下的细胞的细胞骨架会发生重排，机械性能很可能也会随之改变（黏附较弱细胞不会显著改变其弹性模量）。

8.9　应　用

经过几十年的发展，人们对于细胞力学特性的认识在不断加深，并且获得了一定的研究成果。为了能够定量检测单细胞力学特性，需要可以在小尺度上施加或测量小力的工具。在此基础上发明了包括微管吸吮法、原子力显微镜法、光镊法、磁扭细胞法、声镊细胞术等方法。这些方法具有不同属性，除了能够进行细胞硬度和黏弹性等的细胞力学性质的测量，有些还有其他的生物应用，例如生物大分子的力学和运动学特性。下面将围绕本章提出的 5种测量方法的应用进行阐述，以加深读者对这 5 种测量方法的认识。

（1）微管吸吮法

微管吸吮法被认为是细胞力学测量的开创性技术，能够进行包括杨氏模量和活细胞黏弹性的测量，主要用于提供有关悬浮液中漂浮细胞的重要信息，但是该方法不适用于研究处于黏附状态的细胞，因为由吸吮引起的变形可能破坏细胞膜与基础细胞骨架之间的连接。该方法已被广泛用于研究包括内皮细胞、红细胞和软骨细胞等细胞类型的机械性能检测。

除此之外，微管吸吮法也可以用于细胞核力学性能的测量，例如研究干细胞分化不同阶段的核变形。相较于其他测量方法，微管吸吮法的仪器简单、实用且易于标定，因而它仍是研究细胞力学的一种广泛采用的技术。

微管吸吮法可用于测量细胞皮层（位于细胞膜内面的由肌动蛋白丝和肌球蛋白等结合蛋白构成的网络）张力，例如利用微管吸吮法证明了在减数分裂 I 期，皮层中肌球蛋白 II 的减少是导致皮层张力降低的重要因素。

分子黏附力的测量也是微管吸吮法的一种重要应用，主要包括受体与配体间的相互作用和受体与受体间的相互作用。分子黏附力的测量方法与传统的微管吸吮法有些不同，该测量需要使用两个微管吸吮黏附在一起的细胞对。该方法已被应用于测量 Fc 受体与 IgG 细胞黏附的正向和反向的动力学速率常数，进而探测单个受体-配体的结合。除此之外，还可以利用双微管吸吮法量化和评估钙黏蛋白结合亲和力与钙黏蛋白介导的黏附机制转导之间的关系。

虽然微管吸吮法被广泛使用，但传统微管吸吮法具有测量通量低、易受机械振动和湿度波动等问题。为了提高测量通量，人们将微管吸吮技术与微流控技术结合在一起。微流体优势在于它可以使测量并行化，从而提高通量，促进更快的数据收集。为了提高微管系统工作的自动化，建立了基于视觉的机器人系统来控制压力调节系统的压力。这一系列的创新发展，为细胞测量提供了一个更加通用且简便的平台。

（2）原子力显微镜（AFM）

自从 1986 年第一台 AFM 问世以来，AFM 的性能便得到不断的改进。因其具有纳米级分辨率，所以主要应用于纳米相关研究领域。由于 AFM 可以在水性条件下（例如细胞培养基）工作，特别适合于检测生物样品，是现有的细胞力学测量技术中最为广泛使用的工具。AFM 既可以进行细胞表面形貌的扫描成像，又可以测量细胞力学弹性，并且已经广泛应用于细胞黏弹性、细胞硬度，以及细胞内部和表面分子间相互作用的研究，对癌细胞和干细胞力学性质，以及有关细胞力学的潜在分子机制的细胞力学变化的研究较多。

AFM 成像揭示了药物刺激后细胞上的显著形态变化（如在细胞表面出现微孔）。AFM 测得的力学特性可作为无标记生物标记物，指示干细胞的干性和分化情况。癌细胞的转移能力也反映了其不同的力学特性。过去的几十年里，AFM 一直是研究癌症发展过程中机械性能变化的重要工具。通过使用 AFM 测量 3 个具有不同转移潜能的前列腺癌细胞系的硬度，发现高侵袭性癌细胞比低侵袭性癌细胞具有更低的杨氏模量。

由于 AFM 具有能够在 pN 级进行力学研究的特性，所以研究者将 AFM 应用在 DNA 分子、蛋白质分子、多糖分子等分子的表面形态结构及生物力学特性的研究。此外，AFM 不仅可以应用于细胞和分子方面，现已可以完成微生物方面的研究。由于 AFM 的分辨率极高，研究者不仅利用 AFM 检测细胞外亚显微结构形态学特征，还利用 AFM 在液相中可以得到关于细胞表面的力学特征曲线来反映相应的力学特性。

AFM 经过几十年的发展，虽然性能不断提高，但仍有许多问题亟待解决，例如吞吐量和时间分辨率应进一步提高。AFM 大多测量过程需要人工操作，这样速度慢、效率低、工作量大，并且人工操作的技术水平决定了观测分辨率的高低，限制了 AFM 的实际应用。此外，在细胞力学实验过程中，AFM 探针在液态培养基里受外部实验环境影响较大（比如实验台的震动），可能会存在大量的噪声和漂移。因此，AFM 主要向高通量、自动化、高信噪比和高稳定度的方向发展。

（3）光镊法

从 20 世纪 80 年代开始，光镊技术发展衍生出了全息光镊、等离子体光镊、波导光镊和光纤光镊等种类，在生物学研究领域已经有了相当广泛的应用。光镊捕获在几十纳米到几十微米的微粒且可施加 pN 量级的力，因此其主要应用于单细胞单分子研究领域。除此之外，由于多数细胞膜是光透明的，光镊技术还可用来操控细胞内部微粒。需要注意的是，光镊技术测量时若激光光斑能量过高容易引起细胞的热损伤。

光镊技术被广泛应用于各种单细胞层面的研究，主要用于悬浮细胞的操纵和机械表征。例如对在药物刺激下血红细胞的力学特性进行测量，以及病理性的血红细胞力学特性的测量。除此之外，近年来还利用光镊对病毒和细菌、外毛细胞和神经元生长锥等细胞膜的机械性能进行了研究。

光镊技术在生物大分子研究领域也有广泛的应用。例如光镊技术可用于进行单条染色体的分离，此方法操作简单并且选择性高。光镊还被应用到生物大分子（例如马达蛋白）的力学和运动学研究中，通过光镊技术还可以了解蛋白质折叠与去折叠过程。

光镊技术非常适合生物单分子领域的测量，而在单分子研究领域，仅仅依靠光镊技术是不够的，还需要结合超高分辨率的成像技术，包括近场显微术、受激辐射损耗显微术（STED），以及单分子定位的超分辨率荧光显微术（STORM、PALM）等。这也已成为光镊技术进一步应用的趋势。

（4）磁扭细胞法（MTC）

磁扭细胞仪是 1993 年由汪宁等人发明的，该装置是为了探索机械力如何影响细胞的。通过铁磁球和均匀磁场对细胞表面受体施力来测量细胞骨架变形，从而定量地获得细胞的力学属性。MTC 已成功应用于多种细胞类型，包括内皮细胞、气道平滑肌细胞和红细胞等。

为了能够使细胞在三维空间受到任意方向的力，汪宁等人研究出了 3D 磁扭细胞。3D MTC 具有稳定、可靠、快速且方便的优势，主要用于量化细胞刚度，比如测量药物刺激或某些细胞因子对细胞刚度的影响。

由于普通光学显微镜存在光学分辨有限的情况，尚无法实现对蛋白质、细胞的精细亚细胞结构和实时基因表达的研究。为了提高空间分辨率，现已实现将 3D MTC 与受激发射损耗（STED）纳米显微镜相结合，这是一个具有超高结构分辨的三维细胞磁力扭曲系统。该系统能够在某一特定频率下对细胞施加力导致细胞骨架结构与细胞收缩性改变，进而观察和测量细胞硬度的实时变化。还能够进行细胞核内蛋白质包括剪切应变、体积应变和刚性旋转在内的弹性形变测量。

（5）声镊细胞术（ATC）

ATC 是近几年新发展起来的一种细胞力学测量技术。ATC 最初作为细胞刚度的测量工具应用于研究人类胚胎干细胞（hESC）分化和形态发生过程中的细胞刚度的原位测量。分别诱导 hESC 分化为神经细胞、上皮细胞囊肿和羊膜囊肿，结果发现不同分化路径对应的细胞刚度变化是不同的，说明细胞刚度可用作胚胎发生过程中细胞谱系多样化和细胞命运的机械生物标记。ATC 也被用来评估巨噬细胞的黏弹性特征，并且利用 ATC 驱动黏附在细胞外的微泡来机械动员巨噬细胞内的 CLDI，从而靶向破坏巨噬细胞以释放药物晶体。

在不同的刺激时间和超声参数下，ATC 的应用也有所不同。除了能够利用短时间（例如 50 ms）的机械刺激来测量细胞机械特性，ATC 还可用于通过长时间（例如 30s）施加机械力来引发多种细胞反应，例如增加细胞骨架收缩力、增强人类间充质干细胞成骨作用和人类胚胎干细胞分化的快速启动。

我国在基础科学领域、战略高技术领域、民生科技领域、医疗防控等领域都实现了历史性跨越、巨大的进步和成就，这是令人振奋的，也告诉我们自主创新事业是大有可为的、我国广大科技工作者是大有作为的，我们必须面向世界科技前沿、面向经济主战场、面向国家重大需求、面向人民生命健康，把握大势、抢占先机，直面问题、迎难而上，肩负起时代赋予的重任，努力实现高水平科技自立自强！科技的蓬勃发展离不开我国提出的多项正确举措，例如实施科教兴国战略、人才强国战略、创新驱动发展战略，强化现代化建设人才支撑，完善国家创新体系，坚持科技是第一生产力、人才是第一资源、创新是第一动力。新一轮科技革命，交叉学科融合，我国正在把握好这一弯道超车的契机，相较于从前，现在的科技创新深度显著加深，我们更加需要高精尖的人才与技术。对此，我们有足够的信心攻坚克难，因为我们正与未来同向，与时代同往，与发光者同行。我国定能建成世界科技强国，全面推进中华民族伟大复兴！

第9章 快照式高光谱成像技术

本章介绍了快照式高光谱成像技术的技术背景、常见类型、应用等，并从几种常用技术的发展情况、基本原理、特点等方面进行了详细说明与分析。

9.1 概　述

9.1.1 高光谱技术背景及应用

光谱分析能根据物质的特征光谱对物质进行化学定性和定量的分析，历史上许多新元素是通过光谱分析发现的，如铷、铯、氦等，但光谱分析是单点测量，不包含物体的位置、形状、大小等空间信息。为了同时研究目标物体的光谱信息和空间信息，光谱成像技术将成像技术与光谱技术相结合，在得到目标物体轮廓的同时获得其内部结构及化学成分。光谱成像技术最早起源于遥感领域，于20世纪80年代由美国喷气推进实验室正式提出，该技术集光学、光谱学、精密机械、光电子学、电子学、信息处理、计算机科学等领域于一体。根据光谱分辨率的不同，可将光谱成像技术分为多光谱成像技术、高光谱成像技术和超光谱成像技术，其中高光谱成像技术的光谱通道数量通常为几十到几百，光谱分辨率约 10 nm。目前，高光谱成像技术在医学成像、遥感成像、食品检测、农业等领域均得到广泛关注。

在生物医学应用领域，由于高光谱成像技术具有光谱范围广、光谱分辨率高、光谱通道数量多，在光谱范围内连续成像，以及非侵入性等优势，作为一种疾病诊断和治疗评估技术手段具有广泛的潜在用途。由于不同种类或不同病理状态的组织的化学组成和物理特征不同，人体组织对特定波长的电磁波有着不同的反射率、吸收率和电磁能量，反映到测量结果上就是不同人体组织的特征光谱存在差异，通过分析这些光谱信号就可以实现人体组织状态信息的定性或定量检测，并根据高光谱图像提供的空间分布信息实现可视化，从而进行疾病诊断、手术指导等。

9.1.2 高光谱成像技术的分类

高光谱成像技术可分为两大类：扫描式高光谱成像和快照式高光谱成像。前者包括摆扫式高光谱成像、推扫式高光谱成像和凝视式高光谱成像三种，分别采用在空间维度上的点扫描、线扫描和面扫描获取目标物体的光谱信息，如图 9-1 所示，但该类技术存在结构复杂、时间分辨率低等缺陷，不能适应动态场景的监测。

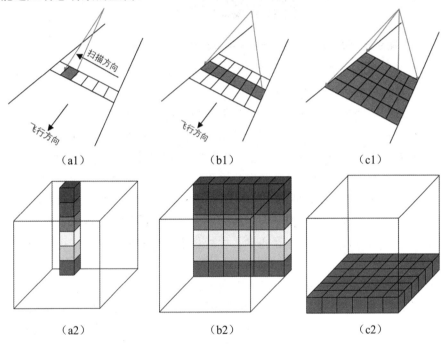

（a1）　　　　　　　（b1）　　　　　　　（c1）

（a2）　　　　　　　（b2）　　　　　　　（c2）

图 9-1　三种扫描式高光谱成像技术的工作原理和单次成像获得的数据结构

注：a1 和 a2 分别为摆扫式的扫描方式和单次成像的光谱，b1 和 b2 分别为推扫式的扫描方式和单次成像的光谱，c1 和 c2 分别为凝视式的扫描方式和单次成像的光谱。

相对于扫描式高光谱成像而言，快照式高光谱成像系统内部不需要扫描部件，具有结构紧凑、轻便、稳定性高等特点，能同时捕获目标物体的二维空间信息和一维光谱信息，并通过相应的算法重建出三维"数据立方体"，如图 9-2 所示，在动态场景及需要实时监测的领域具有前者不可比拟的优势。

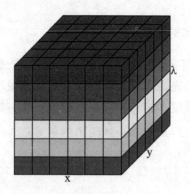

图 9-2 快照式高光谱成像技术的单次成像的"数据立方体"示意图

目前，快照式高光谱成像技术有多种实现途径，主要有：

①计算层析成像光谱技术

计算层析成像光谱技术结合了计算机断层扫描原理和成像光谱技术。该方法将目标的"数据立方体"视为三维物体，投影器件将入射光沿着一个或多个方向投影到二维探测器阵列上，二维探测器上的投影图像即为目标的"数据立方体"在各个方向的投影图像，再根据"数据立方体"与投影图像之间的关系，选择合适的图像重建算法重构目标的"数据立方体"。计算层析成像光谱仪按照工作模式的不同分为光栅型层析成像光谱仪和棱镜型层析成像光谱仪。该方法成像速度快、高通量、性能稳定、光谱分辨率高，可应用在诸多领域。

②基于压缩感知的编码孔径光谱成像技术

基于压缩感知的编码孔径光谱成像技术结合了压缩感知理论和光谱成像技术。该技术的主要部件包括成像透镜、编码孔径、色散元件及二维探测器阵列，其核心思想是采用编码孔径作为空间调制器对入射光进行空间维度上的统一调制，从而将三维"数据立方体"压缩为二维图谱混叠图像，该混叠图像包含了丰富的空间信息和光谱信息，再根据压缩感知理论对该图像进行重建得到"数据立方体"。该技术突破了空间分辨率和光谱分辨率的制约关系，但系统体积大，重建算法复杂，并且对目标信号的稀疏性和相关性有一定要求。

③分孔径光谱成像技术

基于光谱滤光阵列技术和微透镜阵列技术的分孔径光谱成像技术的基本原理为：首先，目标发出的光经过主成像镜投影到像平面；然后，在像平面处采用微透镜阵列进行色散以生成马赛克图像，或在像平面处使用滤光片阵列使特定频率的光投影在相应的像元上生成马赛克图像；最后，通过去马赛克算法将马赛克图像重建为"数据立方体"。基于分孔径光谱成像技术的高光谱成像系统结构简单、体积小、帧率高、工程化实现容易，但存在光谱分辨率和空间分辨率相互制约的缺点。

④基于分束器的光谱成像技术

基于分束器的光谱成像技术的典型结构如图 9-3 所示，分束器将一束入射光分为 5 个光路，然后采用探测器对 5 个光路分别成像。

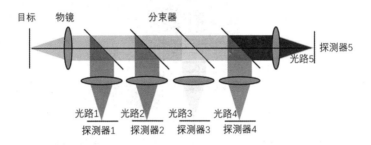

图 9-3　一种典型的基于分束器的光谱成像技术

该方法的关键是设计合适的分束器。这种技术原理简单，但能量损失严重，能量损失取决于分束器的效率，且光谱分辨率受制于分束器的体积。

此外，还有可调谐阶梯光谱成像仪、图像映射光谱仪、傅里叶变换高光谱成像等技术，本章选择具有代表性的快照式高光谱成像技术进行介绍。

9.2　计算层析成像光谱技术

科马克于 1963 年首次发现了 X 射线在不同人体组织的透过率不同，为计算机断层扫描技术的应用奠定了理论基础。成像光谱技术起源于 20 世纪 70 年代的多光谱遥感技术，并于 20 世纪 80 年代中期以后在遥感领域得到较大发展，但由于计算机、探测器及理论水平的限制，直到 20 世纪 90 年代才诞生了结合了计算机断层扫描原理和成像光谱技术的计算层析成像光谱技术。根据工作模式的不同，该技术可被分为光栅型层析成像光谱仪和棱镜型层析成像光谱仪。

计算层析成像光谱技术的投影原理如图 9-4 所示。其中，(s_x, y_x, λ) 为"数据立方体"的坐标，(x, y) 为投影图像的坐标。在焦平面阵列记录的衍射图案是一组呈六边形对称分布的色散图像，图中的边界表示焦平面阵列的范围，每个阴影区域都表示"数据立方体"在焦平面阵列上的投影图像，投影图像都是由三个光栅的衍射级数的特定组合产生的。中心正方形阴影区域为无色散的 0 级衍射，即目标的直接全色图像，确定了"数据立方体"的空间信息的尺寸，但对目标的光谱信息没有贡献，其他衍射图案为目标的不同衍射级。这些色散图案对应目标"数据立方体"在相应投影角下的投影值，利用基于计算机断层扫描技术的重建算法即可从这些投影图案中重建出光谱图像数据。

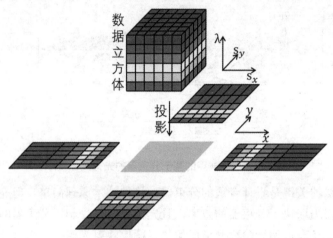

图 9-4　计算层析成像光谱技术的投影原理

重建算法的理论基础是拉东变换和中心切片定理。拉东变换是图像重建的数学基础，该变换是基于直线积分的投影变换，下面以二维拉东变换为例说明：设二维目标函数为 $f(x, y)$，其在一个平面内沿不同直线做线积分最终得到投影图像即为该二维目标函数的拉东变换。假设投影直线 PL 的方程为：

$$PL : p = x\text{con}\varphi + y\sin\varphi \tag{9-1}$$

其中，p 是原点到直线 PL 的垂线长度，φ 是该垂线与 x 轴夹角。则二维目标函数 $f(x, y)$ 的拉东变换即为该函数沿投影直线 PL 方向的直线积分，即

$$P_\varphi(p,\varphi) = \int_{PL} f(x,y)\,dl \tag{9-2}$$

通过上述过程可知，拉东变换是高维目标函数做直线积分后得到低维投影的过程。通过拉东和傅里叶变换的关系可以推导出中心切片定理：

$$F_n\{f(X)\} = F_1\{\hat{f}(p,\delta)\} \tag{9-3}$$

其中，$\hat{f}(p,\delta)$ 为目标函数 $f(X)$ 沿 δ 方向的拉东变换，$F_n\{f(X)\}=\int f(x,y)e^{-ik\pi X}dX$ 为目标函数 $f(X)$ 的 n 维傅里叶变换，$F_1\{\hat{f}(p,\delta)\}=\int \hat{f}(p,\delta)e^{-i2\pi lp}$ 为 $\hat{f}(p,\delta)$ 对向径 p 的一维傅里叶变换。通过上述过程可知，中心切片定理可描述为：拉东变换得到的低维投影数据在积分直线向径 p 方向上的一维傅里叶变换是目标函数 n 维傅里叶变换域中的一个切面（或切线）。

　　计算层析成像光谱技术具有适用于多种检测环境、无须视场扫描、无运动部件、性能稳定、全视场性、能保证较高的光通量及光能利用率、能快速有效的获取目标的二维空间信息和一维光谱信息等众多优点，具有广阔的潜在应用前景和很高的研究价值。但是，该技术的成像效果受光栅或棱镜等投影器件和图像重建算法等因素的影响，目前大部分还处于实验研究和模拟阶段。投影器件的性能直接决定着系统的性能，但是其制作工艺复杂，价格昂贵；图像重建算法也直接影响从二维投影图像重建三维"数据立方体"的效率与精度。因此，该技术的关键是制作高通量、高能量利用率、高精度且低成本的投影器件，提出高效的图像重建算法。值得注意的是，计算层析成像光谱技术还存在先天性缺陷：由于所获投影角度有限，有限个二维投影图像智能对目标进行不完全重构，所获得的三维"数据立方体"不可避免地存在"信息丢失锥体"的问题，该缺陷还有待突破。

9.3　编码孔径光谱成像技术

　　早在 1979 年，科学家就将阿达玛矩阵作为编码模板，使用移动机械模板作为编码孔径代替传统光谱成像仪中的狭缝，从理论和实验上实现了基于编码孔径的光谱成像技术。随着光谱成像技术的发展和压缩感知理论的提出，编码孔径技术有了新的发展。2004 年，陶哲轩等人提出了压缩感知理论，突破了奈奎斯特采样定理的限制。该理论认为，当原信号具有稀疏性或在某一变换域内具有稀疏性和不相关性时，可以通过随机的、远低于采样定理要求的采样点重建出原信号，这一特性为信号的采集、传输提供了新思路。基于压缩感知理论，杜克大学的 Brady 等人于 2006 年用二维编码模板结合计算机仿真技术，在理论上提出了压缩感知光谱成像系统，随后搭建了编码孔径快照光谱成像仪，最终在探测器阵列上得到混叠的二维图像，通过压缩感知重建算法得到了较好的三维"数据立方体"。

　　压缩感知在二维成像和光谱成像上都得到了广泛关注。压缩传感理论主要由三部分组成：信号的稀疏表示、投影测量矩阵和信号重构算法。信号的稀疏表示就是指将信号投影到正交变换基时，绝大部分变换系数的绝对值很小，所得到的变换向量是稀疏或近似稀疏的，可以将其看作原始信号的一种简洁表达，这是压缩传感的先验条件；投影测量矩阵能在采样过程中对信号进行压缩投影，然后得到投影图像；最后，根据投影观测矩阵和测量结果解决少量测量数据重建三维"数据立方体"中的"欠定"问题，常用的有最小范数法、贪婪迭代匹配追踪系列算法、迭代阈值法等。

　　编码孔径光谱成像技术具有高光通量、高信噪比等优点，突破了空间分辨率和光谱分辨率制约的关系，还对平台要求低、稳定性高。由于系统测量数据少，因此在数据传输和存储方面也有极大优势。但是通常系统体积大、基于压缩感知的图像重建算法复杂，如何优化图像重建算法是提高系统精度的关键。目前，由于关键技术有待进一步突破，如编码孔径的优化设计、编码矩阵的设计、成像方式的优化、复原算法的优化等，编码孔径光谱成像技术还处在理论和实验阶段。

9.4　分孔径光谱成像技术

　　分孔径光谱成像系统结构是在复眼相机的基础上发展起来的。首先发展起来的是基于马赛克滤光阵列的多光谱成像理论，该理论在图像传感器前端放置滤光片阵列，以空间分辨率换取光谱分辨率。此后陆续出现了滤光片阵列和微透镜阵列，并装入铟镓砷相机中实现了在短波红外波段的光谱成像。上述采用的滤光片阵列中，滤光片阵列体积较小，所匹配的微透镜阵列也较小，加工难度过大。随着纳米加工技术的不断进步，XIMEA 公司基于 IMEC 研制的镀膜探测器研制了 xiSpec 系列分孔径快照式光谱成像仪，该类镀膜探测器把滤光片镀制在探测器阵列的像元上，其镀膜工艺已达到像素级，是目前最为广泛应用的分孔径光谱成像探测器。以该系列的 MQ022HG-IM-SM4X4-VIS 为例，有 16 个波段，成像光谱范围为 470~630 nm，核心结构如图 9-5 所示。该传感器基于分辨率为 2048×1088 像素的 CMOS 传感器，在传感器的基础上增加了像素级的滤光片阵列，拍摄到的数据结构如图 9-6 所示。

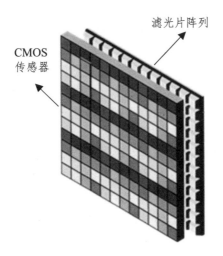

图 9-5　MQ022HG-IM-SM4X4-VIS 高光谱相机的核心结构

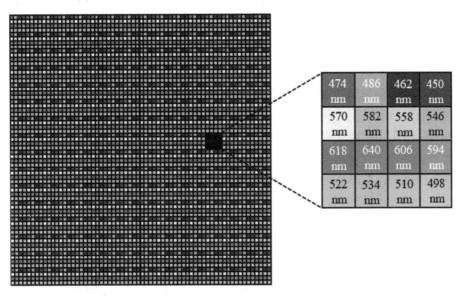

图 9-6　5×5 模式的马赛克图像

对马赛克图像做去马赛克处理，即插值处理，得到"数据立方体"高光谱数据。XIMEA 公司不提供最终解决方案，取得 xiSpec 系列相机的原始数据后需要使用者自行处理得到"数据立方体"。原始图像中包含全部光谱波段的信息，但每个波段有 1/16 的信息，需要通过去马赛克算法估计缺失的信息，得到完整的三维光谱图像。

由于分孔径光谱成像技术发展时间较短，针对高光谱成像技术的去马赛克还在研究阶段，目前代表性算法有以下 3 种：基于二叉树边缘感知的光谱去马赛克算法，通过对光谱滤光阵列的设计沿着二叉树向下划分节点对各光谱波段位置进行设计；多模型光谱图像去马赛克算法，按照采样率将光谱波段划分为重要光谱波段和次要光谱波段，分别进行单独处理；基于自适应上采样内核的光谱图像去马赛克算法，可以很好地应用于特定的 5 种通道的光谱滤光阵列。总而言之，分孔径光谱成像系统体积紧凑、结构简单、重量轻，在无人机、机器人、手持设备等领域有着广阔的发展前景，但是微透镜阵列和滤光片阵列的制备工艺与在图像传感器上镀膜工艺复杂、成本较高。另外，该类技术以空间分辨率换取光谱分辨率，得到的信息不完整，如何使用去马赛克技术重建完整的"数据立方体"是该领域的重要研究方向。

9.5　傅里叶变换高光谱成像

傅里叶变换光谱成像技术是 1990 年前后发展起来的一种新型光谱成像技术，其理论完备、性能稳定，在提出后已从原理研究发展到卫星搭载应用等众多应用领域。傅里叶变换成像光谱仪主要有时间调制型和空间调制型两大类。早期的傅里叶变换成像光谱仪大多以迈克尔逊干涉仪为原型，这类仪器均有一套高精度的动镜驱动系统，称为时间调制型傅里叶变换成像光谱仪。在实际应用中，时间调制型傅里叶变换成像光谱仪暴露出两大缺点：一是动镜要求匀速，且对倾斜、晃动要求严格；二是对干涉图完成采样动镜需要运动一个周期，实时性略差。20 世纪 90 年代以来，随着面阵图像传感器发展，国际上出现了空间调制型傅里叶变换成像光谱技术或数字阵列扫描型傅里叶变换光谱成像技术，波段更宽，抗震能力更强，广泛应用于军事、天文、气象、化学分析等研究领域。

目前典型的傅里叶变换成像光谱仪主要有：美国佛罗里达工学院和夏威夷大学基于萨格纳克干涉仪的空间调制型干涉成像光谱仪；美国华盛顿大学基于双折射元件研制的数字阵列扫描干涉仪；英国圣安德鲁斯大学基于沃拉斯顿棱镜的空间调制成像光谱仪；日本大阪大学的多通道红外空间调制成像光谱仪；西安光机所基于变形的萨格纳克型干涉成像光谱仪研制的大孔径静态干涉成像光谱仪等。因为时间调制型和空间调制型傅里叶变换成像光谱仪的基本原理相同，本节以时间调制型傅里叶变换光谱仪为例，介绍傅里叶变换光谱成像的基本理论，以及获得光谱数据立方体的大致流程。

假设一准直光束进入迈克尔逊干涉仪，在任意时刻 t 位置为 z 处的光波表达式为：

$$E(z,\sigma)d\sigma = E_0(\sigma)e^{j(\omega t - 2\pi z\sigma)}d\sigma \tag{9-4}$$

其中，$E_0(\sigma)$ 为电矢量振幅。假设分束板的反射率和透射率分别为 r 和 t，光经过分束板后分成了两束相干光，并最终在探测器上产生干涉，两束光的传播距离分别为 z_1 和 z_2，最终合成的光矢量振幅为：

$$E_R(z_1,z_2,\sigma)d\sigma = rtE_0(\sigma)\left[e^{j(\omega t - 2\pi\sigma z_1)} + e^{j(\omega t - 2\pi\sigma z_2)}\right]d\sigma \tag{9-5}$$

光强为：

$$I(z_1,z_2,\sigma)d\sigma = 2E_0^2(\sigma)|rt|^2\left\{1 + \cos\left[2\pi\sigma(z_1 - z_2)\right]\right\}d\sigma \tag{9-6}$$

对于复色光谱来说，对上式进行积分，可得：

$$I_R(\Delta) = 2RT\left[\int_0^{+\infty} E_0^2(\sigma)d\sigma + \int_0^{+\infty} E_0^2(\sigma)\cos(2\pi\sigma\Delta)d\sigma\right] \tag{9-7}$$

式中，$R = r^2$，$T = t^2$，$\Delta = z_1 - z_2$。

由于光源辐射度：

$$B(\sigma) \propto E_0^2(\sigma) \tag{9-8}$$

略去常数和直流分量，将光谱进行负波数扩展，有：

$$B(\sigma) = \int_{-\infty}^{+\infty} I(\Delta)e^{-j2\pi\sigma\Delta}d\Delta \tag{9-9}$$

由此公式，可得到：

$$I(\Delta) = \int_{-\infty}^{+\infty} B(\sigma)e^{-j2\pi\sigma\Delta}d\sigma \tag{9-10}$$

式（9-10）为干涉数据与其相应光谱数据之间的关系表达式，是干涉成像光谱学中的基本公式。根据以上基本理论开发的干涉成像光谱仪的工作流程如图9-7所示。

对于常见的干涉成像光谱仪，来自目标区域的光线通过前端系统进入干涉仪并形成干涉，在 CCD 处成像并形成干涉数据立方体。干涉数据立方体中包含了目标区域的二维空间信息和一维干涉信息。对仪器获得的数据进行存储或传输，并在接收处接收到数据立方体。对干涉数据立方体进行数据预处理、光谱复原和数据后处理等操作后，最终形成光谱数据立方体。

相对于传统的棱镜光栅色散型成像光谱仪，时间调制型傅里叶变换成像光谱仪具有光通量大的优点，但是干涉系统不稳定，需要一套高精度的控制系统来保证动镜的平稳运行；空间调制型傅里叶变换成像光谱仪具有稳定的干涉系统，抗干扰能力强，适合迅变物体的光谱测量，但是系统中的狭缝限制了光通量的提高，信噪比较低。虽然傅里叶变换光谱成像仪是当前光谱成像的主要研究设备，但该类光谱成像仪普遍存在分光方式成本高、体积大等缺点，为了推动其产业化应用，需要发展出体积更小、成本更低、速度更快的光谱成像技术。

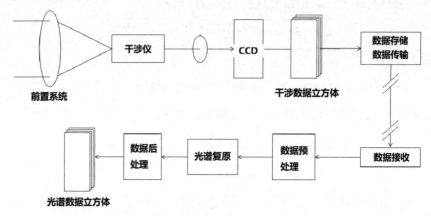

图 9-7　时间调制型傅里叶变换成像光谱仪中数据立方体的获得流程

9.6　总结与前瞻

高光谱技术结合了成像技术与光谱技术，能够检测、识别出传统成像技术难以探测的目标，目前已在医学、遥感、精准农业、环境监测等方面发挥了重要作用。本章介绍了高光谱成像技术的基本概念和类别，并重点介绍了快照式高光谱成像技术，分析了多种常用快照式高光谱成像技术的发展、原理和特点。计算层析成像光谱技术硬件成本高昂，图像重建算法复杂，只能进行不完全重构；基于压缩感知的编码孔径光谱成像技术系统体积大，对目标信号的稀疏性和相关性有一定要求；分孔径光谱成像技术存在光谱分辨率和空间分辨率相互制约的缺点，制作工艺复杂、成本较高；傅里叶变换光谱成像仪分光方式成本高、体积大。

高光谱成像技术的推广受到加工工艺、理论突破、应用成本、体积小型化等多重因素的影响。如何权衡以上因素、解决技术痛点，发展出小型化、低成本、实时性好、测量精度高的高光谱成像技术是推动产业下沉时的主要问题，也是未来相关从业人员的努力方向。

　　在此项技术上，我国研制的高光谱卫星为建设美丽中国增添"慧眼"。2018 年 5 月 9 日，高分五号卫星在太原卫星发射中心成功发射，这颗卫星填补了国产卫星无法有效探测区域大气污染气体的空白。其具备监测多个环境要素的能力，包括大气气溶胶、二氧化硫、二氧化氮、二氧化碳、甲烷、水华、水质、核电厂温排水、陆地植被、秸秆焚烧、城市热岛等。高分五号卫星将为我国气象业务提供有效支撑，对温室气体、痕量气体和污染气体的监测预警工作具有重要意义，它是中国实现高光谱分辨率对地观测能力的重要里程碑。

　　"箭指苍穹逐梦浩瀚宇宙，星耀华夏建设美丽中国"，这句话激励着上海航天高分五号卫星研制团队十年来不懈追求。从 2008 年开始的卫星背景论证，到 2018 年的成功发射，这支团队一次又一次面对困难与挑战，攻克了一个又一个难关，推动了我国高光谱卫星研制水平飞速提升。截止到 2022 年，高分系列卫星已经累计发射了数十颗，为我国提供了丰富的遥感影像数据，推动我们朝着建设美丽中国的目标迈进。①

---

　　① 相关数据可以在国家自然资源卫星遥感云服务平台下载查阅（http://www.sasclouds.com/chinese/home）。

第 10 章　新型电阻抗成像技术

生物组织的电特性是现代生物医学领域的研究热点之一。由于生物体的各组织之间，以及正常组织与病变组织之间的电导率具有差异，所以对生物组织电导率的研究有助于临床上的病理诊断和对人类自身奥秘的探索。电阻抗断层成像技术通过测量低频电流激励下成像体表面的电势分布来重建成像体内部的电导率分布图像。由于测量信息有限，传统的电阻抗成像方式在静态成像中面临空间分辨率低的瓶颈，限制了其临床应用。

"共建共享、全民健康"是建设健康中国的战略主题。①党的二十大报告对"推进健康中国建设"作出全面部署，强调"人民健康是民族昌盛和国家强盛的重要标志""把保障人民健康放在优先发展的战略位置，完善人民健康促进政策"。新征程上，要坚持以人民为中心，不断推动科技创新。

本章就磁共振电阻抗成像和磁探测电阻抗成像在磁场信号检测和电导率图像重建等方面展开介绍，每种成像方式介绍 1～2 种图像重建算法，包括传统的灵敏度算法和近年发展的深度学习算法，最后对电阻抗成像的应用前景进行展望。

10.1　电阻抗成像原理概述

人体是一个大的生物导电体，各种组织具有不同的电阻抗特性，而生物组织的电阻抗又包括导电特性和介电特性两部分。前者是组织内自由电荷对外加电场的响应特性，后者是生物分子的束缚电荷对外加电场的响应特性。在低频时，细胞膜导电性很弱，电流绕过细胞在细胞外液中曲线行进，生物阻抗主要表现为阻性；在高频时，细胞膜导电性增强，电流能直接穿过细胞直线行进，生物阻抗表现为容性。

人体组织在低频段主要表现为电阻特性，不同组织的电阻率参数如表10-1 所示。

---

① 把人民健康放在优先发展的战略地位——"中国这十年"系列主题新闻发布会聚焦新时代卫生健康事业发展成就[N/OL]. 新华网. 2022-9-7. http://www.news.cn/politics/2022-09/07/c_1128984693.htm

表 10-1　人体组织电阻率参数表

组织	电阻率/Ω·m	组织	电阻率/Ω·m
骨骼	166	纵向骨骼肌	1.3～1.5
脂肪	21～28	横向骨骼肌	18～23
肺	7.3～24	肝脏	3.5～5.5
脑灰质	2.8	血液	1.5
脑白质	6.8	血浆	0.66
纵向心肌	1.6～5.8	脑脊液	0.65
横向心肌	4.2～51	神经组织	5.8

另外，生物组织的电特性与结构生理、病理状态密切相关，病变生物组织与正常生物组织之间的电阻抗特性也存在较大差异。例如，脑组织的电阻率在癫痫发作时比正常情况约增大 20%，脑部肿瘤的电阻率仅为正常组织的一半。因此，通过对组织电阻率的测量，可以判断生物体的生理病理状况，有助于对临床疾病的诊断，对病人的生理、病理状态的监护，以及对人类自身生命系统的认知。

电阻抗成像技术的基本原理即根据人体内不同组织与器官在不同生理、病理状态下具有不同的电阻抗特性，通过施加小的安全驱动电流，并测量人体表面的电压信号进而按照特定的图像重建算法来获得人体内部的电阻率分布及其变化的图像，从而实现对成像体的生理、病理状态的检测或监护。

通常，在 EIT 中采用的是频率为 10～100kHz 的低频激励源，在此频率下，可以忽略介电常数的影响，电阻抗成像的数学模型主要表现为成像体的电导率分布与成像域内的电势分布之间的关系。由生物体模型内部的电阻抗分布及边界激励信号，求解物体内部或表面的电压、电流分布称为 EIT 正问题。由表面电压、电流分布及边界激励信号，求生物体模型内部的阻抗分布，称为 EIT 逆问题。

EIT 正问题的求解有两种方法：解析法和数值法。解析法只适用于规则成像区域，常用的数值求解方法有：有限元法（Finite Element Method，FEM）、边界元法（Boundary Element Method，BEM）、有限体元法（Finite Volume Method，FVM）等。

EIT 逆问题的求解，又被称为 EIT 图像重建，根据图像重建方式的不同，EIT 可分为动态成像和静态成像。动态成像是以电阻抗分布的相对值为成像目标，利用两个不同时刻的测量数据，重构这两个时刻电阻抗分布的差值图像，动态成像可用于临床上呼吸等生理状态的连续监测。静态成像是以电阻抗分布的绝对值为成像目标，利用某一时刻的测量数据，通过图像重建算法直接获得该时刻电阻抗分布的绝对值，重构出定值图像。临床上可用于肿瘤组织的定位与筛查，以及功能成像中脑组织电特性的研究等。

　　然而，电阻抗成像技术至今仍未被广泛应用于临床疾病检测。这是由于：首先，EIT 受接触电极的个数和位置的限制，只能测量成像物体表面的有限个电势值，而不能进入内部，所能获得的信息量极少；其次，边界电压受内部电导率变化的影响较大。因此，EIT 要解决的问题存在很严重的病态性，重建图像的分辨率较低。

　　考虑到磁场检测可以不受接触电极的影响，人们开始尝试用磁场的方式，通过线圈检测导体内部或周围的磁场分布来重构导体内部的电阻抗分布，根据激励的方式不同，分别采用电极和线圈进行电场或磁场激励，产生了磁共振电阻抗成像（Magnetic resonance electrical impedance tomography，MREIT）、磁探测电阻抗成像（Magnetic Detection Electrical Impedance Tomography，MDEIT），以及磁感应电阻抗成像（Magnetic Induction Tomography，MIT）等新型电阻抗成像技术。许多国家如英国、美国、韩国、土耳其、加拿大、日本等都在从事相关的课题研究，国内中科院电工所、浙江大学、天津大学、天津工业大学等科研院校和机构开展了这方面的研究工作。以下分别从测量原理、图像重建的角度介绍磁共振电阻抗成像与磁探测电阻抗成像的相关理论。

10.2　磁共振电阻抗成像

10.2.1　MREIT 基本测量原理

　　对于一个给定电导率分布的导电体，在其边界上注入电流时，导体内部就会产生特定的电流密度分布，同时电流激励出磁场，形成特定的磁感应强度分布。若成像目标处于磁共振设备主磁场中，则激励磁场平行于主磁场的分量就会影响磁化矢量的相位，形成相位积累，磁共振回波信号是整个成像域各体素回波信号的总和。通过得到的回波信号提取出该电流引起的磁场强度信息，进而重建成像体内部的特定电导率分布，这便是磁共振电阻抗成像的基本思路。

　　为了正确提取注入电流引起的磁感应强度信息，注入电流与射频脉冲及MRI 的梯度脉冲序列之间必须遵循特定的匹配关系。下面以最典型的自旋回波序列（Spin Echo，SE）为例，来说明附加电流与磁共振系统的各脉冲序列之间的匹配关系，如图 10-1 所示。

图 10-1 表现了注入电流与自旋回波序列之间的同步匹配关系。假设频率编码梯度、相位编码梯度和层面选择梯度分别施加在磁共振坐标系的 x、y、z 方向。在每个成像周期的开始，首先开启的是层面选择梯度脉冲 G_z，它决定了发生磁共振的氢核所在的层面；与此同时，开启 90°射频脉冲，此时激励脉冲限制在 G_z 所确定的平面内，该层面的磁化强度矢量 M 立刻倒向 xoy 平面。在 t_1 时刻，层面选择梯度脉冲 G_z 关断，相位编码梯度 G_y 加入，对体素的磁化强度矢量 M 进行相位编码，产生 y 方向上的定位信息；在相位编码梯度 G_y 激励的过程中或结束之后向成像体注入附加电流，显然，该电流产生的磁场将影响氢核所在空间中的总磁场强度。平行于静磁场方向的场强分量与现有的磁场叠加，改变了选定的层面内的氢核的拉莫尔频率，进而改变了其进动相位，表现为磁化强度矢量 M 中的相位变化。

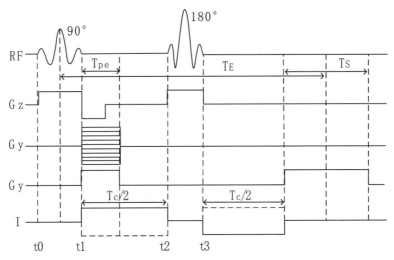

图 10-1　注入电流与自旋回波序列之间的同步匹配

10.2.2　MREIT 图像重建算法

依据用于直接进行电导率图像重建的数据，可将现有的 MREIT 成像算法分为两类：一类是基于电流密度的成像算法；另一类是基于磁感应强度分量的成像算法。两种算法的分类和涉及电导率图像重建的各个主要物理量之间的基本关系如图 10-2 所示。

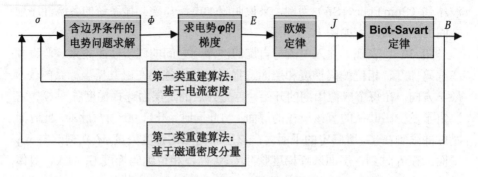

图 10-2 MREIT 成像算法分类

基于电流密度类的成像算法包括：电流密度替代法、电流约束电压刻度重建法、等势线法和非迭代等势线法等。而基于磁感应强度分量的成像算法包括：灵敏度矩阵法、谐函数法、磁感应强度分量梯度分解法、变分磁感应强度分量法、代数重建、局部磁感应强度分量法、径向基函数神经网络法和响应曲面法等。

10.2.3 磁共振电阻抗成像正问题

向成像体 Ω 施加激励信号，在低频电流源的激励下，不考虑生物组织的电容特性，只考虑其电导率特性，电导率 σ 和电势 φ 的关系如式（10-1）所示的拉普拉斯方程：

$$\begin{cases} \Omega : \nabla \cdot \sigma \nabla \phi = 0 \\ \Gamma : -\sigma \nabla \phi \cdot \mathbf{n} = g \end{cases} \quad (10\text{-}1)$$

其中，g 表示由注入电流引起的边界电流密度的法向分量。

首先，采用变分原理，将式（10-1）的求解最终转化为解矩阵方程（10-2）。其中系数矩阵 A 与电导率 σ 有关，F 仅与边界上的激励电流密度有关。

$$A\Phi = F \quad (10\text{-}2)$$

求解式（10-2）之后，即可由电势 φ 根据式（10-3）和式（10-4）求出成像体 Ω 内部区域的电场强度 E 和电流密度 J。

$$E = -\nabla \Phi \quad (10\text{-}3)$$

$$J = \sigma E \quad (10\text{-}4)$$

继而，根据 Biot-Savart 定律可求解区域 Ω 内各个位置上的磁感应强度 B：

$$B(r) = \frac{\mu_0}{4\pi} \int_\Omega J(r') \times \frac{r - r'}{|r - r'|^3} dr' \tag{10-5}$$

其中，μ_0 表示真空中的磁导率；r' 代表源点的位置矢量；r 代表测量点的位置矢量；$J(r')$ 表示 r' 处的电流密度；$B(r)$ 表示 r 处的磁感应强度。

由于解析法只适用于规则成像区域，一般来说，对于形状不规则的成像体，对式（10-1）的求解采用有限元数值计算方法。根据有限元法的基本思想，首先假设经过有限元离散的单元内部电导率分布均匀，再利用边界条件和电导率的分布求解得到离散单元的各个节点上的电势 φ，进而可根据形状函数获得剖分单元内部的电势分布。

具体到式（10-2）中，矩阵 $A = [A_{ij}]$，$(i, j = 1, 2, \cdots, n)$；节点处的电势矩阵 $\varphi = [\varphi_i]^T$，$(i = 1, 2, \cdots, n)$；右端项 $F = [F_i]^T$，$(i = 1, 2, \cdots, n)$；n 为有限元计算中剖分节点的总数。在对成像区域进行有限单元离散化后，系数矩阵 A 和右端项矩阵 F 在单元 e 上的表达式分别如式（10-6）和式（10-7）所示。

$$A_{ij}^e = \int_{\Omega^e} \sigma^e \nabla N_i^e \cdot \nabla N_j^e d\Omega \tag{10-6}$$

$$F_i^e = -\int_{\Gamma^e} J_n N_i^e d\Gamma \tag{10-7}$$

其中，σ^e 表示单元 e 内的电导率值，N^e 为单元 e 的形状函数。进而可计算出所有剖分节点处的电势值。

进而，单元 e 内部的电场强度和电流密度可以通过与单元 e 有关的节点计算求得：

$$E^e = -\nabla \Phi_i^e \tag{10-8}$$

$$J^e = \sigma^e E_i^e \tag{10-9}$$

进一步，由 Biot-Savart 定律得到单元 j 在成像体内部第 i 个位置所产生的磁感应强度为：

$$B_{ij} = \frac{\mu_0}{4\pi} J_j \times \frac{r_i - r_j'}{|r_i - r_j'|^3} V_j \tag{10-10}$$

其中，J_j 为第 j 个单元的电流密度，r_i 表示第 i 个测量位置的坐标矢量，r_j' 表示第 j 个单元重心处的坐标矢量，V_j 为第 j 个单元的体积。那么在第 i 个测量位置的磁感应强度为各个单元在该处所产生的磁感应强度之和，即

$$B_i = \frac{\mu_0}{4\pi} \sum_{j=1}^{e0} J_j \times \frac{r_i - r_j'}{\left| r_i - r_j' \right|^3} V_j \qquad (10\text{-}11)$$

10.2.4　磁共振电阻抗成像逆问题

（1）MREIT 灵敏度矩阵算法

如前文所述，磁共振电阻抗成像的逆问题求解算法可分为两类，即基于电流密度类和基于磁感应强度分量类的重建算法。在实际测量中，由磁共振系统直接获得的磁感应强度到电流密度的求解可根据式（10-12）求得

$$J = \frac{1}{\mu_0} \nabla \times B \qquad (10\text{-}12)$$

由式（10-12）可推理出，在笛卡尔坐标系中，电流密度矢量 J 的每一个分量都需要另外两个分量的磁感应强度分量计算得到，在实际测量中极不方便。因此，在近几年的 MREIT 研究中，磁感应强度分量类的重建算法获得了更多的青睐，即根据磁感应强度的单个分量实现成像体的电导率分布的重建。从重建速度与准确度的角度出发，本书选用了此类方法中的灵敏度矩阵重建算法进行 MREIT 电导率的重建。

本质上看，MREIT 的图像重建过程实质上是利用成像体内部的磁感应强度测量数据求解内部电导率分布函数的非线性问题。定义如下的目标函数：

$$f(\sigma) = \frac{\left\| B_{z\_meas} - B_{z\_calc} \right\|_2}{\left\| B_{z\_meas} \right\|_2} \qquad (10\text{-}13)$$

其中，B_{z_meas} 表示磁感应强度 z 分量的测量值，B_{z_calc} 表示计算值。

首先给定初始电导率分布，并通过式（10-1）至式（10-11）所述正问题的求解方法计算出该电导率分布下的磁感应强度分量的分布，由计算值和真实测量值之间的差异，以及电导率的改变对磁感应强度分量的灵敏度推断电导率的更新趋势，通过这样不断更新电导率分布函数，使得磁感应强度的计算值逐渐逼近测量值，当式（10-13）满足终止条件时即以当前电导率分布作为重构值。这便是灵敏度矩阵算法的基本思想。

假定初始电导率分布为 σ_0，此时成像体内部的电势和电流密度分布分别为 φ_0 和 J_0，则根据 Biot-Savart 定律，计算得到该电导率分布下的磁感应强度为：

$$B_0(r) = -\frac{\mu_0}{4\pi}\int_{\Omega}\sigma_0\nabla\Phi_0\times\frac{r-r'}{|r-r'|^3}dr' \qquad (10\text{-}14)$$

记真实电导率分布函数较初始分布 σ_0 增加 $\Delta\sigma$ 时,相应的电势增加 $\Delta\varphi$,电流密度分布 J 可由下式获得:

$$J = -(\sigma_0 + \Delta\sigma)\nabla(\Phi_0 + \Delta\Phi) \qquad (10\text{-}15)$$

那么此时的磁感应强度为:

$$B = -\frac{\mu_0}{4\pi}\int_{\Omega}(\sigma_0 + \Delta\sigma)\nabla(\Phi_0 + \Delta\Phi)\times\frac{r-r'}{|r-r'|^3}dr' \qquad (10\text{-}16)$$

记 ΔB 为磁感应强度 z 方向分量的测量值与计算值之差,则将式(10-16)与式(10-14)相减,可得

$$\Delta B = -\frac{\mu_0}{4\pi}\int_{\Omega}(\Delta\sigma\nabla\Phi_0 + \sigma_0\nabla\Delta\Phi + \Delta\sigma\nabla\Delta\Phi)\times\frac{r-r'}{|r-r'|^3}dr' \qquad (10\text{-}17)$$

式(10-17)的括号中第二项 $\sigma_0\nabla\Delta\Phi$ 可近似为 $\sigma_0(\partial\nabla\Phi/\partial\sigma)\Delta\sigma$,并忽略高阶最小项即括号中的第三项 $\Delta\sigma\nabla\Delta\Phi$,则式(10-17)可写为

$$\Delta B = -\frac{\mu_0}{4\pi}\int_{\Omega}\Delta\sigma(\nabla\Phi_0 + \sigma_0\frac{\partial\nabla\Phi}{\partial\sigma})\times\frac{r-r'}{|r-r'|^3}dr' \qquad (10\text{-}18)$$

将上式写为灵敏度方程的形式为:

$$\Delta B = S\Delta\sigma \qquad (10\text{-}19)$$

其中,S 为灵敏度矩阵,S 的构建是灵敏度矩阵算法进行电导率重建的关键。比较式(10-18)和式(10-19),可得

$$S = -\frac{\mu_0}{4\pi}\int_{\Omega}(\nabla\Phi_0 + \sigma_0\frac{\partial\nabla\Phi}{\partial\sigma})\times\frac{r-r'}{|r-r'|^3}dr' \qquad (10\text{-}20)$$

灵敏度矩阵 S 的第 i 行第 j 列元素如式(10-21)所示。其中,v_j 为第 j 个单元的体积。

$$S_{i,j} = -\frac{\mu_0 v_j}{4\pi}\left(\nabla\phi_{0j} + \sigma_{0j}\frac{\partial\nabla\phi_{0j}}{\partial\sigma_j}\right)\times\frac{r_i - r_j'}{|r_i - r_j'|^3} \qquad (10\text{-}21)$$

式(10-21)的括号中第一项的求解较易,由式(10-3)可知,电势的梯度即为电场强度向量取反,而电场强度在正问题求解中已经求得。对于第二项的求解,首先改变求偏导的顺序,有

$$\frac{\partial\nabla\phi}{\partial\sigma} = \nabla\frac{\partial\phi}{\partial\sigma} \qquad (10\text{-}22)$$

将整体有限元方程（10-2）对电导率求导数，由于右端项 F 是与电导率无关的列向量，因此，

$$\frac{\partial \phi}{\partial \sigma} = A^{-1} \frac{\partial A}{\partial \sigma} \Phi \qquad (10\text{-}23)$$

其中，A 为正问题计算时的整体系数矩阵，根据式（2-17）至式（2-19）即可获得灵敏度矩阵 S。解灵敏度方程式（10-19）即可求得 $\Delta\sigma$，继而以 $\sigma = k^*(\sigma_0 + \Delta\sigma)$ 代替 σ_0 进一步迭代直到满足迭代终止条件。比例因子 k 等于每一迭代步中边界位置电压计算值与测量值之比。

（2）基于 MREIT 的乳腺癌检测

长期以来，乳腺癌一直是困扰着女性的一种重要疾病。乳腺癌的早期诊断是降低该疾病死亡率的关键。目前，X 钼靶是乳腺癌检测的常规手段，但是 X 钼靶在软组织中的检测效果不佳。更重要的是，X 钼靶的检测存在放射性射线，因此限制了其检查次数。超声波乳房成像是另一项乳腺癌检查手段，但是较低的图像分辨率制约了其广泛的临床应用。磁共振自问世以来一直备受青睐，不仅是由于它有较高的空间分辨率，而且它是无创、无辐射的。它是基于氢质子密度的成像方式，因此对于软组织具有较好的分辨能力。然而，磁共振成像的局限性在于不能区分肿瘤组织的良性或恶性，另外，磁共振成像不适用于钙化灶的诊断。普遍认为，将 X 钼靶、B 超和磁共振成像结合在一起，会提高乳腺癌诊断的准确度。

研究表明，人体内的癌变组织和正常组织之间的电导率存在着明显差异，因此不少学者都在研究利用电阻抗成像对乳腺癌进行检测。但是，受 EIT 固有的病态性和对成像体中央区域电导率不敏感性的限制，图像分辨率始终较低。作为一种新的成像方式，磁共振电阻抗成像有望在对乳腺癌检测的同时提高电导率图像的清晰度，从而推动电阻抗成像在乳腺癌诊断方面的临床应用。

图 10-3 为开放式磁共振电阻抗成像的乳腺癌检测示意图。如图所示，磁共振系统的主磁场方向为竖直方向，记作 z 方向。考虑到乳房的外形结构，采用一个半球体作为仿真模型。半球的半径为 5cm，电导率为 1S/m。其中有两个病灶，病灶 1 的电导率为 2S/m，为半球状；病灶 2 的电导率为 3S/m，为球状。在图示坐标系下，以乳房半球的球心为坐标原点，病灶 1 的球心位于原点位置，坐标为（0，0，0）；病灶 2 的球心坐标为（-1，1，3）。假设采用冠状位进行扫描，层面厚度为 5mm，总共扫描 10 层。在乳房的周围贴放两对长方形电极，忽略电极厚度，电极大小为 3cm×1cm。先利用有限元法计

算电场，进而利用 Biot-Savart 定律计算出 z 方向的磁感应强度分量作为"测量"值。

　　根据"测量"到的磁感应强度的 z 分量数据，按照整体灵敏度矩阵算法重建乳房模型的电导率分布。为了衡量重建精度，定义相对误差如下：

$$\varepsilon_r = \frac{\left\|\sigma_r - \sigma\right\|_2}{\left\|\sigma\right\|_2} \times 100\% \qquad （10\text{-}24）$$

其中，σ 表示电导率的真实分布函数，σ_r 表示电导率的重建结果，则 10 次迭代所得到的电导率重构值与真实值之间的相对误差分布曲线如图 10-4 所示。

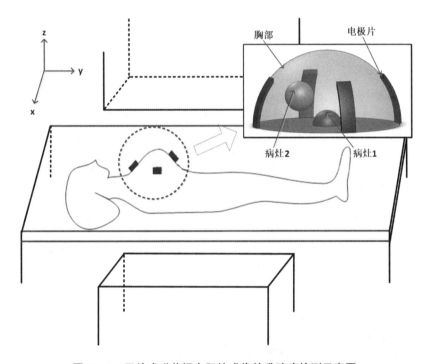

图 10-3　开放式磁共振电阻抗成像的乳腺癌检测示意图

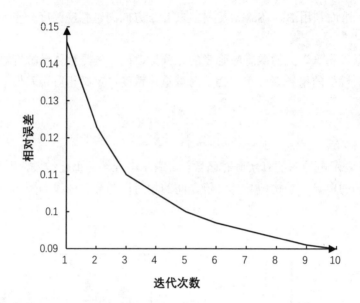

图 10-4　电导率重构的相对误差随迭代次数的变化趋势

由图 10-4 可见，随着迭代次数的增加，电导率重构的相对误差越来越小，当迭代次数为 10 时，相对误差达到 9.01%，此时的重建结果如图 10-5 所示，可以看出电导率的重建图像基本与真实分布相吻合。

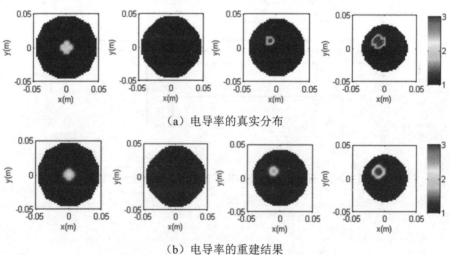

（a）电导率的真实分布

（b）电导率的重建结果

图 10-5　乳房仿真实验的 MREIT 重建结果

为了更清楚地比较重建值与真实值之间的差异，图 10-6 显示了两者的分布趋势线，选取了第一层图像上过病灶 1 和第七层图像上过病灶 2 的 x、y 两个方向的重建值和真实值进行对比。图 10-6 中实线代表真实电导率函数，虚线代表重建结果。第一行分别为第一层和第七层的对比，第一列和第二列分别为过相应的病灶的 x 和 y 方向的分布曲线。由图中四幅图像的虚线与实线之间的重合度可以明显看出，电导率的重建值与真实值十分接近，从而验证了灵敏度算法在 MREIT 三维重建中的有效性。同时，病灶位于不同层的图像中，也初步证明了 MREIT 三维重建的必要性。

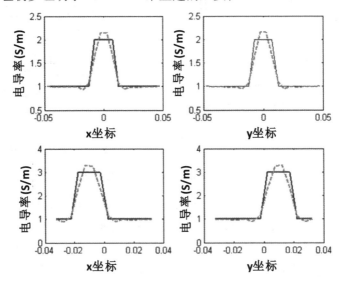

图 10-6　电导率重构值与真实值分布曲线的对比

（3）MREIT 仿体实验

为了进一步验证灵敏度算法在 MREIT 实际测量中的有效性，以下为在万东医疗公司生产的 iopen0.36 磁共振平台上进行的仿体实验，如图 10-7 所示。（a）为开放式 MREIT 的实验示意图，磁共振设备的静磁场强度为 0.36T；（b）为实验中所使用的仿体模型。该仿体的制作过程为：在一个圆柱形容器中配制浓度分别为 30g/L 的 NaCl、1g/L 的 $CuSO_4$ 和 30g/L 琼脂的混合物，对其加热，琼脂将逐渐溶解，待溶质与溶剂充分相溶，然后再向其中放入一块猪肉，以形成电导率不同的异质体，待琼脂冷却之后即凝为固态，成为图 10-7（b）所示的形状。圆柱模型的半径为 4cm，高度为 7cm。实验中，磁共振扫描采用自旋回波（SE）序列，重复时间 TR 为 700ms，回波时间 TE 为 59.2ms，电流注入时间 Tc 为 20ms，电流幅值为 20mA。相位编码和频率编码步数均为 128，成像域为 256×256mm²，每个像素的大小为 2×2mm²。层厚 7mm，每层扫描 2 次取平均。对成像体分别施加两支双极性电流，由于磁感应强度值包含于施加电流之后的相位积累中，因此对每一组电流都交换一次电流方向，再取其相位差以消除磁共振仪器本身固有的相位误差。

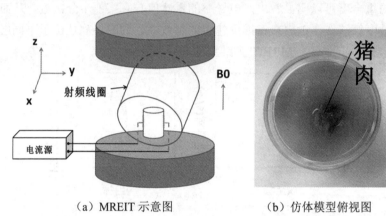

（a）MREIT 示意图　　　　（b）仿体模型俯视图

图 10-7　MREIT 示意图与仿体模型

　　需要说明的是，经过上述取复图像的相位操作之后得到的并非真正的相位值，而是被卷绕在[-π, π]的主值区间内的，需要进行一定的相位解卷绕操作之后才能够获得真实的相位差，从而按照式（10-4）获得成像体内的 z 方向的磁感应强度分量测量值。继而根据上述灵敏度重建算法实现其三维重建，所获得的重建结果中间四个断层如图 10-8 所示。

　　图 10-8（a）为成像体中间四层的磁共振图像，图 10-8（b）为相应层的电导率重建图像。从图中可以看出，电导率的重构图像与磁共振图像基本一致。且通过电导率的重建图像，可以很明显地区分出内部异质体的位置和轮廓。采用灵敏度矩阵法对电导率重构仅利用主磁场方向的磁感应强度分量，避免了对成像体进行旋转，符合使用 MREIT 进行疾病诊断的临床要求。

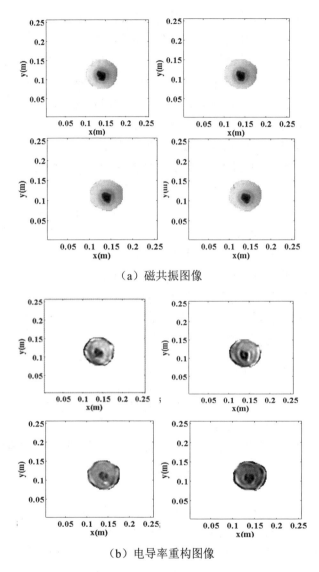

（a）磁共振图像

（b）电导率重构图像

图 10-8　灵敏度算法重构结果

10.3　磁探测电阻抗成像

作为 EIT 技术的一个重要分支，磁探测电阻抗成像（Magnetic Detection Electrical Impedance Tomography，MDEIT）技术改善了 EIT 技术中检测点受

成像体表面积限制的缺点，通过激励电流作用下成像体周围产生的磁感应强度分布重建成像体内部电导率。MDEIT 技术与传统电阻抗成像技术一样具有无创、测量方便、价格低廉的特点。另外，MDEIT 技术通过非接触测量，避免了接触阻抗对成像精度的影响。但 MDEIT 图像重建过程存在非线性、病态性和不适定性问题，传统重建算法将非线性问题通过近似线性化的方法求解，会导致重建图像精度不高和抗噪性差的问题。

针对以上重建算法的缺点，为进一步提高重建精度，以下将介绍几种神经网络算法。首先介绍如何将浅层神经网络模型的反向传播（Back Propagation，BP）神经网络算法用于 MDEIT 图像重建。详细介绍算法中正向传播建立权重矩阵和反向传播更新权重矩阵的过程，针对磁感应强度分布和电导率分布之间的非线性关系，建立 BP 神经网络模型，通过仿真实验对比传统 MDEIT 重建算法，验证 BP 神经网络算法的有效性。其次在浅层神经网络的基础上，介绍基于栈式自编码（Stacked Autoencoder，SAE）深度学习的 MDEIT 图像重建算法。对 SAE 网络的结构，以及深度学习模型的训练过程进行详细讲解。最后，通过仿真实验证明 SAE 深度学习模型对于解决磁探测电阻抗成像逆问题的非线性是有效的。

10.3.1 MDEIT 基本原理

MDEIT 是在 EIT 基础上发展而来的一种新型成像技术，它继承了 EIT 设备成本低、成像速度快、无辐射等优点。磁探测电阻抗成像与磁共振电阻抗成像类似，但无须使用昂贵的磁共振扫描系统。磁探测电阻抗成像检测系统如图 10-9 所示，通过放置于成像体表面的激励电极向成像体输入一定频率的安全激励电流，成像体内部电导率分布影响电流在成像体内的分布情况，进而导致成像体外部交变磁场分布发生变化。使用检测线圈采集到的成像体外部磁感应强度分布情况，能够重建出成像体每部分的电阻抗分布情况。相应地，磁探测电阻抗成像系统由以下三部分构成：激励源模块、信号采集模块、系统计算软件。

在 EIT 基础上发展而来的 MDEIT 技术于 1992 年被 Ahlfors 提出，此种技术当时被称为磁性感应断层扫描（Magnetic Induction Tomography，MIT），但为了避免与环形线圈磁场作为激励的磁感应电阻抗成像技术混淆，后改称MDEIT。MDEIT 区别于 EIT 和其他电阻抗成像技术之处在于：成像体与检测器的非接触，即与成像体接触的电极仅为成像体提供激励电流，而检测器为分布在成像体周围的大量感应线圈。这种"非接触"的测量方式避免了 EIT

技术中电极接触阻抗对测量系统带来的干扰,并且不受成像体表面积的影响,条件允许的情况下可以尽可能多地放置检测器,丰富磁场信息,有助于提高成像精度。

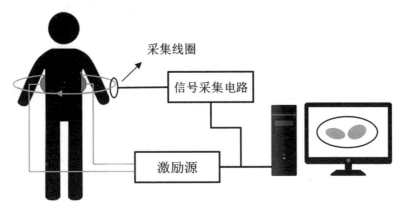

图 10-9　磁探测电阻抗成像系统

MDEIT 的正问题与 MREIT 十分相似,唯一的区别是 MREIT 测量信息来自成像体内部,而 MDEIT 是在成像体周围用感应线圈测量磁场分布,因此 MDEIT 正问题理论与求解方式可参考 MREIT 的正问题部分。以下针对 MDEIT 逆问题,重点介绍深度学习算法。

10.3.2　深度学习概述

近年来,随着人工智能领域的发展,深度学习凭借其对复杂输入数据的高效处理和分析被广泛应用于解决各类复杂的数学问题,在工业、医疗等众多领域都扮演着极其重要的角色。1958 年,Rosenblatt 使用感知机模型实现对一些简单形状的分类,感知机模型的提出掀起了神经网络研究的首个高潮。但它的不足之处在于:模型的特征提取层是人工构造的,并且单隐藏层的简单结构极大地限制了它的学习能力,这便使得它的理论基础与智能感知理论相悖。1986 年,Hinton 对感知机进行了改进,提出使用多隐藏层结构,构造深层神经网络。这种深层神经网络结构能够明显提高模型的学习能力,应对更加复杂的功能需求。随后,Vapnik 等提出支持向量机（Support Vector Machine,SVM）算法,实现将低维度的输入数据映射到高维空间的功能,提取输入数据中隐藏数据信息,这一研究使得模型的训练变得更加高效。2006年,Hinton 等提出了深度置信网络（Deep Belief Network,DBN）深度学习算法,由于该算法优秀的学习能力,直至今日深度置信网络仍为深度学习算法的主要框架。该算法由多个受限波尔兹曼机在垂直方向堆叠而成，按照由低至高的顺序逐层训练优化模型初始参数，之后使用传统学习算法运用少量具有代表性的数据对网络参数进行微调，这种训练方式使得模型能够收敛到接近最优值的局部最优点。深度置信网络的出现，解决了传统深层神经网络难以有效训练的难题。

根据深层神经网络在网络结构、训练方法等方面的差异，深度学习可分为生成深层结构、判别深层结构和混合深层结构。以深度置信网络为代表的生成深层结构的基本思想为：通过学习输入数据高阶特征值或输入数据和标签之间的统计特征分布来实现模式分类；以卷积神经网络、深层堆叠网络为代表的判别深层结构是通过直接学习不同类别的输入数据之间的差异并区分数据表达能力的方式来实现模式分类的一类深层结构；另外，混合深层结构是将生成模块和判别模块相结合而成的一类深层结构，同时具有生成模块和判别模块的优点，并且结构复杂，学习能力更强。

如今，深度学习已经广泛应用于对文本、图像和音频的识别、分类等特征学习中。但是较少有研究人员将深度学习应用于 MDEIT 技术上。本节将栈式自编码（Stacked Auto-encoder，SAE）深度学习算法应用于 MDEIT 逆问题计算中，依靠深度学习模型超强的学习能力，自动学习 MDEIT 成像测量数据中的磁感应强度的分布规律，建立磁感应强度和电导率分布之间的非线性映射关系，以达到提高 MDEIT 重建图像精度的目的。

10.3.3　基于 BP 神经网络的 MDEIT 成像算法

（1）BP 神经网络算法原理

BP（back propagation，BP）神经网络是一种建立在不变状态下的，输入和输出映射关系稳定不变的静态网络。输入信号从输入层经过若干个隐藏层单项传输到输出层。图 10-10 所示为 BP 神经网络的基本结构模型：

BP 神经网络的训练过程分为两个步骤：输入信号的正向传播过程和计算误差的反向传播过程。输入信号从输入层经过隐藏层到输出层，每层神经元只接收上一层神经元的输出，进行处理并输出给下一层神经元。误差的反向传播是 BP 神经网络训练过程中的关键步骤，通常情况下通过最小化目标函数实现误差的传播和神经元数值的更新。目标函数为实际输出与真值之间的均方误差，可以使用梯度下降法推导公式，将误差逆向传播至各层神经元，更新权值。重复上述步骤，直至误差降至设定值。为防止训练时间过长，通常使用迭代次数约束神经网络的训练过程。

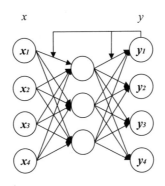

输入层　　　隐藏层　　　输出层

图 10-10　BP 神经网络基本结构模型

在网络训练的过程中，需要设置相应的网络参数训练相应的神经网络，用以解决相应问题。基于 BP 神经网络的磁探测电阻抗成像算法，将电导率分布和相对应的磁感应强度分布作为训练数据，训练特定的解决 MDEIT 逆问题的神经网络，并使用该网络对训练数据之外的磁感应强度值计算，得到其对应的成像体内部电导率分布。这里利用量化共轭梯度法（Scaled Conjugate Gradient，SCG）训练并优化网络参数，并将其应用于磁探测电阻抗成像逆问题中。

SCG 称为量化共轭梯度法，是 Moller 在共轭梯度方法（Conjugate Gradient Methods，CGM）的基础上提出来的一种具有超线性收敛速度的学习算法。图 10-11 为基于 SCG 算法的 BP 网络基本结构图。

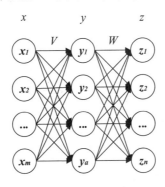

输入层　　　隐藏层　　　输出层

图 10-11　基于 SCG 算法的 BP 网络基本结构图

网络的输入样本 $X = \{x_1, x_2, \cdots, x_m\}$ 为经过归一化处理后的磁感应强度分布，共 m 个节点；隐藏层 $Y = \{y_1, y_2, \cdots, y_a\}$ 共 a 个节点；网络的输出样本 $Z = \{z_1, z_2, \cdots, z_n\}$ 为经过归一化处理后的电导率分布，共 n 个节点；输入层和

隐藏层之间的权重矩阵表示为 $V = \begin{cases} v_{11} & v_{12} & \cdots & v_{1m} \\ v_{21} & v_{22} & \cdots & v_{2m} \\ \vdots & \vdots & & \vdots \\ v_{a1} & v_{a2} & \cdots & v_{am} \end{cases}$；隐藏层和输出层之间

的权重矩阵表示为 $W = \begin{cases} w_{11} & w_{12} & \cdots & w_{1a} \\ w_{21} & w_{22} & \cdots & w_{2a} \\ \vdots & \vdots & & \vdots \\ w_{n1} & w_{n2} & \cdots & w_{na} \end{cases}$。

隐藏层节点的输出公式如下：

$$y_k = f_1(\sum_{i=1}^m v_{ki} x_i) \, k=1, \ 2, \ \cdots, \ a \tag{10-25}$$

式中，f_1 为隐藏层的激活函数。输出层节点的输出公式如下：

$$z_j = f_2(\sum_{k=1}^a w_{jk} y_k) \, j=1, \ 2, \ \cdots, \ n \tag{10-26}$$

其中，f_2 为隐藏层的激活函数。以上过程为 BP 神经网络中磁感应强度分布到电导率分布的映射过程，称之为 BP 神经网络的正向传播的过程。

反向传播的过程就是根据预测值和期望值调整权重矩阵的过程，将若干组磁感应强度数据 X_1，X_2，X_3，$\cdots$，X_m 输入上述正向传播网络，则第 i 组输入数据得到对应的输出为 $Z_i^* = \{z_i^*(1), z_i^*(2), \cdots, z_i^*(n)\}$，计算样本均方误差如下：

$$E = \sum_{i=1}^m (\frac{1}{2}\sum_{j=1}^n (z_i(j) - z_i^*(j))^2) = \frac{1}{2}\sum_{i=1}^m \sum_{j=1}^n (z_i(j) - z_i^*(j))^2 \tag{10-27}$$

式中，$Z_i = \{z_i(1), z_i(2), \cdots, z_i(n)\}$ 为第 i 组真实电导率；$E_i = \frac{1}{2}\sum_{j=1}^n (z_i(j) - z_i^*(j))^2$ 为第 i 组样本的误差。

首先根据反向传播顺序，更新隐藏层与输出层之间的权值 w_{jk}，使样本均

方误差减小，权值 w_{jk} 变化量公式如下：

$$\Delta w_{jk} = -\eta \frac{\partial E}{\partial w_{jk}} = -\eta \frac{\partial}{\partial w_{jk}}(\sum_{i=1}^{m} E_i) = \sum_{i=1}^{m}(-\eta \frac{\partial E_i}{\partial w_{jk}}) \qquad (10\text{-}28)$$

式中，η 为学习率。定义误差信号公式如下：

$$\begin{cases} \delta_{zj} = -\dfrac{\partial E_i}{\partial S_j} = -\dfrac{\partial E_i}{\partial z_i^*}\dfrac{\partial z_i^*}{\partial S_j} \\[3mm] S_j = \displaystyle\sum_{k=1}^{a} w_{jk} y_k \end{cases} \qquad (10\text{-}29)$$

得出式（10-30）：

$$\begin{cases} \dfrac{\partial E_i}{\partial z_j^*} = \dfrac{\partial}{\partial z_j^*}\left[\dfrac{1}{2}\displaystyle\sum_{j=1}^{n}(z_i(j)-z_j^*(j))^2\right] = -\displaystyle\sum_{j=1}^{n}(z_i(j)-z_j^*(j)) \\[3mm] \dfrac{\partial z_j^*}{\partial S_j} = f_2{'}(S_j) \end{cases} \qquad (10\text{-}30)$$

其中，$f_2{'}(\bullet)$ 表示输出层激活函数的一阶微分，则有式（10-31）、式（10-32）：

$$\delta_{zj} = \frac{\partial E_i}{\partial z_j^*}\frac{\partial z_j^*}{\partial S_j} = (\sum_{j=1}^{n}(z_i(j)-z_j^*(j)))\bullet f_2{'}(S_j) \qquad (10\text{-}31)$$

$$\frac{\partial E_i}{\partial w_{jk}} = \frac{\partial E_i}{\partial S_j}\bullet\frac{\partial S_j}{\partial w_{jk}} = -\delta_{zj} y_k = -(\sum_{j=1}^{n}(z_i(j)-z_j^*(j)))\bullet f_2{'}(S_j)\bullet y_k \qquad (10\text{-}32)$$

输出层各个节点的权值变化值如下：

$$\Delta w_{jk} = \sum_{i=1}^{m}\sum_{j=1}^{n}\eta(z_i(j)-z_j^*(j))\bullet f_2{'}(S_j)\bullet y_k \qquad (10\text{-}33)$$

同理，可得输入层与隐藏层之间的权值变化如下：

$$\Delta v_{ki} = \sum_{i=1}^{m}\sum_{j=1}^{n}\eta(z_i(j)-z_j^*(j))\bullet f_2{'}(S_j)\bullet f_1{'}(S_k)\bullet w_{jk} x_i \qquad (10\text{-}34)$$

式中，$S_k = \sum_{i=1}^{m} v_{ki} x_i$ ，$f_1{'}(\bullet)$ 表示隐藏层激活函数的一阶微分。

　　SCG 算法不需要在每次更新权值时进行重复性的线性搜索，其基本思想是采用模型信任区间逼近的原理，能够精确计算步长 α_k，从而减少了训练时间。步长计算方法如下：

$$\begin{cases} \alpha_k = -\dfrac{g_k^T p_k}{p_k^T H_k p_k} \\ H_k = \dfrac{\partial^2 E_k}{\partial x_k^2} \end{cases} \qquad (10-35)$$

令 $s_k = H_k p_k$，$\delta_k = p_k^T s_k$，$u_k = -g_k^T p_k$；则有：$\alpha_k = \dfrac{u_k}{\delta_k}$。SCG 算法中，$s_k$ 满足式（10-36）：

$$s_k = \frac{E'(x_k + \sigma_k p_k) - E'(x_k)}{\sigma_k} + \lambda_k p_k \qquad (10-36)$$

其中，λ_k 称之为尺度因子，目的是保证 Hessian 矩阵的正定性。最终步长可以表示如下：

$$\alpha_k = \frac{u_k}{\delta_k} = \frac{u_k}{p_k^T s_k + \lambda_k |p_k|^2} \qquad (10-37)$$

（2）基于 BP 神经网络算法的 MDEIT 实验

为验证 BP 神经网络算法在解决 MDEIT 图像重建问题上的可行性，以下在圆模型上进行仿真实验。对训练数据和预测数据进行归一化处理，将磁感应强度值和电导率分布值分别归一化至 0~1 范围，归一化公式如下：

$$x' = \frac{(x'_{max} - x'_{min}) \times (x - x_{min})}{(x_{max} - x_{min})} + x'_{min} \qquad (10-38)$$

式中，x'_{max}、x'_{min} 分别代表归一化之后的最大值和最小值，则此处 $x'_{max} = 1$、$x'_{min} = 0$；x 为待归一化的数据；x_{max}、x_{min} 则分别代表待归一化数据中的最大值和最小值，即磁感应强度或电导率分布中的最大值和最小值。

对成像体施加沿 x 正向的激励电流，同时使异质体中心遍历成像体的 486 个剖分单元，计算相对应的 486 组磁感应强度数据；随机选择其中 390 组作为神经网络的训练数据，其余 96 组数据作为神经网络的预测数据。

神经网络的初始化条件为：期望误差为 1×10^{-5}；初始权值为（-1，1）之前的随机数；为使隐藏层和输出层的输出能映射到（-1，1）区间满足下一层训练输入要求和输出要求，激活函数都选择 Sigmoid 函数；按照经验值，将神经网络的三层神经元个数分别设置为 300、382、486。改变隐藏层神经元个数，构造多个 BP 神经网络，使用预测数据对神经网络的性能作出评价，得到图 10-12 所示的相对误差随隐层节点个数变化的曲线。

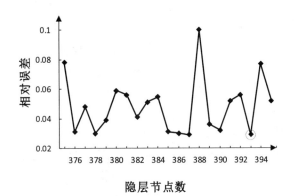

图 10-12　相对误差曲线

由图 10-12 可知，当隐藏层神经元个数为 393 时，预测值与实际值的相对误差最小，网络的预测效果最好，因此选择神经元结构为 300-393-486 的网络解决圆形成像体的 MDEIT 逆问题。图 10-13 所示为使用 BP 神经网络算法获得的电导率重建图像。可以看出，BP 神经网络算法能够准确确定异质体的位置，但是重建的异质体形状边缘清晰度较低，且成像背景不均匀。为了改善成像质量，下一节将介绍一种基于栈式自编码深层神经网络的 MDEIT 逆问题算法。

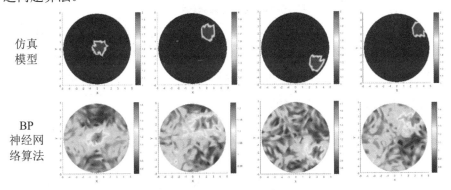

图 10-13　基于 BP 神经网络算法的 MDEIT 重建图像

10.3.4　基于 SAE 神经网络的 MDEIT 成像算法

为了实现从磁场测量数据到电导率分布的重建，本节将介绍一种栈式自编码神经网络算法进行磁探测电阻抗成像逆问题的求解，该算法神经网络的权值矩阵包括：特征抽取矩阵、特征编码矩阵和分类重建矩阵。其中特征抽取矩阵位于输入层与第一隐藏层之间，将输入的磁感应强度信息特征抽取，将特征信息突出显示；特征编码矩阵位于第一隐藏层与第二隐藏层之间，将突出显示的特征信息进行编码；分类重建矩阵位于第二隐藏层与输出层之间，将所得到的编码特征进行分类，得到 n 类标签，标签所携带的就是成像体内部的电导率分布信息。

（1）SAE 神经网络算法原理

栈式自编码器（Stacked Autoencoder，SAE）神经网络是一种由一系列自动编码器（Autoencoder，AE）串联组成的反馈式神经网络模型。其中，每一个自动编码器都是一种三层结构的神经网络，包括输入层、隐藏层和输出层，层与层之间的神经元完全互相连接，基本结构如图 10-14 所示。

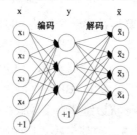

图 10-14　自动编码器基本结构

给定一组样本数为 m 的训练 $X = \{x_1, x_2, x_3, \cdots, x_m\}$，则输入层有 m 个神经元，本实验用 x_i 表示第 i（i=1，2，3，…，m）个输入层神经元；隐藏层设置神经元个数为 n，本实验用 y_j 表示第 j（j=1，2，3，…，n）个隐藏层神经元；输入层到隐藏层之间的权重矩阵如下：

$$\begin{pmatrix} w_{11} & \cdots & w_{1n} \\ \vdots & \ddots & \vdots \\ w_{m1} & \cdots & w_{mn} \end{pmatrix} \tag{10-39}$$

式中，$w_{ij}(i=1,2,3,\cdots,m; j=1,2,3,\cdots,n)$ 表示第 i 个输入层神经元到第 j 个隐藏层神经元的转换权重。自动编码器通过第一层神经网络使用激活函数将输入矢量转换为隐藏矢量。在本研究中使用的激活函数为 Sigmiod 函数，如式（10-40）所示：

$$f(t) = \frac{1}{1 + e^{-t}} \tag{10-40}$$

输入层到隐藏层的过程称之为编码过程，通过式（10-41）计算得到：

$$y = f(t) = f(\sum_{i=1}^{m} w_{ij} x_i + b_j) \tag{10-41}$$

其中，b_j 为第 j 个隐藏层神经元的偏差。

自编码器通过解码器将隐藏层数据转化为输出层数据的过程称为解码，通过式（10-42）计算得到：

$$\tilde{x}_i = f(\sum_{j=1}^{n} w_{ij}^{\mathrm{T}} y_j + b_i') \tag{10-42}$$

式中，b_i' 为第 i 个输出层神经元的偏差。另外，通过减小重建结果的平均误差 J 对神经网络的参数优化，重建误差计算方法如下：

$$J = \frac{1}{m} \sum_{k=1}^{m} L(x^{(k)}, \tilde{x}^{(k)}) \tag{10-43}$$

式中，L 为损失函数。使用梯度下降法更新权重 w_{ij}、偏差 b_j，直至上式中平均误差 J 最小。梯度下降法更新权重 w_{ij}、偏差 b_j，如式（10-44）、式（10-45）、式（10-45）所示。

$$w = w - \alpha \frac{\partial L(x, \tilde{x})}{\partial w} \tag{10-44}$$

$$b = b - \alpha \frac{\partial L(x, \tilde{x})}{\partial b} \tag{10-45}$$

$$b' = b' - \alpha \frac{\partial L(x, \tilde{x})}{\partial b'} \tag{10-46}$$

其中，α 代表学习率。

以下实验使用的基于 SAE 的神经网络模型是由两个自动编码器构建而成的，其前一层自编码器的输出作为后一层自编码器的输入，每个隐藏层都是前一层的更高层抽象；最后一层是解码器，解码器的作用是根据高层抽象的特征值，计算出相应的输出值。SAE 的基本结构如图 10-15 所示。

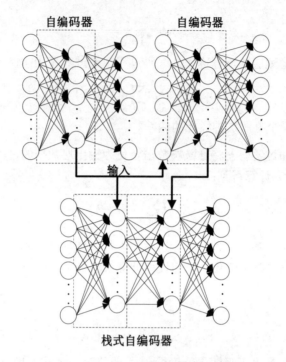

自编码器　　　　　　　自编码器

输入

栈式自编码器

图 10-15　SAE 神经网络基本结构

AE 采用的是无监督学习特征的方式，而解码器是一种监督式的学习算法，二者结合构建的 SAE 模型结合了无监督与有监督的优点。无监督学习能够对磁感应强度进行有效的特征提取和分析，在高维层次上提取磁感应强度分布的规律；有监督学习的训练，能够针对无监督学习提取出的高维特征值，对所需要的电导率分布进行准确预测。

（2）基于 SAE 神经网络算法的 MDEIT 实验

本节仿真模型与上节相同，使用圆形仿真模型对 SAE 深度学习模型的图像重建性能作出分析。选择与 BP 神经网络相同的数据作为神经网络的训练数据，其余数据为预测数据。

基于神经网络的磁探测电阻抗成像算法包含无监督训练和有监督参数微调两个步骤。用于训练神经网络模型的数据输入为一组向量 $I = \{I^1, I^2, \cdots, I^{160}\}$，$X = \{x^1, x^2, \cdots, x^m\}$ 表示 160 组独立磁感应强度分量。用于训练神经网络模型的输出为一组向量，表示 160 组独立剖分单元的电导率大小。测试数据结构与训练数据结构相同。

本研究使用的 SAE 神经网络采用 4 层结构，如图 10-16 所示。每层的神经元个数设置为{300，200，150，100}。设置训练阶段每层的学习率（Learning Rate）为 0.1，训练代数（Training Epoches）为 3000，批量大小（Batch-Size）为 10。在参数微调阶段，学习率为 0.1，训练代数为 3000，批量大小（Batch-Size）为 10。

　　网络训练完成后，使用正问题仿真计算数据作为磁场"测量"数据，对成像体的电导率进行重建，结果如图 10-17 所示。从图中可以看出，相较于 BP 神经网络算法，SAE 深度学习模型能够准确定位重建图像中异质体的位置，且图像中伪影情况得到改善，成像体背景均匀纯净，可见 SAE 深度学习算法显著提高了重建图像的精度。

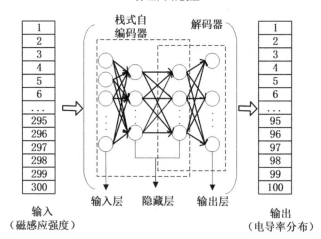

图 10-16　SAE 神经网络结构

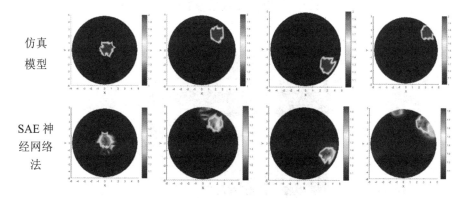

图 10-17　基于 SAE 神经网络的 MDEIT 重建图像

　　本节主要解决磁探测电阻抗成像逆问题的求解问题。首先介绍如何将 BP 神经网络算法应用于磁探测电阻抗成像逆问题，从算法原理、神经网络参数确定等方面对算法进行了详细的介绍；为进一步改善成像质量，提出了基于栈式自编码深度学习的磁探测电阻抗算法，利用磁场感应线圈检测到的成像体外部磁感应强度分布和相对应的成像体内部电导率分布训练深度学习模型，并使用未经训练的数据重建 MDEIT 图像。通过仿真实验对比了两种算法对于成像体内部电导率的重建图像，使用重建结果的相对误差验证了栈式自编码深度学习模型对于解决磁探测电阻抗成像逆问题的有效性和优越性。

（3）MDEIT 仿体实验

　　在以上研究的基础上，为验证 SAE 深度学习模型及双激励模型对于解决实际 MDEIT 图像重建问题的可行性，设计并开展了如下仿体实验。仿体配置采用氯化钠和凝胶强度大于 $1300g/cm^2$ 的琼脂。使用亚克力制成半径为 10cm 的半球体容器。激励电极置于半球容器内表面，相对面电极为一组，四片电极互不连通。在仿体容器中配置浓度分别为 9g/L 的 NaCl 和 30g/L 的琼脂混合物，放入一根半径为 2cm 的铝块，以形成电导率不同的异质体，待琼脂完全冷却后即为固态。仿体如图 10-18 所示，实验系统如图 10-19 所示。

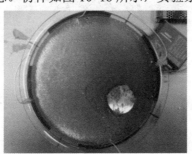

图 10-18　实验用半球形仿体

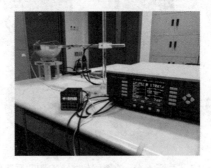

图 10-19　实验系统示意图

磁感应强度的采集通过一个磁感应线圈分别围绕 10.5cm、11cm、11.5cm 的半径进行扫描。每次数据采集，对仿体周围的采集点采集两次取平均，输入 BP 神经网络和 SAE 深度学习模型重建成像体内部电导率分布，并将成像结果与真实情况对比，重建结果如图 10-20 所示。可以看出，BP 神经网络重建图像误差极大，表明 BP 神经网络在实验测量噪声条件下，难以准确定位异质体的位置，且对于成像体内部电导率值的确定也具有很大的误差，因此 BP 神经网络并不能解决目前的实际 MDEIT 逆问题，但 SAE 深度学习模型重建图像中异质体十分明显，与真实异质体的位置和形状基本一致。尽管重建结果中仍存在少量伪影，但与 BP 神经网络算法的结果对比，该算法显著改善了逆问题算法的抗噪性。

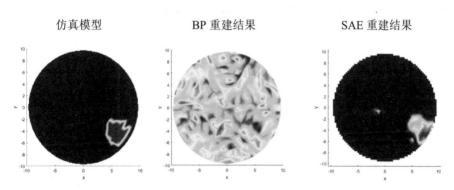

图 10-20　MDEIT 仿体实验重建结果

10.4　总结与前瞻

电阻抗成像技术在医学生理、病理诊断方面具有发展潜力，但其图像分辨率欠佳。基于此，发展出了磁共振电阻抗成像、磁探测电阻抗成像、磁感应电阻抗成像等多种磁场方式的电阻抗成像新技术。本章详细介绍了磁共振电阻抗成像和磁探测电阻抗成像两种技术的发展现状，并重点讲述了图像重建逆问题，包括传统的灵敏度算法和近几年发展起来的深度学习重建算法；分别从成像算法的原理、仿真实验，以及使用物理模型完成的仿体实验三个角度进行了详细介绍，这些图像重建算法在其他类型的电阻抗成像技术中都具有借鉴意义，为电阻抗成像技术的基础和应用研究奠定了基础。

第 11 章 光声信号的检测及其成像系统

基于光声效应的光声成像（photoacoustic imaging，PAI）技术是近年发展起来的一种新型无损的医学成像技术。随着激光技术、微弱信号探测技术及图像处理技术的发展，PAI 为机体生理病理状态的评估提供了一种新的手段。PAI 结合了光学成像的高对比度特性与超声成像的高穿透特性，能够对深层组织进行高空间分辨率和高对比度的结构与功能成像。本章首先介绍 PAI 方法的基本原理，然后列举了典型的 PAI 系统，最后展示了 PAI 方法的应用领域。

11.1 PAI 方法

11.1.1 光学成像

从 17 世纪初意大利科学家伽利略发明天文光学望远镜、17 世纪中期荷兰商人列文·虎克发明光学显微镜以来，光学成像技术极大地推动了人类文明的进程，使人类的观察视野一下延伸到了两个极端的世界：浩瀚的宏观宇宙和神秘的微观世界。并且随着信息技术的飞速发展，原有的图像分辨率不能完全满足医学影像等图像采集技术领域的需求，各领域对获得图像的质量要求越来越高。在医学诊断领域，分辨率较高的医学图像能够为医生快速准确地对病情作出有效判断提供重要的参考依据。初期的医学成像手段（如超声波、核磁共振等）作用于人体时会发生明显的衰变，并且在探测的过程中，人体内部器官（如呼吸、心跳等）的运动会给探测带来一定误差。同时，传统光学成像技术逐渐在人们日常实践活动中充当着重要的角色。然而，传统光学仪器的进步也伴随着其体量和成本的增加。

近年来光学成像技术因其在灵敏度、对比度、特异性、分子探针标记灵活性、成像结果定量性和辐射安全性等方面的指标越来越完善而备受关注，已经在生物医学研究领域逐渐被广泛应用。随着近红外组织光谱技术（near-infrared spectroscopy，NIRS）的建立，面向活体组织的光学功能检测技术得到了更好的发展。其中，建立在 NIRS 基础上的扩散光学层析成像技术

（diffuse optical tomography，DOT）、扩散荧光层析成像技术（diffuse fluorescence tomography，DFT），以及生物自发光层析成像技术（bioluminescence tomography，BLT）通过重建反映组织体生理功能相关信息的光学参数分布，可以定量地对深部活体组织内二维或三维的病理、生理指标进行实时获取。

　　以下介绍两种典型的光学成像技术：DOT 技术，采用近红外光源照射样品组织，利用时间门方法检测组织的透射或散射光子特性，通过相应的重建算法得到组织内部的光学参数分布图像；光相干层析成像（optical coherent tomography，OCT）技术，具有超高分辨率、快速的成像速度、非侵入等优秀特性，在生物组织研究及临床应用方面具有重要价值，该技术目前在眼科诊断方面已形成商品化应用，在其他生物组织领域的研究也在深入开展中。OCT 技术利用宽带光源的短程相干特性，可快速获取组织内部结构的高分辨率图像。然而，由于生物组织对光的强散射和吸收，目前的 OCT 技术只能达到深度为 mm 量级的浅层组织成像。

　　传统光学成像方法的优势在于其功能性和灵敏性。光与组织相互作用的过程可以近似地看成吸收和散射两方面。其中，组织的光学吸收性质与组织成分有关，而组织的成分变化能反映组织体生化状态的变化，故从光学吸收性质可判断组织体的生化状态。生物组织中的光散射则源自折射率在微米尺度的随机变化，生物组织在细胞和亚细胞水平上相互的转变是折射率在微米尺度上起伏的生理基础。因此，从光学散射性质可以推断组织体在细胞和亚细胞水平上形态的变化。综上可见，组织体的光学性质（散射和吸收）具有评估病灶组织生化和形态状态的能力。另外，组织产生的以上变化会引起敏感的光学性质发生变化，这使得光学成像具备更高的图像对比度。因此，利用光学技术功能性和灵敏性的特点可对组织体功能进行量化评估。但是，由于生物组织对于光子具有强的吸收及散射特性，散射系数典型值约为 100cm^{-1}。导致光学成像时分辨率和成像深度在强的光散射性质情况下不可兼得。比如，基于弹道光和准弹道光的光学相干成像技术和激光共聚焦显微技术在分辨率（～μm）上有优势，但成像深度（～mm）却有限，而成像深度（～dm）较深的漫射光成像技术在分辨率（～cm）上却很难达到医学诊断的要求。这制约了光学成像技术在某些医学领域中的应用。因此，生物医学成像领域需要寻找一种既含有光学功能成像的高灵敏、高对比度优势，又同时满足成像深度与高空间分辨率要求的医学成像方法。

　　作为一种基于光声效应的新型成像方法，PAI 有效地结合了光学成像与超声成像的优势，成为近年来发展最为迅猛的一种成像方式。PAI 以超短脉冲激光作为激励源，以超声作为媒介，是一种无电离辐射的生物医学成像方法。其成像基本过程为：利用高能超短脉冲激光对成像目标组织进行照射，组织体中的光吸收物质吸收光能并将其转换为热能，进而导致光吸收物质发生"绝热膨胀"，在脉冲光照射的间隔，光吸收物质的温度下降导致其体积收缩，目标组织体积的涨缩振动使其向外辐射出声波，利用超声探测器在目标组织外接收这些携带具有组织光吸收特性信息的光致超声信号，并利用重建反演算法进行图像重建，即可得到目标组织体内部图像。由于光声成像方法以声信号作为媒介，避免了由于光在组织体内高散射而导致的空间分辨率不足的问题。同时光声成像又兼具光学成像方法高灵敏、功能性成像的优势，光声信号的强弱与光吸收物质的光吸收系数相关，因而重建图像能够反映组织体的光吸收特性。用多个不同波段的光对目标组织进行照射，结合物质的光吸收系数，利用光谱解混算法可以得到目标组织的各物质浓度等功能性信息，而这些功能性信息往往能够反映组织的生理信息。光声成像技术所具有的独特优势使得其在临床研究、病理学、药学等生物医学领域发挥着不可替代的作用。

11.1.2 光声效应

早在 1880 年，Bell 首先在固体中观察到光声效应。用某种强度的光周期性地照射某种介质时，由于介质对光的吸收会使其内部的温度改变，从而引起介质内某些区域结构和体积变化。当采用短脉冲激光或调制光源时，介质温度的升降会引起介质的体积涨缩，生物组织吸收光能量而产生热膨胀，伴随着热膨胀会产生超声波，这种现象被称为光声效应。光声效应原理如图 11-1 所示。

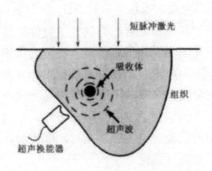

图 11-1　光声效应示意图

　　光声效应的产生是基于目标组织发生绝热膨胀，物质产生绝热膨胀与两个时间参数相关：分别是热弛豫时间（thermal relaxation time）和压力弛豫时间（stress relaxation time）。其中，热弛豫时间用来表征组织体的热扩散特性，其定义为：

$$\tau_{th} = \frac{d_c^2}{\alpha_{th}} \qquad (11\text{-}1)$$

式中，d_c 为被加热区域尺度特性，α_{th} 为热扩散率（m²/s）。

　　压力弛豫时间的定义为：

$$\tau_s = \frac{d_c}{v_s} \qquad (11\text{-}2)$$

式中，v_s 为声速，在一个标准大气压下，常温下水中的声速一般约为 1480m/s。

　　如果脉冲激光的脉冲宽度远小于热弛豫时间，则组织体的各部分之间的热传导在此期间是可以被忽略的，则可称激发处于热封闭（thermal confinement）中。类似地，如果脉冲激光的脉冲宽度远小于压力弛豫时间，可以称激发处于压力封闭（stress confinement）状态，此时组织体内部之间的压力传导是可以被忽略的。因而在光声成像中往往选择脉宽较小的脉冲激光作为激发光源以满足封闭条件，本章中采用的激光器的脉冲宽度为 ns 量级，可满足上述的两个条件。

　　在脉冲光的激发下，体积膨胀的变化量 dV/V 等于：

$$\frac{dV}{V} = -\kappa p + \beta T \qquad (11\text{-}3)$$

其中，κ 为等温压缩率，β 为体积热膨胀系数，p 与 T 为压力的变化量和温度的变化量。如果脉冲激光的脉冲宽度满足热弛豫时间和压力弛豫时间，在热封闭和压力封闭的状态下，体积的变化量 dV/V 可以忽略不计，则可以由式（11-3）得到局部声压数值：

$$P_0 = \frac{\beta T}{\kappa} \qquad (11\text{-}4)$$

　　等温压缩率 κ 的定义为：

$$\kappa = \frac{C_p}{\rho v_s^2 C_V} \qquad (11\text{-}5)$$

式中，C_p 和 C_V 分别为恒压比热容和恒体积比热容，ρ 为质量密度，v_s 为声速。

设光吸收系数为 μ_a，光子密度为 Φ，光热转换效率为 η_{them}，则式（11-4）中 T 的增量 ΔT 为：

$$\Delta T = \eta_{them} \frac{\mu_a \Phi}{\rho C_V} \tag{11-6}$$

联立式（11-4）、式（11-5）和式（11-6），可以得到在光声效应中受激发区域产生原始声压的表达式为：

$$P_0 = \frac{\beta v_s^2}{C_V} \eta_{them} \mu_a \Phi \tag{11-7}$$

通常用 Grüneisen 系数 Γ 对式（11-7）进行简化，其定义为：

$$\Gamma = \frac{\beta v_s^2}{C_p} \tag{11-8}$$

最后得到初始声压的表达式为：

$$P_0 = \Gamma \eta_{them} \mu_a \Phi \tag{11-9}$$

光声信号的产生不仅与光源有关，还与介质的热学及光学特性有关，而光声信号的传播则与介质的声学特性有关。从光声效应的过程可以看出，PAI 方法是通过探测外传的超声信号来反映组织体光学吸收的差异，因此，它能很好地结合光学成像和超声成像的优势。

11.1.3 描述光在组织体中输运的主要数学模型

光在组织体中的输运过程是组织光学研究的重要内容。由于生物组织体的强散射特性，这种输运过程可被视为随机介质中的多次散射过程。通常在辐射传输理论中，可以使用中子传输理论中所涉及的 Boltzman 方程，即辐射传输方程（Radiative Transfer Equation，RTE）对该过程加以描述。除此之外，可以使用蒙特卡洛（Monte-Carlo，MC）随机模型，其原理基于随机统计方法。

（1）辐射传输方程

辐射传输理论可以严格地描述在不考虑偏振的情况下，光量子在浑浊介质（turbid medium）中的传播过程。生物组织体为一种典型的浑浊介质，由于组织体中存在（半）微观结构对光的散射作用，此时与光波动性相关的大部分特性会弱化或失去。即在上述理论中，将光传输过程看作能量粒子流在分布有散射及吸收元的介质内的输运过程。

时域 RTE 的表达式如下：

$$\frac{1}{c_n}\frac{\partial \phi\left(\mathbf{r},\hat{\mathbf{s}},t\right)}{\partial t}+\hat{\mathbf{s}}\cdot\nabla\phi\left(\mathbf{r},\hat{\mathbf{s}},t\right)+\left(\mu_a\left(\mathbf{r}\right)+\mu_s\left(\mathbf{r}\right)\right)\phi\left(\mathbf{r},\hat{\mathbf{s}},t\right)=$$
$$\mu_s\left(\mathbf{r}\right)\int_{4\pi} p\left(\hat{\mathbf{s}},\hat{\mathbf{s}}'\right)\phi\left(\mathbf{r},\hat{\mathbf{s}}',t\right)d\hat{\mathbf{s}}'+Q\left(\mathbf{r},\hat{\mathbf{s}},t\right) \tag{11-10}$$

式中，$\nabla\phi\left(\mathbf{r},\hat{\mathbf{s}},t\right)$ 为辐射率（radiance），定义为在空间位置 $\mathbf{r}$ 处，t 时刻时方向为 $\hat{\mathbf{s}}$ 的单位立体角内的光通量或平均功率通量密度（$\mathbf{W}\cdot\mathbf{m}^{-2}\cdot\mathbf{sr}^{-1}$）；$c_n$ 为光在组织体内的传播速度；$p\left(\hat{\mathbf{s}},\hat{\mathbf{s}}'\right)$ 表示散射相位函数，用来表征生物组织体内光子在输运过程中散射各向异性行为的概率函数；$Q\left(\mathbf{r},\hat{\mathbf{s}},t\right)$ 为位于 $\mathbf{r}$ 处，t 时刻时方向为 $\hat{\mathbf{s}}$ 的光源项。

由式（11-10）可以看出，RTE 反映了媒质中的能量守恒关系，通常情况下该方程的解析解是无法得到的，因为其具有 6 个独立变量。求解 RTE 时，一般利用其一阶或高阶球谐近似模型。目前，作为基于 RTE 一阶球谐函数展开近似的扩散（漫射）方程（diffusion equation, DE）被广泛采用，表达式为：

$$\nabla\left[k\left(\mathbf{r}\right)\nabla\Phi\left(\mathbf{r},t\right)\right]-\mu_a\left(\mathbf{r}\right)c_n\Phi\left(\mathbf{r},t\right)-\frac{\partial\Phi\left(\mathbf{r},t\right)}{\partial t}=-q_0\left(\mathbf{r},t\right) \tag{11-11}$$

式中，$k=c_n\Big/3\left(\mu_a+\mu_s'\right)$ 表示折散系数，$\Phi\left(\mathbf{r},t\right)$ 表示光子密度。当测量点 ξ 在组织体表面时（$\xi\in\partial\Omega$，$\partial\Omega$ 表示组织体 Ω 的外表面），用 $\hat{\mathbf{s}}_n$ 表示组织体表面外法向单位矢量，通过 Fick 定律，表征组织体表面检测到的输出光流量（通量密度）$\Gamma\left(\xi,t\right)$ 有如下形式：

$$\Gamma\left(\xi,t\right)=-k\hat{\mathbf{s}}_n\cdot\nabla\Phi\left(\xi,t\right) \tag{11-12}$$

由于当组织体为强散射媒质时（$\mu_s'\gg\mu_a$），P1 近似有效，且 DE 要求辐射源为逆向的，则对于准直光激励生物组织体而言，DE 的成立范围应为远光场区。因为生物组织体具有不规则几何结构及内部不均匀的光学参数分布，对扩散方程的有效求解通常选择数值求解方法。由于 DE 最终可以表示为相对简单的椭圆形偏微分方程形式，因此特别适合使用如有限差分、边界元或有限元（finite element method, FEM）的方法进行离散的求解。

除了式（11-12）之外，DE 的求解还需要有与之相应的边界条件。常用的边界条件主要有以下 3 种：

①零边界条件（Dirichlet boundary condition，DBC）

$$\Phi(\xi,t)\big|_{\xi\in\partial\Omega}=0 \tag{11-13}$$

DBC 用来描述光子只要跨越组织体边界即被完全吸收，尽管 DBC 简单易实现，但与实际物理模型不符合。

由于真实情况下，组织体并不会陷于完全吸收媒质中，对于无散射环境媒质，考虑组织体与环境媒质是否具有匹配折射率的情况，可推导出下一边界条件。

②罗宾边界条件（Robin boundary condition，RBC）

组织体与环境媒质折射率匹配时：

$$c_n\Phi(\xi,t)+2k\hat{\mathbf{s}}_n\cdot\nabla\Phi(\xi,t)=0, \quad \forall\xi\in\partial\Omega \tag{11-14}$$

组织体与环境媒质折射率不匹配时：

$$c_n\Phi(\xi,t)+2k\frac{1+R_f}{1-R_f}\hat{\mathbf{s}}_n\cdot\nabla\Phi(\xi,t)=0, \quad \forall\xi\in\partial\Omega \tag{11-15}$$

式中，R_f 为扩散传输内反射系数。通常可用多项式拟合近似表示为：

$$R_f\approx-1.4399n^{-2}+0.7099n^{-1}+0.6681+0.0636n \tag{11-16}$$

式中，n 表示组织体对环境媒质的相对折射率。

③外推边界条件（extended boundary condition，EBC）

EBC 将原来真实的物理边界外推一定距离到一个新的虚拟的物理边界，并在新边界上采用 DBC 或 RBC。在实际应用中，根据组织体和环境媒质是否具有匹配的折射率，外推的距离分别为 $z_b=2(\kappa/c_n)$ 和 $z_b=2(\kappa/c_n)\dfrac{1+R_f}{1-R_f}$。

（2）蒙特卡洛模拟

蒙特卡洛（Monte-Carlo，MC）模拟能够严格描述光在组织中的行进输运过程，并且实现过程较为简便。当光子从区域边界处入射至散射介质中时，由于散射效应的影响，光子将在其中进行"之"字形传播。MC 在描述该规则时，通常假设：光子是弹性粒子，忽略其波动性、相干性、偏振性及荧光特性，介质的光学参数仅由吸收系数 μ_a、散射系数 μs、各向异性因子 g 决定，介质中的散射效应为弹性散射，光子在散射前后能量不变。MC 模拟利用相邻两次散射过程间的步进长度的概率分布、发生散射时光子轨迹的偏转角的概率分布以描述光子的局部行进过程。作为一种统计学方法，在进行 MC 模拟时需要计算大量的光子行进过程，最终统计出光子在组织体中的分布情况，

进而获得所需要的物理量，如辐射率、光子密度等。目前，MC 方法在生物
医学光子学的各个领域中有着非常广泛的应用，如用于优化或定量分析光动
力治疗过程中的光辐射剂量，并且也可以用于分析扩散光学影像技术中光子
传输"时间-空间"分辨的扩散特性等。

11.1.4　光声波在组织体中传播的波动方程及求解

光致超声在非黏性介质中的传播过程一般用光声波动方程来表示，其定
义为：

$$(\nabla^2 - \frac{1}{v_s^2}\frac{\partial^2}{\partial t^2})p(\vec{r},t) = -\frac{\beta}{\kappa v_s^2}\frac{\partial^2 T(\vec{r},t)}{\partial t^2} \tag{11-17}$$

式中，$p(\vec{r},t)$ 表示声压在不同空间位置 $\vec{r}$ 处和不同时间 t 的变化函数，同样地，
$T(\vec{r},t)$ 表示温度处在不同空间位置 $\vec{r}$ 和不同时间 t 的函数。在热封闭条件满足
的情况下：

$$H(\vec{r},t) = \rho C_v \frac{\partial T(\vec{r},t)}{\partial t} \tag{11-18}$$

进一步得到：

$$(\nabla^2 - \frac{1}{v_s^2}\frac{\partial^2}{\partial t^2})p(\vec{r},t) = -\frac{\beta}{C_p}\frac{\partial H}{\partial t} \tag{11-19}$$

由等式右侧的激励项可以知道 H 是需要随时间变化的，因而只有激励具有时
变特性才能够产生光声波。

光致超声波动方程的求解一般采用格林函数法，当光源为脉冲激光的情
况下，式（11-19）通过格林函数法可以得到：

$$(\nabla^2 - \frac{1}{v_s^2}\frac{\partial^2}{\partial t^2})G(\vec{r},t;\vec{r}',t') = -\delta(\vec{r}-\vec{r}')\delta(t-t') \tag{11-20}$$

式中，$\vec{r}'$ 为脉冲声源的位置，t' 为脉冲声源产生的时间。在一个无限大的空
间内，一个点源产生的脉冲波波前为一个向外发散的球面，其解为：

$$G(\vec{r},t;\vec{r}',t') = \frac{\delta(t-t'-\frac{|\vec{r}-\vec{r}'|}{v_s})}{4\pi|\vec{r}-\vec{r}'|} \tag{11-21}$$

根据球面波的特性，式（11-21）存在时空互异性，因而其解具有以下关系：
$G(\vec{r},t;\vec{r}',t') = G(\vec{r},-t;\vec{r}',-t')$。在重建算法中，光声波形的推导是可逆的，即声
源和探测位置是可以互换的。

利用格林函数与光声波动方程进行联立，得到：

$$P(\vec{r},t) = \frac{\beta}{4\pi\kappa v_s^2} \int d\vec{r}' \frac{1}{|\vec{r}-\vec{r}'|} \frac{\partial^2 T(\vec{r}',t')}{\partial t'^2}\bigg|_{t'=t-|\vec{r}-\vec{r}'|/v_s} \qquad (11-22)$$

在热封闭的限制条件下，可以进一步得到：

$$P(\vec{r},t) = \frac{\beta}{4\pi C_p} \int d\vec{r}' \frac{1}{|\vec{r}-\vec{r}'|} \frac{\partial H(\vec{r}',t')}{\partial t'}\bigg|_{t'=t-|\vec{r}-\vec{r}'|/v_s} \qquad (11-23)$$

式（11-16）即为光声信号的一般解析表达式。

11.1.5　光声信号的重建

在 PAI 方法中，通过超短脉冲激光对目标组织进行照射，目标组织受到激发产生光声效应，从而向外辐射出超波，放置于目标体外的超声探测器接收到携带目标组织光吸收特性信息的光声信号，这些携带组织体内部结构功能信息的光声信号进一步地经过重建算法处理，可以得到组织体的初始声压分布图像。目前，PAI 重建方法包括时域与频域方法。其中常用的算法有 Robert A. Kruger 等人提出的逆 Radon 变换方法；Minghua Xu 与 Lihong V. Wang 提出的通用反投影方法（universal back-projection，UBP）；Kornel P. Kostli 与 Paul C. Beard 提出的傅里叶变换重建方法；Bradley E. Treeby 与 Ben Cox 提出的基于 k 空间（k-space）正向计算的时间反转重建方法（time-reversal method）；G. Paltauf 等人、Daniel Razansky 与 Vasilis Ntziachristos 等人发展的 model-based（MB）重建方法。MB 重建方法基于正向声波波动问题的离散化表示。依据测量的声场信号与光声声源（初始声压）之间存在的线性关系，建立一个测量的光声信号与待求的组织体光能吸收密度（即初始声压）之间的矩阵方程。在这些方法中，反投影重建法和 MB 方法是两种广泛应用的方法。

反投影重建方法是一种基于解析解的重建方法，其基本思想是：位于无限空间内某点的超声换能器，某一时刻 t 接收到的光声信号等于以该点为圆心、以 ct 为半径（假设介质声速恒为 c）的半球面（假设探测器具有一定的数值孔径）上所有光吸收物质产生光声信号的累加和。反投影过程是对声学信号的一个反推过程，将所有探测角度下测得的光声信号按照时间进行回抹后即可得到原始声压的分布图像。

假设 S 为探测器的轨迹或探测器阵列的分布封闭曲线。根据前文的理论分析与反投影算法相结合，可以推导出初始声压 P_0 的重建解析式：

$$P_0(\vec{r}) = \frac{1}{\Omega_0} \int_s d\Omega \left[2p(\vec{r}_d, t) - 2t \frac{\partial p(\vec{r}_d, t)}{\partial t} \right]\bigg|_{t = |\vec{r}_d - \vec{r}|/v_s} \qquad (11\text{-}24)$$

其中，Ω_0 为探测路径曲面 S 的立体角，在二维光声重建中 $\Omega_0 = 2\pi$，三维重建中，若路径为球面或者圆柱形 $\Omega_0 = 4\pi$，将 S 微分，其每一个单元 dS 所对应的立体角为 $d\Omega$，$\vec{r}_d$ 为探测点与探测中心的距离。由式（11-17）可以得到某一时刻下、某一位置处的声压 P 解析表达式。

基于模型的重建算法是一种基于迭代解的重建方法。相比于反投影算法而言，其重建过程更加复杂。首先建立一个前向插值模型 **A**，该模型反映了光声信号与重建图像各个像素点（即组织体内各个光吸收单元）的权重关系。可以得到声压信号 **P** 与待求光吸收分布（重建网格）**H** 的关系：

$$\mathbf{P} = \mathbf{AH} \qquad (11\text{-}25)$$

式中，测得的声信号 **P** 与重建网格 **H** 皆为列向量的形式，因而求解原图像各个像素点数值的过程转换为矩阵求解过程。理论上，对于式（11-25），可由等式两边均左乘 $\mathbf{A}^{-1}$ 求得，但在工程中，存在诸多问题，比如 $\mathbf{A}^{-1}$ 是否存在，且求解过程也较为复杂。为了提高重建稳定性，通常采用最小二乘拟合的方法进行求解。通过一系列迭代逼近方程组解，最终得到全局的最优解作为方程组的解：

$$\min \|\mathbf{P} - \mathbf{AH}\|^2 \qquad (11\text{-}26)$$

除了常用的最小二乘法外，当采样角度不全时，求解过程为欠定问题，则可以根据实际测量条件使用正则化方法进行求解，如使用全变分的正则化（TV）方法：

$$\min \left\{ \|\mathbf{P} - \mathbf{AH}\|^2 + \lambda \mathbf{TV(H)} \right\} \qquad (11\text{-}27)$$

加入正则化项可以针对采样数据不全的情况下解决欠定方程组问题，但缺点是正则化系数 λ 的选择往往具有不确定性，难以快速得到最优的 λ 数值。

11.1.6　q-PAI 技术

PAI 技术在临床前期与临床研究中展现出了巨大潜力，但传统 PAI 技术并不能直接获得与生物组织生理、病理特征直接相关的光学吸收系数图像。PAI 成像的逆问题包括声学和光学两方面：声学逆问题是指根据探测器采集到的光声信号（本质是超声波）重建组织内部的初始声压分布图像或空间光吸收能量密度图像，即一般意义上的光声图像重建；光学逆问题是指运用合适的光传输模型与优化算法，根据探测到的光声信号或光吸收能量密度重建准确的光吸收分布图像。PAI 技术获得的初始声压分布是由反映生物组织声学特性的 Gruneisen 系数与组织体光能吸收密度分布共同作用的结果，而光能吸收密度又表征为组织体的区域光学吸收系数与光子密度乘积的形式。传统 PAI 技术得到光能吸收密度的空间分布只是间接地反映了组织体光学特性，当在面向深层组织成像时（如小动物、乳腺组织），由于光子密度沿深度方向的衰减，光能吸收密度图像已不能准确反映组织体的本征光学特性。q-PAI 方法可以准确地重建深层组织光学吸收参数分布以获得生物组织生理、病理信息。目前对 q-PAI 的研究已成为 PAI 领域的热点之一，尤其是同时重建光学吸收系数和散射系数的空间分布。q-PAI 技术有望在传统 PAI 技术高对比度和高空间分辨率优势的基础上实现对生物组织光学参数的定量成像，从而能够对内源或外源特异性标志物、肿瘤新生血管和血氧情况进行连续的定量观测。

从组织内的吸收体吸收光能到探测器测得声压时间序列的整个过程称为光声成像的正问题，可分为光学正问题和声学正问题两部分：前者的结果是光吸收能量密度，后者的结果是探测器测得的声压信号。假设采用单一波长 λ 的光源照射组织，组织的光吸收系数和散射系数分别为 μ_a 和 μ_s，待测组织区域 Ω 内一点 r 处的光吸收能量密度 $H(\mathbf{r}, \lambda)$ 为：

$$H(\mathbf{r}, \lambda) = \mu_a(\mathbf{r}, \lambda) \Phi(\mathbf{r}, \lambda; \mu_a(\mathbf{r}, \lambda), \mu_s(\mathbf{r}, \lambda)) \tag{11-28}$$

式中，$H(\mathbf{r}, \lambda)$ 定义为单位体积单位时间内的热能转换；$\mathbf{r} \in \Omega, \Omega \subset \mathbf{R}^n$（$\mathbf{R}^n$ 为 n 维实数空间，$n = 2, 3$）为有界域，Φ 是光能流率，则 $\mathbf{r}$ 处的声压为：

$$p_0(\mathbf{r}, \lambda) = \Gamma(\mathbf{r}, \lambda) H(\mathbf{r}, \lambda) \tag{11-29}$$

Γ 是光声转换效率，即光吸收能量相对于超声波的转化效率，它表示介质的热力学性质，可用 Gruneisen 系数表示。若已知超声探测器的单位冲激响应，可得到声压时间序列 $p(\mathbf{r}, \lambda, t)$。具体光声成像正问题流程如图 11-2 所示。

q-PAI 的原理总结起来包含了两个问题：声学逆问题和光学逆问题。假设介质的声学特性均匀，在理想激光脉冲的均匀照射下，被照组织产生的三维光声信号的幅值与脉冲激光的幅值成正比，光声信号的特性由光能量的吸收分布决定。因此，可以根据探测器测量到的声压时间序列 $p(\mathbf{r}, \lambda, t)$ 重建初始声压的空间分布 $p_0(\mathbf{r}, \lambda)$，进而得到光吸收分布 $H(\mathbf{r}, \lambda)$，即声学逆问题，也就是通常所说的光声图像重建。PAI 光学逆问题是指由初始声压分布

$p_0(\mathbf{r},\lambda)$ 估算组织的光吸收系数和散射系数的空间分布。在早期的研究中,通常假设组织的光散射系数是已知的,那么采用递归法或非递归的方法即可重建出光吸收系数的分布。但是,该假设在多数情况下都是不成立的,更为通用的方法是基于误差最小化的方法。

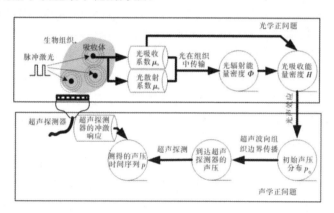

图 11-2　光声成像正问题框图

光能流率 Φ 是未知的,而且它与组织的光吸收系数和散射系数有关,同时 PAI 成像是三维高分辨率成像,所涉及的数据量极大,因此由光吸收能量密度的测量值重建组织的光学特性参数是一个大规模的非线性不适定问题,特别是需要同时重建光吸收系数和散射系数时。通常采用 RTE 描述光子在混浊介质中的迁移过程。RTE 是积分-微分方程,求解时常需要在空间域和角度域内对方程进行离散化,步骤较为繁琐,因而通常对其进行扩散近似(diffusion approximation,DA)。相比于 DA,RTE 能够更准确地描述光子在组织中的迁移过程,尤其是在非扩散区域,但是其复杂的求解过程和较高的运算成本限制了它的广泛应用。

为了得到光在组织中传输的前向模型的数值解,一般需要先对其进行有限元离散化,相比一般的单网格方法,采用双网格方法可在保证重建精度的前提下,明显缩短重建时间,提高计算效率。最常用的方法是 Levenberg-Marquardt(LM)方法,即 L2 范数 Gauss-Newton 法,通过计算 Hessian 矩阵的逆矩阵,可迭代地调整(μ_a,μ_s)的值。但是该计算过程非常耗时,因此出现了近似计算逆 Hessian 矩阵的算法,主要包括基于 Jacobian 矩阵的线性方法、非线性梯度法、Bregman 迭代法等,那么光学逆问题的解的精度将很大程度上取决于所选数值模型的精度。

　　q-PAI 的主要算法按照 PAI 所用激光光源的不同可将 q-PAI 方法分为单光源、多光源和多光谱 q-PAI 3 类。

　　①单光源 q-PAI

　　采用单一波长的激光光源照射组织，在已知待测组织的光散射系数分布的情况下，可以重建出光吸收系数的空间分布。若组织的内在散射特性未知，则不能唯一、准确地同时重建出光吸收参数和散射系数的空间分布。

　　②多光源 q-PAI

　　采用相同波长、不同位置的激光光源照射组织，在已知待测组织的 Gruneisen 系数的情况下，可唯一、准确地同时重建出待测组织边界、内部的光吸收系数和散射系数的空间分布。

　　③多光谱 q-PAI

　　采用多波长的激光光源在不同位置照射生物组织，获得多个初始声压数据集，在已知待测组织的光散射特性与入射光波长之间关系的前提下，可唯一地同时重建出光吸收系数、散射系数和 Gruneisen 系数的空间分布。其中求解光吸收系数和散射系数是非线性问题，求解 Gruneisen 系数是线性问题。此类方法的缺点是在每次不同波长的激光照射时都需要重新测量初始声压分布图，计算烦琐。

11.2　PAI 系统的分类与介绍

　　光声效应早已在 1880 年被 Bell 等人发现，直到 21 世纪初，PAI 技术才逐渐开始应用于生物医学领域。起先是 2003 年 Wang 代表的团队使用经典的基于单探头 PAI 系统完成了对大鼠脑部的结构和功能成像，之后大批学者纷纷投入该领域的研究当中，或在性能上完善 Wang 的经典成像系统，或在光声效应的基础上发展各种可以应对不同成像需求的 PAI 系统。在这一节中对典型的 PAI 系统进行简单的介绍。

　　PAI 是一门将微观和宏观信息联系起来的新兴成像技术，可以在一系列的空间尺度上高速成像光吸收对比度，其成像的空间尺度包括细胞器、细胞、组织、器官，以及小动物。在特定的研究方向与 PAI 系统相匹配时，一般会考虑的因素有：成像深度、成像速度、成像对比度和灵敏度等。

　　光子在软组织中的传播可以大致分为四个区域，这四个区域定义了不同分辨率光学成像模式的极限成像深度。如图 11-3 所示，光子在软组织中的传播分为四个极限：像差极限、扩散极限、耗散极限和吸收极限。像差极限在

0.1mm 处，是光子在软组织中的散射常数的倒数，传统的平面光学显微镜在这个区域内有非常高的空间分辨率，可以对细胞甚至细胞器的结构与功能进行成像。扩散极限则是十倍于光子在软组织中的散射系数，深度在 1mm 左右，在该区域可以对组织进行成像，观察组织的结构域功能，可以使用经典的光学成像系统：共聚焦显微镜（confocal microscopy，CFM）、双光子显微镜（two-photon microscopy，TPM）和光聚焦光声显微镜（optical-resolution photoacoustic microscopy，OR-PAM）。成像深度大约在 1~10mm 处可使用声聚焦光声显微镜（acoustic-resolution photoacoustic microscopy，AR-PAM），成像深度大于 10mm 可使用光声计算机断层扫描（photoacoustic computed tomography，PACT）系统。目前 PAI 系统的极限成像深度在 70mm 左右，可以使用 PACT 方法对小动物或人体进行成像实验。

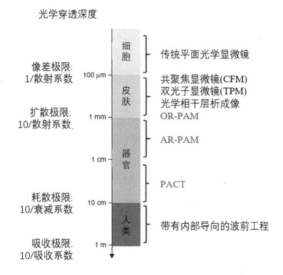

图 11-3　光子在软组织中的传播模式及其与高分辨率光学成像模态穿透极限的关系

在生物医学成像中，光学成像的共聚焦显微镜与双光子显微镜应用十分广泛，在这里使用这两种成像技术与 PAI 系统中的浅层成像系统进行比较。共聚焦显微镜在组织内的成像深度仅为 100~200μm，主要依赖往返于光衰减中幸存下来的极少数弹道光子；而双光子显微镜通过使用更长的激光波长提升成像深度，减弱光衰减并且拓宽光学聚焦范围，但是低微的双光子激发效率及压制性的表面型号将该技术的成像深度限制在 1.5mm 左右。与前两者相比较，OR-PAM 有两个优势可以对前者进行一定程度上的弥补：一是光声信号的振幅与激发光源的强度呈线性关系，而非二次曲线关系，其受到的声衰减在该成像深度基本可以忽略不计；二是时间分辨上的声学检验有效地抑制了表面信号的干扰。因此，OR-PAM 可以在相近或稍深的位置进行高空间分辨率的成像。

除上述两种 PAI 成像系统之外，根据特殊的临床应用需求，有另外一类特殊的 PAI 成像系统，光声内窥成像技术（photoacoustic endoscopy，PAE），其通常使用单元探测器在 2π 圆周内旋转以接受光声信号，目标在毫米级的成像深度上实现微米量级的分辨率，主要面向的是血管内成像如动脉粥样硬化的发展情况或斑块易损性程度的研究。除以上分类标准外，还可以根据是否使用外源性造影剂将 PAI 系统分为内源性造影剂成像系统与外源性造影剂成像系统。内源性造影剂本质上是生物组织本身的细微分子，如 DNA/RNA、血红蛋白、黑色素、脂质，以及水等有机或无机分子。内源性造影剂的优点是对生物体本身无毒害作用、对生物自身代谢过程无干扰、含量丰富和不受监管批准等。其中，血红蛋白最常用于无标记的血流动力学成像，提供有关血管直径、血红蛋白总浓度、血红蛋白含氧量、血流及氧代谢的解剖结构、功能代谢信息等。其他诸如黑色素、脂质等可以在一定程度上应用于早期肿瘤的检测与鉴定。外源性造影剂则类似于在核医学成像中药物的作用，均是来自体外，可能会影响生物体本身的代谢过程。但是相比于内源性造影成像，外源性造影成像一方面优化了成像系统的检测灵敏度，另一方面则与靶向分子特异性结合，可以选择性地进行所需要的分子成像。目前常用的外源性造影剂包括有机染料、荧光蛋白、非荧光蛋白和特异性纳米颗粒等，该类型成像模式可以更好地完成内源性造影剂成像能够完成的成像，但是需要考虑造影剂对生物体的生理代谢影响，但是这一类内容在本节中仅做背景不做详细描述。下面就这三种 PAI 系统在上述三种技术指标的要求下进行简单介绍。

11.2.1 光声显微成像 PAM

如上所述，首先在成像深度上，PAM 适合用于浅层的成像目标。OR-PAM 与 AR-PAM 中前者将入射光聚集于某点，并使该点与聚焦超声换能器的焦点重合以实现超高分辨率的成像，分辨率在几纳米到几百纳米的量级；而后者的横向分辨率依据聚焦超声换能器焦点的尺寸，通常为微米量级，但是受到光学衍射的深度限制，其更适用于亚细胞结构及皮肤微血管的结构和功能成像。

（1）激光能量线性信号 OR-PAM 系统

在 OR-PAM 中，光学目标的数值孔径（numerical aperture，NA）极为关

键，光学焦点尺寸越小，则重建图像的分辨率也就越高，OR-PAM 系统的分辨率可以达到 5μm。Chi Zhang 等人在 2010 年开发出一种线性激光能量的 OR-PAM 系统，该系统为无标记的在体亚波分辨光声显微（subwavelength-resolution photoacoustic microscopy，SW-PAM）系统，其共焦结构与其他类型的光学显微镜类似。系统如图 11-4（a）所示，当接近该系统的最终衍射极限光学分辨率之后，可以在亚细胞器结构的空间尺度上进行成像观察；而且相对于单纯的光学成像系统来说，PAI 系统对光吸收更加敏感且无背景检测，因此其相对灵敏度接近于 100%。

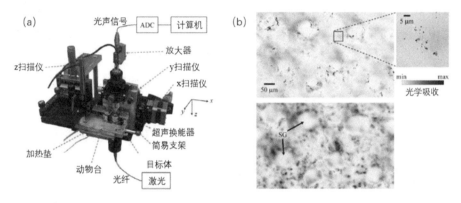

图 11-4　基于线性激光能量的 OR-PAM 成像系统以及该系统的部分成像效果

注：（a）为系统实物图，系统组成各部分以及成像模式在图中标出；（b）是对标准小鼠裸耳（脱毛）分别在 10μm 处以及 30μm 处成像检测表皮基底层内黑色素小体分布情况的重建图像。

该小组使用标准 Harlan 公司的雄性黑鼠进行活体的小鼠耳在体成像实验，检测的是耳中的黑色素分布情况。绝大部分的黑色素位于表皮的基底层，大约在皮肤下侧的 10μm 处。因此该小组分别做了在 10μm 及 30μm 深度聚焦时的脱毛鼠耳黑色素成像实验，结果如图 11-4（b）所示，在浅层聚焦中单个黑素小体可以被清晰地识别到，而在深层光学聚焦时大多数的黑素小体极其模糊，但显示了更多的皮肤结构。更深层聚焦的成像中，虽然其信号的幅值较弱，但具有更高的图像对比度。结果表明，该 OR-PAM 系统在探测在体黑色素分布方面具有巨大的潜在应用。后续还进行了在小鼠耳中注入黑色素瘤细胞血液的血管测量，更加明确地证明了 OR-PAM 在早期检测黑色素肿瘤方面具有非常强大的应用前景。

（2）激光能量非线性信号 OR-PAM 系统

上述 OR-PAM 系统仅是在衍射限制分辨率下进行的，Dmitry 等人则在 2013 年发表了一种基于激光能量非线性信号的超分辨率远场光热显微镜，该系统利用与激光能量有关的非线性信号避开衍射极限。该小组在吸收饱和、多光子吸收、信号温度依赖等非线性现象中，研究激光诱导纳米气泡对过热纳米物体的信号放大作用。该小组设计的系统如图 11-5 所示，（a）为共聚焦光学显微镜系统概念图，其余子图则是该系统的系数性能设计。对激光束的高斯空间轮廓进行最大加热可产生更明显的非线性现象，将纳米物体放置在激光中心形成最高程度上的能量流，如图 11-5（b）与图 11-5（c），所以光束中心以外的物体接收到的能量流低于非线性阈值，只会产生线性的低振幅信号；并且对于光束中心之外的第一个纳米物体并不会产生非线性信号的放大，所以在激光扫描的过程中，多个纳米物体会依次独立地进行信号放大。

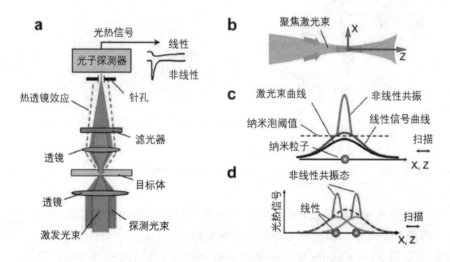

图 11-5　超分辨共焦光热系统原理

注：a 为共聚焦光学显微镜系统概念图；b 为聚焦激光束的示意图；c 为激光束中心位置的纳米物体非线性光热信号的放大图；d 为扫描过程中两个纳米物体的依次独立的信号放大图。

综上所述，空间局部化的非线性效应可以显著增加光热信号，并使得光热系统的点扩散函数锐化以便实现在扫描过程中多个纳米物体的高分辨率，如图 11-5（d）。该小组通过该系统使用被聚乙烯醇包裹的 90nm 球形纳米粒子团簇分析了光热成像系统近距离下分辨纳米物体的能力，如图 11-6（a）所

示，线性模式下，系统的横向分辨率大致为 250±20nm，非线性模式下则存在
非常尖锐的光热信号，是线性光热系统无法解析的。研究者还使用选定好参
数的系统对红细胞内血红蛋白的异质性进行了成像，图 11-6（b）是正常小
鼠红细胞获得的线性和非线性 PT 图像的比较，图 11-6（c）和图 11-6（d）
分别是红细胞在不同激光频率下的光热信号幅值，以及线性与非线性模式下
对感兴趣区域进行激光扫描的标准化光热空间轮廓。该系统突破了传统 PAM
系统的衍射极限，分辨出了多个纳米物体，通过进一步地控制激光能量并使
用更小的扫描步长有可能将 PAM 的分辨率进一步提升到 10～20nm 的水平，
具有很高的研发价值。

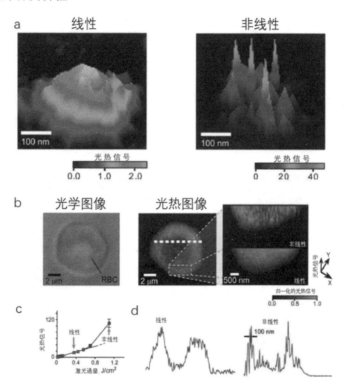

图 11-6　光热成像系统近距离下分辨纳米物体的能力

注：a 为球形 90nm 纳米粒子团簇的线性与非线性光热信号；b 为红细胞在光学成像系统中的成像以及分别
使用线性以及非线性光热系统成像的对比；c 为红细胞在不同激光频率下的光热信号幅值；d 为分别在线性
以及非线性模式下，对感兴趣区域进行激光扫描的标准化光热空间轮廓。

　　然而，OR-PAM 仍然依赖于准弹道光子提供光学定义的横向分辨率。但是如果将空间分辨率适度降低到几十微米，则 AR-PAM 可以使用于准扩散区的光声成像。虽然其中大部分的光子会发生散射现象，但是在声聚焦的情况下，到达成像目标的弹道光子与散射光子都会产生相应的光声信号，但是 AR-PAM 的穿透力在很大程度上受限于高频信号的衰减。以下介绍成像深度在 1～10mm、基于亮场光传输的 AR-PAM 系统。

（3）基于轻型光声探头和快速音圈扫描的亮场 AR-PAM 系统

　　Wang 等人在 2012 年报道了一个亮场的基于单探头的 AR-PAM 成像系统，由于不需要暗场成像中照明所需的脉冲能量，因此对激光技术的要求并不严苛，使得该系统具有廉价、简单，以及多阵列探测成像系统所没有的无重建伪影等优点。该系统的结构示意图如图 11-7 所示，主要由一个 50MHz 的超声换能器、一个紧凑的光声声束组合器和一个亮场光传输系统组成。光传输系统将光束聚焦在直径 400μm 的圆形光斑上。这种设计提高了光传输效率，将所需要的脉冲能量降低到几十微焦耳。系统中光束从光纤发散输出，之后被光学透镜弱聚焦定制，设计的光声声束组合器将声束重定向到成像目标上。

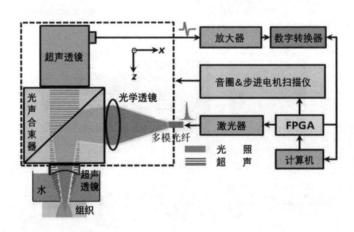

图 11-7　AR-PAM 系统示意图

　　该小组利用该系统首先进行了小鼠耳及脑的微血管成像，如图 11-8 所示。图 11-8（a）是在 532nm 波长的情况下对小鼠耳中微血管进行了在体成像，在该图中可以清晰地识别出动静脉对，图 11-8（b）则是在小鼠头皮和头骨都完好的情况下显示了大脑皮层微血管的最大振幅投影图像。之后该小组

还利用此系统对小鼠心血管系统的氧动力学进行了实时功能成像，如图 11-8
（c）所示，从左到右分别展示了系统性缺氧、正常和高氧状态下小鼠心血管
的典型功能图像，这三个图分别是由小鼠吸入气体中氧含量为 5%、21%及
100%的功能成像。

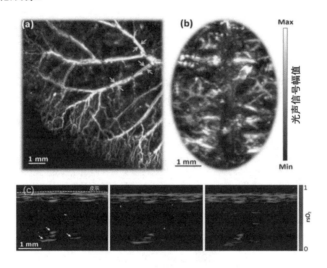

图 11-8 小鼠耳及脑的微血管成像

注：（a）小鼠血管在体最大振幅投影图像，相反的箭头表示动静脉对；（b）通过完整的头皮和颅骨所获得的
小鼠脑血管的活体图像；（c）从左到右分别为小鼠吸入氧含量为 5%、21%及 100%气体之后，小鼠心血管
的典型功能成像。

综上，在某种程度上一旦确定了期望的成像深度，就可以估计可实现的
空间分辨率。对于在准弹道状态下的成像，OR-PAM 技术可以在单个细胞或
细胞器空间尺度上进行成像，有助于检测直径小于 10μm 的肿瘤血管的生成，
也可以进行单细胞流量的测定。AR-PAM 技术则适用于准扩散区域成像，成
像深度可达 5mm。相较于 OR-PAM 技术，AR-PAM 技术具有更宽的超声检
测带宽和更高的中心超声检测频率，可提供较好的轴向分辨率和横向分辨率。
在 AR-PAM 成像中横向分辨率与轴向分辨率可达 50μm 与 15μm。PAM 除了
对生物组织的细胞亚细胞空间尺度上的结构成像之外，还可以进行组织的代
谢功能成像，且成像速度随着技术的发展也逐渐提升，以下为一种快速的功
能 PAM 系统。

（4）快速功能 PAM 成像系统

2014 年，Yao 等人报道了快速功能 PAM 系统的高分辨率成像，该成像模式可以对小鼠的脑部血流动力学成像，此模式在一定程度与现有的其他脑成像模式有着高度互补性。该系统与广域光学显微镜相比可以提供更好的深度分辨率和更高的光学吸收图像对比度，但是速度较之前者慢且成本更加昂贵；与经典的双光子显微镜相比，其不需要外源性的造影剂及逐点深度扫描，但是该系统的轴向分辨率略差且在当前可用的激光波长下穿透力也更小。该系统的概念图如图 11-9 所示，系统的激发激光束和探测传感器均由水漫式微电子机械系统扫描镜控制，该系统通过偏振分束器将 532nm 的 3ns 脉冲激光束与 532nm 的 3ps 脉冲激光束结合；之后的信号探测由中心频率为 50MHz、相对带宽为 100% 的超声传感器检测。在系统的光学焦点处，横向分辨率可达 3μm，轴向分辨率可达 15μm，该系统可以在 3mm 的扫描范围内实现二维图像每秒 400 帧的快速成像。

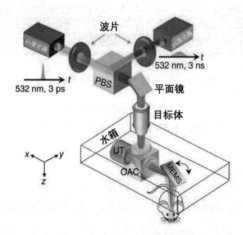

图 11-9　PAM 系统示意图

注：OCA：光声合路器；PBS：偏振分束器；UT：超声换能器

该小组通过研究了小鼠对后肢电刺激的血流动力学反应，证明其设计的快速 PAM 成像系统的高速功能成像能力。对小鼠的左右后肢分别刺激之后检测到对侧体感区的光声信号的幅值增加，如图 11-10（a）所示，虽然同侧体感区也有类似的情况但是反应明显更弱；刺激后肢之后，静脉和深层毛细血管床的血红蛋白氧饱和度显著增加，如图 11-10（b）所示，为 PAM 系统对血红蛋白氧饱和度的快速成像结果。

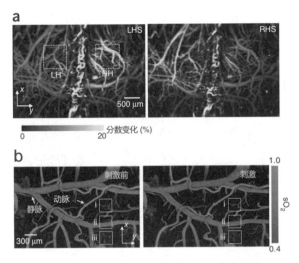

图 11-10　小鼠对后肢电刺激的血流动力学反应

注：（a）对左后肢刺激（LHS）及右后肢刺激（RHS）的部分光声信号振幅的变化；（b）左、右后肢刺激前（左）和期间（右）的快速血红蛋白氧饱和度成像，且进一步分析了三个 0.3×0.3mm² 分区。

　　第三个成像系统中经常衡量的因素为系统的成像对比度和灵敏度，此处简单介绍两种根据内源性造影剂成像的 PAM 系统，但是这两种内源性造影剂分别为血红蛋白和核酸，因此合适的能量脉冲波长也不同，分别使用可见光和紫外光作为激励脉冲。

11.2.2　光声层析成像 PACT

　　若所需空间分辨率为几百微米，可以通过低频超声波检测实现，而这个方法在活体组织中的最大穿透深度高达 70mm。但是在软组织中由于光学吸收和散射的存在，使得单位面积接收到的光子能量显著减少，PACT 技术在软组织中的成像深度仍然被限制在 10cm 处。使用波前工程技术补偿光散射效应，当对人体全身成像时，可以达到光子吸收极限处的穿透深度。首先对PACT 系统中探测阵列的不同形状及不同成像速度进行介绍。

（1）基于弧形阵列球形扫描的 PACT 系统

　　2009 年，Hans-Peter Brecht 等人设计了一套基于弧形探测阵列的小动物三维全身 PACT 系统，并将其应用于临床前研究。该系统如图 11-11（a）所示，由四部分构成：光纤光传输系统、一个可平移旋转的老鼠支架、一组弧形超声探测阵列和数据采集处理系统。光传输通过一个分叉的随机纤维束与声学传感器阵列正交进行。弧形探测阵列中每个阵元的中心探测频率为3.1MHz，相对带宽80%，整个阵列的焦距为65mm。成像时将小鼠绕弧形探测阵列中心轴缓慢旋转，相当于弧形超声换能器阵列变为一个球形阵列，将小鼠聚焦在球体中心，如图11-11（b）所示。

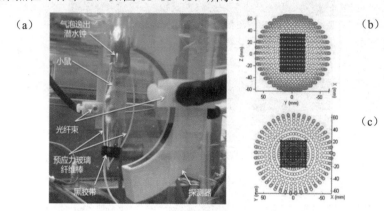

图11-11　小动物三维全身PACT系统

注：（a）为小动物全身成像的PACT系统；（b）由弧形探测阵列模拟形成的球形探测阵列侧视图；（c）是（b）中描述球体的俯视图。

该系统中分别使用了755nm和1064nm两种波长的激光光源对小鼠进行了成像，如图11-12所示。其中，图11-12（a）为使用755nm波长光源对小鼠腹部进行成像，结果清晰地显示了副主动脉及其分支进入股静脉，同时可以观察到小鼠的两个肾脏、脾脏及肝的一部分叶的分布情况；图11-12（b）同样使用波长为755nm的激光进行照射，主要显示的是由分叉的降主动脉；图11-12（c）则是使用波长为1064nm的激光光源进行照射，主要显示了降主动脉、腹主动脉及其进入股静脉的分支，成像器官比之前两幅图像更加模糊。

（2）半球形探测阵列PACT系统

2018年，Li等人设计了基于半球形探测的PACT系统对患有乳腺癌的女性进行乳房成像，并与其他成熟医学成像的重建图像进行对比。该系统需要测试者进行单次屏气即可对乳房进行三维成像，需约15s，成像的分辨率可达225μm，穿透深度可达4cm，且短时屏气即可，因此没有由于呼吸导致的重建图像运动伪影。图11-13a为其系统图，图11-13b为对健康女性的乳腺成像，图11-13c则为患有乳腺癌的患者X射线成像与光声成像的对比。该小组对7名患有乳腺癌的女性进行检测，这7名患病女性共有9个乳腺肿瘤，相比于已经研究成熟的X射线成像，光声重建图像共可识别8个肿瘤。

结果表明，该系统的灵敏度与成像速度已经可以应用在临床方面。2019 年，Kenichi Nagae 等人基于该系统做了人体在体的四肢血管成像，图像可清晰地看到四肢血管的脉络分布。

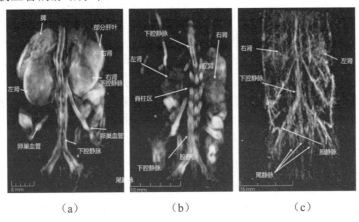

（a）　　　　　　（b）　　　　　　（c）

图 11-12　使用上述系统对小鼠整体进行成像的结果

注：（a）、（b）是在 775nm 波长处的成像结果；（c）是使用 1064nm 波长的激光对小鼠血管的成像结果。

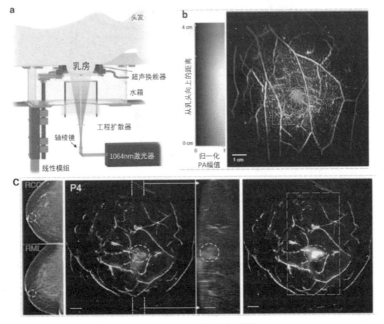

图 11-13　女性乳房成像

注：a 为 PACT 系统示意图；b 为使用颜色编码代表成像深度的正常女性 3D 乳腺成像；c 为左侧为 X 射线对乳房成像，右侧为使用 PACT 系统对乳房进行光声成像的结果，图中圈出来的部位即为乳腺的病灶区域。

（3）基于球形阵列的 PACT 系统

Daniel Razansky 等人在 2014 年设计了一套新的 PAI 系统，可以将五维光声信号进行可视化，即实时反馈丰富的 3D 光谱信息并且具有优质的成像性能。该系统的示意图如图 11-14 所示，由激光光源、定制的球面超声探测阵列、并行数据采集系统及计算机组成。该系统的照明光源是一种定制的基于光学参数振荡器的激光器，可以以高达 50Hz 的脉冲重复率产生脉宽 5ns 的脉冲，能量可达 20 兆焦耳，之后开发了基于光学参量振荡晶体快速机械旋转的专用调谐系统，该系统允许在每个脉冲的基础上将波长改变为 700nm 到 900nm 的任何值，如此即可获得短时间内几种不同波长下获取整个体积多光谱的数据集。之后在光声信号的采集中，使用 256 个中心探测频率为 4MHz、带宽为 100%的阵元组成的球面探测阵列，该阵列具有相对较大且密集的检测元件，进一步提高了信噪比。所有阵元在采集到声压信号的瞬间同时采样，采样频率为 40MHz，之后由 256 个并行模数转化器传输采集到的光声信号。

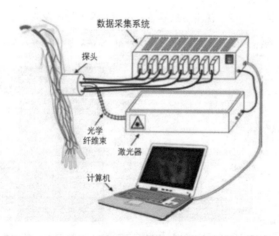

数据采集系统
探头
光学纤维束
激光器
计算机

图 11-14　基于球形阵列的 PACT 系统原理图

该小组使用该系统对小鼠进行了活体脑成像实验，如图 11-15（a）所示。图 11-15（b）则显示了注射不同浓度的 ICG 前后与探针的峰值吸收相对应的脑血管典型最大强度投影图像的比较。图 11-15（c）显示了药物在生物体内的实时分布情况。该系统首次证明了五维光声成像的可行性，也就是实时绘制光谱分辨光声数据的 3D 立体图像。该技术为之后的临床试验和临床前研究开辟了新的应用前景。

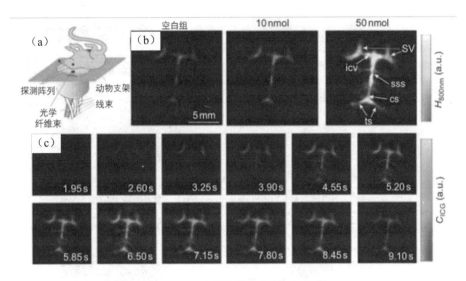

图 11-15 小鼠脑灌注在体三维成像

注:(a)实验装置图;(b)注入 ICG 造影剂前后获得的单波长图像,显示了两种不同 ICG 浓度的成像结果;

(c)注射 10nmol ICG 后的多波长数据进行光谱分解后的时间序列图像。

(4)圆柱形探测阵列 PACT

Xia 等在 2012 年设计了一套新型的小型动物全身成像系统,称之为环形共焦光声计算机断层成像(ring-shaped confocal photoacoustic computed tomography,RC-PACT)。该系统是基于自由空间环形光照及 512 阵元环形超声阵列检测光声信号的共焦设计,自由空间全环光只传送到图像横截面并提供高光通量照明,提升了光传输效率。圆柱形 512 阵元检测阵列使 RC-PACT 系统能够提供快速、准确的全边界断面层析反演,保证二维视场的精确图像重建。如图 11-16 所示,该系统由上述结构克服了有限检测视角、成像时间太长导致的运动伪影等问题。光声信号的检测过程由中心频率为 5MHz、80%带宽的圆柱形阵列完成,所有阵元的组合共焦为一个直径为 20mm、厚度为 1mm 的中心成像区域,在该区域可以进行小动物横截面层析成像的横向分辨率低于 250μm,轴向分辨率则可以达到 100μm。

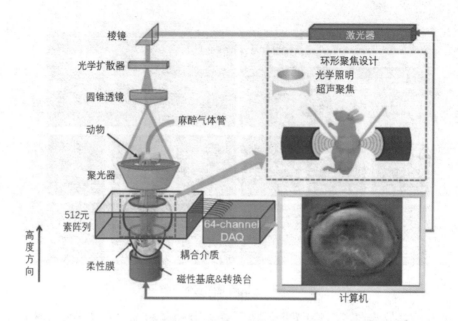

图 11-16 RC-PACT 系统图

该小组使用 RC-PACT 系统将小鼠沿垂直方向平移，提供了大脑、肝脏、肾脏及膀胱的横截面图像。图 11-17 中可以清晰地观察到各器官内组织血管的分布，验证了 RC-PACT 系统的在体成像能力。

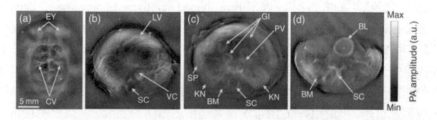

图 11-17 健康活体小鼠不同位置结构成像的结果

注：(a)、(b)、(c) 和 (d) 分别为大脑、肝脏、肾脏及膀胱的结构成像。

除了将单一波长脉冲作为激光源，还可以使用多个波长的脉冲作为诱导光源，该技术也被称为多光谱光声层析成像（multispectral optoacoustic tomography，MSOT）。以下介绍两种 MOST 系统，后一种是在有荧光蛋白作为外源性造影剂情况下完成的。

（5）快速多光谱 PACT 系统

Adrian Taruttis 等人在 2012 年开发出了快速多光谱光声层析成像（multispectral optoacoustic tomography，MSOT）系统，可以对多个器官中荧光剂的动力学进行表征，可以达到每秒 10 帧的速度对小鼠横截面进行成像，因此该系统可以应用于药物或显像剂在生物体器官中的摄入与清理观察，这个步骤对于研发新的药物或显像剂来说具有重要意义。该系统的结构如图 11-18 所示，其超声探测阵列是 64 阵元的压电复合半圆形弧形探测阵列，每个阵元的中心探测频率为 5MHz，阵元排成一列，弧形阵列的弧度大致为 172°，该阵列的形状尺寸决定其聚焦空间为圆柱形。信号采集系统为 64 通道，采样频率为 40MHz。

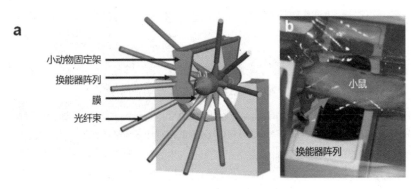

图 11-18　快速多光谱光声层析成像系统

注：a 为小动物快速 PACT 系统；b 为测量小鼠的过程图，箭头表示从光纤输出到小鼠的照明路径。

该小组利用此系统做了多组小鼠的在体器官成像，这里介绍一类使用 ICG 注射肝脏及胆囊之后的无创体内成像。如图 11-19 所示，注射的 ICG 与血浆蛋白系统结合，并被肝脏从循环中清除，分别在注射前、注射中及注射后连续以每秒 10 帧的速率在 800nm 处采集信号，之后进行多光谱成像以捕捉 ICG 信号的进一步变化。图 11-19 a 是 ICG 注射之后观察到的图像结果，包含胆囊和肝脏；图 11-19 b 则是随着注射药物浓度的增加，信号在原始水平上增加的直观表达；图 11-19 c 为采用 800nm 单波长成像、注射 ICG 期间肝脏感兴趣区域的信号增强结果；图 11-19 d 为肝脏和胆囊注射 ICG 后诱导产生的特定光声信号。

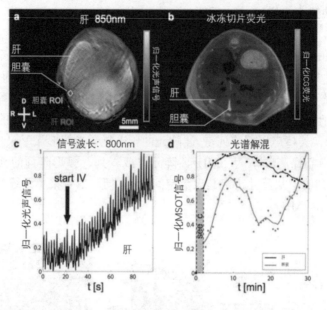

图 11-19　肝脏与胆囊的 ICG 增强成像

注：a 为肝脏与胆囊的解剖结构图像；b 为注射 ICG 荧光剂 10 分钟之后肝脏和胆囊中的荧光图像；c 为 800nm 单波长照射下、注射 ICG 之后肝脏区域的信号增强图；d 为肝脏和胆囊注射 ICG 之后发出的特定的未混合的信号。

（6）基于荧光蛋白的小动物深度体内多光谱 PACT 系统

2009 年，Daniel Razansky 等人展示了一种多光谱 PACT 系统，能够在高光学散射的生物体内以高分辨率显示荧光蛋白所标记的组织。他们利用多个投影上的多波长照明，结合选择性平面光声检测进行无伪影的数据采集。图 11-20（a）为系统图，使用多波长的纳秒脉冲激光照明，通过可变的狭缝孔径，用圆柱形聚焦透镜将光源聚焦在成像目标上，形成一个平面光片，光声信号在光照平面上圆柱形聚焦之后由具有宽带宽的超声换能器检测。图 11-20（b）是柱状聚焦光束通过带有果蝇蛹的琼脂仿体的俯视图片。图 11-20（c）是整个多光谱 PACT 系统的原理示意图。

他们利用开发的成像系统对果蝇蛹在荧光蛋白的标记下进行了成像，成像结果如图 11-21 所示。在该图中，图 11-21（a）、（b）、（c）是三个代表波长的光声图像，只显示了光学高吸收的控制镶嵌物及一些仿体的异质性。图 11-21（h）为使用增强型绿色荧光蛋白标记的果蝇蛹唾液腺图像，与图 11-21（e）中唾液腺对应的组织切片图片吻合良好。图 11-21（g）则是系统在进行对果蝇蛹成像时的成像平面。图 11-21（f）显示了通过相应多波长光声测量计算蛹组织的光谱响应。

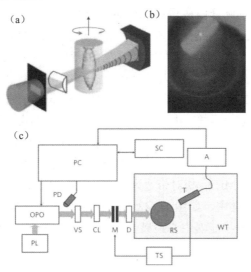

图 11-20　基于荧光蛋白的小动物深度体内多光谱 PACT 系统

注：（a）共焦照明及检测过程原理图；（b）柱状聚焦光束通过带有果蝇蛹的琼脂仿体俯视图；（c）实验装置示意图。

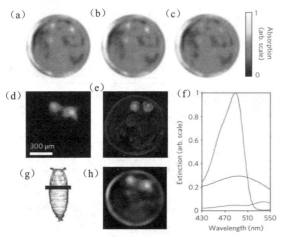

图 11-21　对果蝇蛹在荧光蛋白标注下的成像结果

注：（a）、（b）、（c）分别在 488nm、498nm 及 508nm 波长下采集的光声图像；（d）完整果蝇蛹绿色荧光蛋白分布的光谱分析图像；（e）果蝇蛹在成像平面上的结构示意图，标识了被荧光蛋白标记的唾液腺；（f）荧光蛋白、蛹壳和脂肪区的消光光谱吸收测量值；（g）成像平面；（h）在 508nm 波长下的图像与光谱分辨图像之间的联系。

11.2.3　光声内窥技术 PAE

　　该技术主要对血管内成像如动脉粥样硬化的发展情况或斑块易损性程度进行研究。Krista Jansen 等人在 2010 年设计了一套可以于血管内进行成像的光声内窥系统，该系统可以利用血管内脂质对离体的动脉进行动脉粥样硬化的检测。利用该系统揭示了人类冠状动脉病变中突出疾病及脆弱斑块的特征，证明了该系统的血管内成像能力。图 11-22（a）中展示了该小组构建的血管内光声/超声混合导管，由直径 400μm 的芯光纤和直径为 1mm 的钛酸铅超声换能器组成，光纤的尖端以 34°的角度输出照明光源，并在其表面覆盖一个黏着的石英帽以保持空气-玻璃界面通过全反射使光束偏转；超声传感器的中心探测频率为 30MHz，相对带宽为 65%。光纤跟传感器一块被安装在了外径为 1.25mm 的组件中，如图 11-22（b）所示。光束跟超声之间的夹角大约为 22°，光纤头部与换能器中心距离约为 1mm，保证了不同信号的互不干扰。

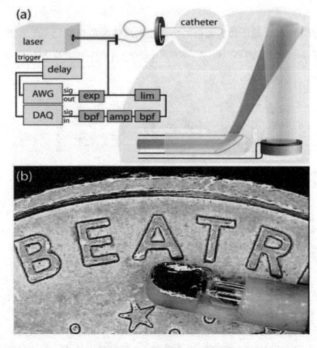

图 11-22　血管内 PAI 系统

注：（a）实验装置图。AWG，任意波发生器；DAQ，数据采集系统。（b）导管尖端的实物对照图片。

该小组使用该系统进行了离体的动脉内粥样硬化检测成像实验，结果如图 11-23 所示。其中，图 11-23（a）为冠状动脉的组织结构显示图，图 11-23（b）则是使用血管内超声成像所获得的重建图像，图 11-23（c）与图 11-23（d）分别是在 1210nm 激光波长及 1230nm 激光波长处的血管内光声重建图像。由图中可以看出 1210nm 处的血管内光声图像显示沿内膜边缘和右下角外膜周围深层组织脂肪的明亮信号，而在 1230nm 处根据脂类在该波长下的吸收光谱，信号明显降低，因此可以推断出该组织在钙化区和外膜脂肪区的内膜增厚情况。

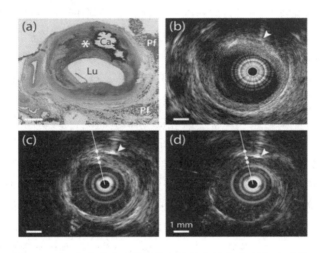

图 11-23　人类动脉粥样硬化斑块的血管内光声/超声成像

注：（a）冠状动脉的解剖学图像，Ca 为钙化区，Lu 为腔，Pf 为外膜周脂肪；（b）血管内超声成像；（c）、（d）分别是在 1210nm 及 1230nm 处的血管内光声成像。图中箭头表示用于标记的指针。

11.3　PAI 的应用领域

对生物组织进行成像是研究生物组织的结构特征、功能及医学临床诊断的重要手段。目前广泛使用的成像方法主要有：X 射线造影术、X 射线断层扫描、正电子发射层析术、磁共振、超声成像、光学相干层析成像技术等。在这些成像技术中，前 3 种因辐射而对人体都有一定的潜在损伤，且 X 射线造影术依赖于生物组织的密度，骨折愈合初期 X 光成像无法检测；正电子发射断层成像（positron emission tomography，PET）需要回旋加速器或发生器产生高能粒子，设备昂贵，且空间分辨率较低；磁共振成像（magnetic resonance imaging，MRI）对人体无损伤，但灵敏性较差，扫描和后加工时间长，需要大量的探针，且设备购置成本和运营成本都很高；超声成像技术对组织无损伤，但它只能对组织声阻抗的变化成像，重建图像的对比度低；OCT 依赖于组织的光学特性参数（如光散射系数、吸收系数），通过对生物组织光学特性差异成像，可以反映组织生理状况和代谢特征实现功能成像，并且具有对人体无损伤、分辨率高等特点，但由于生物组织是浑浊介质，光的强散射造成纯光学成像灵敏度低、成像深度浅。

PAI 方法结合了超声成像的高分辨率和光学成像的高对比度的优点，可得到高对比度和高分辨率的重建图像，且具有无副作用的优点，为生物组织的无损检测技术提供了一种重要检测手段，正逐步成为生物组织无损检测领域的一个新的研究热点。在 PAI 方法中，PACT 方法因其组织穿透深度而被广泛应用于小动物全身成像与人体研究。另外，PAM 以牺牲穿透深度为代价提供了更高的分辨率。PAI 是一种独特的技术，它可以在高速的空间尺度上成像光吸收对比度。在 PAI 中，内源性对比显示组织的解剖、功能、代谢和组织学特性，外源性对比提供分子和细胞特异性。PAI 的空间尺度包括细胞器、细胞、组织、器官和小动物。因此，PAI 在对比机制、穿透力、空间分辨率和时间分辨率等方面可为其他成像模式提供互补性信息。多光谱光声层析成像系统（MSOT）目前已广泛应用于神经影像学、癌症研究和心血管疾病研究等。MSOT 集成度高，采集速度快，可以在较短时间内完成多个波长下的采集，快速多光谱成像可以避免血氧浓度随着时间变化产生影响，因而在多光谱成像方面具有一定优势，可以用于观测目标体的血氧浓度、外源性造影剂的代谢状态等。同时，实时性的发展，如针对临床应用的手持式扫描仪为将 PAI 转换为新的应用提供了机会，例如乳腺显像、血管显像和皮肤显像。

PAI 技术凭借其灵活的成像方式、优质的成像能力、高度的生物安全性，正越来越受到生物医学成像领域的关注。PAI 能够有效地进行生物组织结构和功能成像，为研究生物组织的形态结构、生理特征、病理特征、代谢功能等提供了重要的手段，以获得高分辨率的内源和外源信息。在此，分别对 PAI 在血管脂质、组织水肿、肿瘤、血红蛋白、基因表达等方面的应用进行详细介绍。

11.3.1　血管脂质

脂质作为体内一类重要的内源性物质，在肥胖、脂肪肝、动脉粥样硬化和心肌梗死等慢性疾病的鉴别中起着重要的作用。大多数急性冠状动脉事件是由冠状动脉系统中脆弱的动脉粥样硬化斑块破裂和随后的血栓形成引起的。由于组织中主要内源性物质如血红蛋白、黑色素等的吸收峰值集中在电磁波谱的紫外可见部分，而脂质在 1100～1300nm 和 1650～1850nm 的近红外二区表现出区分度良好的吸收峰，如图 11-24 所示，吸收程度高于其他生物组织的主要成分，所以 PAI 利用近红外二区的光激发能够区分血液和脂肪等生物成分。

临床上使用的血管内超声（intravascular ultrasound，IVUS）和血管内光学相干层析技术（intravascular optical coherence tomography，IVOCT）相较体外成像，大幅提高了对斑块成像的精确性和敏锐度。但是 IVUS 的分辨率不足以分辨薄纤维帽，而 IVOCT 穿透深度太浅，且 IVUS 和 IVOCT 都只能获得形态学信息，无法获得斑块成分、炎性反应等重要的生理信息，因此还存在明显的不足。而 PAI 既可利用组织自身的光吸收对比和光声光谱的方法检测斑块的化学成分（如易损斑块的脂质核心和纤维帽），亦可借助生物分子探针对活动性炎症（如巨噬细胞浸润）等细胞和分子层面的生物活动进行探测。因此，PAI 可为研究斑块破损的机理和炎症等重要生物过程提供新的方法和手段。而把 PAI 发展为血管内窥成像技术将更加有利于对易损斑块的早期发现。研究者将一种新型的具有成本效益的高脉冲能量连续激光器与可调滤波器结合，进行高分辨率的光谱 PAI 并用于脂类的光谱分析，不仅得到了脂质分布图且成功区分了 2 种不同的脂质成分（脂肪组织中的胆固醇和脂质），同时也区分了 3 个不同位置上富含脂质的脂肪组织。

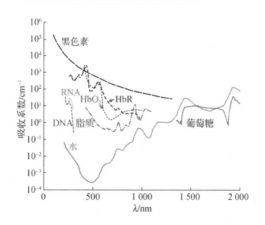

图 11-24　体内不同生物分子的光学吸收光谱

荷兰伊拉兹马斯医疗中心的 Krista Jansen 等开发了血管内 PAI 系统，组装了外径 1.25 mm 的光声/超声成像导管。利用该系统获得了冠状动脉的离体光声/超声图像，如图 11-25 所示。图 11-25（a）为富含脂质且钙化的斑块染色病理切片照片，图 11-25（b）为 IVUS 图像，图 11-25（c）和图 11-25（d）均为血管内光声图像，分别于 1210 nm 波长和 1230 nm 波长照射获得。由于脂肪在 1210 nm 激光处有一个较强的吸收峰，而在 1230 nm 处的吸收变弱，所以可以通过对不同波长的光声图像进行差异对比，准确探测动脉粥样硬化样品的脂质区域。

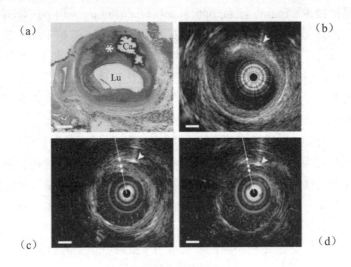

图 11-25　冠状动脉样品图

注：（a）病理切片；（b）IVUS 图像；（c）1210 nm 处血管内光声图像；（d）1230 nm 处血管内光声图像。

11.3.2　组织水肿

脑内细胞内和细胞外液体的稳态是在跨主要细胞屏障血脑屏障（blood brain barrier，BBB）的水运输精确调节下建立的。脑水肿是一种病理状态，在这种状态下，组织因过量的水积聚而膨胀。脑水肿在多种神经系统疾病中扮演重要角色，包括头部创伤、肿瘤、中风、感染和代谢疾病。检测监测，尤其是影像学水肿有助于了解其机制并提供治疗选择。水的峰值吸收系数约为 975nm，半峰宽为 920～1040nm。利用 PAI 系统成像体内的水，用 PAI 监测水肿的形成及其扩张和恢复。由于 BBB 的破坏，微静脉和毛细血管变得渗漏，因此，蛋白质和水都可能流入细胞外空间，导致净水增加。光声成像技术显示了它对寒冷引起的脑水肿的成像能力和对水的成像能力。在脑水肿的影像学检查中，PAI 比 MRI 所需时间短。用 PAI 成像水，除了可以精确监测血氧饱和度和血红蛋白浓度外，还可以通过区分多个对比度和更多的光学波长来精确监测生理参数。

11.3.3　肿瘤

（1）肿瘤的转移

直接快速地测量和跟踪各种癌症模型中肿瘤的生长、转移和伴随的血管生成过程，如肝癌模型、骨转移模型等，并可对肿瘤的生长和转移（或癌症治疗）中血红蛋白浓度和血氧饱和度的变化、血管生成抑制效果等信息进行实时成像与分析。多数癌症死亡是原发肿瘤转移扩散的结果。循环肿瘤细胞（circulating tumor cell，CTC）的检测似乎是转移发展、肿瘤复发和疗效的标志。然而，用现有的 CTC 分析法进行初步诊断时，可能会出现不可治愈的转移，其中敏感性受小血容量的限制。通过评估患者的体内明显较大的血容量，可以提高灵敏度。CTC 计数被认为是转移发展的一个预后指标，然而它在预防转移方面的临床应用尚不清楚。现有分析的初步诊断表明，它们在体外的敏感性受到小血样体积的限制，而在体内对大血量的检查可能受到用于靶向 CTC 的标签的毒性的临床限制。利用高脉冲重复率半导体激光器进行体内光声血癌检测的方法，当应用于黑色素瘤时，可不受小血样体积和临床限制。

（2）黑色素瘤

黑色素瘤检测可能是光声成像具有重大影响的应用，光声成像可提供黑色素瘤的大小、深度、血管形成、血氧含量信息，这些指标是判断肿瘤的重要信息，并且不染色就可以检测到黑色素，这是黑色素瘤重要的标志分子。大约 90% 的黑色素瘤细胞内含有黑色素，而且通常认为无色素性的黑色素瘤，也证明含有低浓度的黑色素。利用 764nm 和 584nm 双波长检测，同时获得皮肤黑色素瘤和血管的图像，可以发现肿瘤的血管供应状况。

（3）乳腺癌

国家癌症中心最新发布的癌症统计数据显示，乳腺癌居女性肿瘤发病首位，也是导致女性癌症相关死亡的主要原因之一。多项前瞻性临床试验表明，早期发现对提高乳腺癌生存率具有重要意义。虽然乳房 X 光检查目前是乳腺癌筛查的黄金标准，但是对高密度乳腺的敏感性较低。超声多用作乳房 X 光检查的辅助检查手段，但存在散斑伪影和特异性低的问题。MRI 成本费用高且需要使用静脉造影剂，但这些造影剂可导致过敏、肾脏损害和中枢神经系统永久性沉积。总体来说，上述模式都有各自局限性，而 PAI 可以克服这些局限，是一种很有潜力的补充模式，其用于乳腺癌的监测已有多项研究报道。Lin 等开发了一种单呼吸屏气 PAI 系统，可成像人体乳房的详细血管结构并展示肿瘤的位置，其具有体内 4cm 穿透深度和高时空分辨率（255μm 的分辨率和 10Hz 的二维图像帧率），通过单次屏气（约 15s）扫描整个乳房即可获得三维图像，无须考虑呼吸诱导的运动伪影。如图 11-26 显示，该方法可观察到肿瘤相关的高血管密度，清楚地揭示肿瘤的存在，不仅不构成健康风险且灵敏度高，成像速度快。

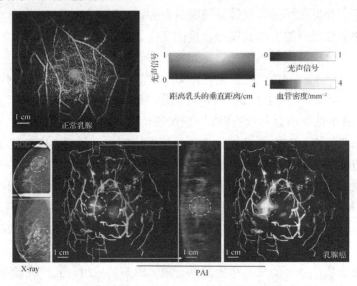

图 11-26　正常乳腺与乳腺癌 PAI 图像

11.3.4　血红蛋白

血管内的血红蛋白是具有强光学吸收特性的物质，可以利用光声效应来评估这些吸收体的信息。体内的血红蛋白一般有氧合血红蛋白和还原血红蛋白两种形式。为更加准确地代表血管的结构，一般选用两种血红蛋白的光吸收等吸收点处的激光波长激发，检测两种血红蛋白的复合信号。对于体表血管，由于吸收体的光能量沉积充分，且受声衰减和声衍射影响比较小，所以在利用光声技术对表层吸收体成像时，具有高对比度、高分辨率的特征。利用光学分辨率的光声显微镜，可以清晰观察到体内的毛细血管，甚至能观察到血管内的红细胞，还能清楚地观察到皮肤下的移植肿瘤的血管增生，以及低氧诱导的脑血管的形成。如果选用还原血红蛋白和氧合血红蛋白光学吸收系数差异比较大的激光波长激发光声信号，可以定量检测局部血管的血氧含量。组织的光学吸收特性与血氧消耗、脑生理状态等密切相关，通过光声成像研究脑组织结构和脑部血管中血液动力学过程，监控脑血氧的动力学变化，可以得到脑神经系统的动态信息和功能特征信息，在神经生理学和神经病理学中具有重要的应用前景。血氧饱和度（SO$_2$）变化的成像对理解大脑功能至关重要。利用成像技术直接测量血氧饱和度的变化也有助于疾病诊断。功能磁共振成像（functional magnetic resonance imaging，fMRI）和扩散光学成像（diffuse optical tomography，DOT）可用于评估体内氧合的变化。这些技术越来越多地被用于研究新药物的快速开发和动物模型治疗干预的临床前阶段的效果。功能光声显微镜在多个适当选择和不同波长下的血液光吸收成像可用于探测总血红蛋白浓度（Hb），即脑血容量和血红蛋白的变化。声学分辨功能光声显微成像（functional photoacoustic microscopy，fPAM）系统补充了现有的成像技术，有可能成为明确研究动物模型脑血流动力学的有利工具。

11.3.5　DNA/RNA

在活体动物体内观察和研究基因的表达、细胞或组织特异性及其治疗反应。为了确定癌症的恶性程度，病理学家首先必须找到癌症中的恶性细胞皮损癌细胞中的细胞核具有的典型的形态特征，如不规则的形状和较大的尺寸，这使得病理学家能够通过对病变的显微镜检查来鉴别癌细胞。细胞核光学显微镜是一种主要的组织学方法，广泛应用于癌症诊断和恶性肿瘤的研究评分。目前已经探索出了几种现代光学显微镜技术用于细胞核的活体成像，包括反射共焦显微镜、多光子显微镜、三次谐波显微镜和紫外光声显微镜。

11.3.6　外源性光声造影剂

除利用上述的内源性物质作为反差成像以外，外源性染料可进一步增强反差。利用刚果红延髓池内注射，用光学分辨率光声显微镜（75mHz）观察转基因老年痴呆小鼠脑内的淀粉样斑块，侧向分辨率 5μm，对刚果红染料和血管的探测深度分别可达 0.23mm 和 0.45mm，但是该研究采用去除颅骨的损伤性手术。他们同时指出，通过改变激光的波长、放弃不必要的光声波的 P-Sv 转换，以及在声波棱镜表面镀抗反射膜，可以增加刚果红和血管的反差，区别淀粉样斑块和血管的信号。通过使用淀粉样斑块特异性染料，使其在近红外区域成像，可以进一步提高淀粉样斑块和周围组织的反差。利用近红外光吸收增强剂的外源染料吲哚菁绿注射到血液系统，增加血管对光的选择性吸收，在不破坏脑头皮和头盖骨的前提下，获得小鼠脑皮层血管的光声造影成像。利用 Evans Blue 作为血管造影剂，利用光学分辨率的光声显微镜，也可以观察到毛细血管，可获得连续的微血管图像，克服以红细胞内血红蛋白作为反差的毛细血管的不连续性显像问题。亚甲蓝也可以用来实现增强对比度的成像。利用肿瘤血管的高通透性，不被组织吸收的纳米管，可以用来做肿瘤区域的标记物。通过腹腔或血管内注射聚乙二醇化的 20nm 和 50nm 金颗粒，可以对小动物断层进行光声成像。利用特异性染料可以提高靶向性，增加局部染料的浓度，从而提高成像质量。利用 IRDye800-cw 可特异性地检测到成胶质细胞瘤的裸鼠移植瘤，并且通过检测血氧饱和度，发现肿瘤快速生长导致的肿瘤缺氧，能特异性结合 integrin α、β3 的抗体或多肽可特异性把光声造影剂定向导向到表达整合素的肿瘤细胞。抗体修饰的单壁碳纳米管，可以定向检测人胶质瘤细胞，有可能作为肿瘤早期的诊断工具。

11.3.7　其他

转基因动物模型如大、小鼠的疾病模型，利用 10mHz 光声换能器，观察大鼠的鼠尾关节炎，同时还和组织学、磁共振成像比较，几种方法均可以发现鼠尾关节炎外膜的增大，磁共振成像以水为反差，而光声成像以血液作为反差来源，因此可获得血管的清晰图像。细菌与病毒研究方面，通过对细菌与病毒进行特异性荧光探针标记，可以研究侵染过程。

PAI 是一种无创的混合成像方式，具有丰富的光学对比度和高的深度分辨率。体内存在的内源性发色团，如血红蛋白、脂质、黑色素等，由于它们在一定的光学窗口中有很强的光吸收，因而能提供很强的光声对比。为了进一步提高 PAI 的性能，越来越多的外源性造影剂如金属纳米粒子、碳基纳米材料、量子点、有机小分子、半导体聚合物纳米粒子等被研发。这些外源性造影剂不仅有助于提高成像对比度，而且使靶向分子成像成为可能。作为新一代的无损医学成像技术，光声成像可以用于研究动物体脑功能、肿瘤细胞转移和肿瘤形态结构、生理、病理特征、血流异常、药物代谢功能、深层荧光蛋白表达、基因活性等方面的内容，为生物医学应用领域提供了重要的研究及监测手段，具有良好的发展前景和广泛的生物医学应用潜力。随着科学技术的不断发展，PAI 技术将在基础研究和临床应用中发挥更大的作用并产生深远的影响。

早在 2020 年 3 月，习近平总书记提出，要加快补齐我国高端医疗装备短板，加快关键核心技术攻关，突破技术装备瓶颈，实现高端医疗装备自主可控。"十四五"开局以来，我国持续推进医联体建设，使优质医疗资源下沉，形成囊括基层公共卫生服务机构、地方龙头医院、跨区域医疗中心的正三角形卫生医护体系，使 80%的基本医护需求在基层得以解决。随着分级医疗体系的发展，占据人口多数的基层医疗对影像中心诊断的需求会是医学影像设备最大的增长点，并且随着第三方实验室、影像中心等机构落地基层医疗，其与大型专业医疗机构形成体系化的建制，也对医学影像设备公司及实验室提出了新的需求。"实践证明，我国自主创新事业是大有可为的，我国广大科技工作者是大有作为的。"党的十八大以来，习近平总书记对建设世界科技强国念兹在兹，强调"我国要实现高水平科技自立自强，归根结底要靠高水平创新人才"。科技立则民族立，科技强则国家强。广大科技工作者以与时俱进的精神、革故鼎新的勇气、坚忍不拔的定力，肩负起时代赋予的重任，面向世界科技前沿、面向经济主战场、面向国家重大需求、面向人民生命健康，不断向科学技术广度和深度进军。

第 12 章　人体运动信息检测与处理

人体运动信息是人体运动最直接的描述方式，它主要包括人体运动的位移、速度、关节力矩和肌电信号等。通过对人体运动信息的测量描述和处理分析，我们能够更加准确、深入地理解人类如何运动，以及人类的运动是如何产生。这也为病理状态下运动功能异常的诊断和评估奠定了基础。本章简要介绍了人体的运动分析技术，并以案例的形式介绍了运动分析中涉及的信息检测和处理方法，最后举例说明了运动分析技术在临床中的应用。

12.1　人体运动分析

运动产生的根源是力。牛顿运动定理清楚地解释了二者之间的关系，并且在人体运动的范畴，这一定理同样适用。人体动作的产生来自肌肉收缩，同时人体的运动也常常受到人体与外周环境的作用力的影响。因此，人体运动分析是通过肉眼观察或仪器放大来测量身体运动、肢体力学和肌肉活动的系统研究。分析的目的是量化人体运动过程中肌骨系统的运动学和力学特征。我们常说的步态分析，也属于人体运动分析领域中非常重要的一部分。

人体运动分析的基础是人体运动信息。根据不同的人体运动信息，人体运动分析主要可分为运动学分析、动力学分析和电生理分析。

运动学分析是指对运动学信息的计算和处理。运动学信息主要为描述运动的信息，包括线性或角度的位移、速度和加速度等。位移信息提取自人体的解剖标记位置，如体段的重心、关节的旋转中心、肢体的两端等。这类空间参数的表征可以使用全局坐标系或局部坐标系。一般来说，运动学数据的采集是在全局坐标系中完成，而为方便后续的计算和处理，采集后的运动学数据需要根据部位转换到体段的局部坐标系中。

动力学分析的内容包含外部和内部两方面的力学信息。人体外部的力学信息比较简单，可以理解为人体所受的外力。比如在正常的行走过程中，人体所受外力一般只有地面对双脚的反作用力，被称为地反作用力（Ground reaction force，GRF）。人体内部的力学信息相对复杂一些，包括肌肉的收缩力、韧带的阻力、关节内部的摩擦力、骨骼之间的压力等。对动力学信息的分析有助于理解人体运动的起因，以及神经系统控制运动策略的内在机制。正因为动力学信息能够非常精准地评估和解释人体的运动功能，运动分析的主要内容就是动力学分析。

在人体运动分析中，电生理分析主要指的是对肌肉收缩时的电信息，即肌电信息的分析。肌电是肌肉收缩的主要信息，也是每块肌肉最终的神经控制信号。它可用于估计不同肌肉在关节力矩中的贡献度、拮抗肌的活动等，也可以反映肌肉的疲劳状态。

12.2　运动学和动力学信息检测与处理

12.2.1　运动学和动力学信息检测

运动捕捉系统是运动学和力学数据常用的精准采集方式。一般来说，运动捕捉系统主要包含若干高速红外摄像头（如图 12-1）和三维测力板。

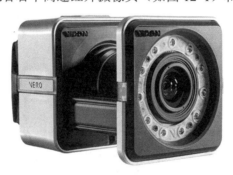

图 12-1　红外摄像头

图片来源于：https://www.vicon.com/hardware/cameras/vero/

高速红外摄像头主要能接收标记点发射（主动式）或反射（被动式）的红外光，采集频率高达 200Hz。被动式标记点通常外包裹反光材料。这种材料可将摄像头镜头后发射出的光线反射出去，从而令摄像头捕捉到。主动式标记点能够主动发光，不需要额外光源辅助，但需要连接电源为其供电。每个主动式标记点都有特定的闪烁频率。因此，这一类标记点测量准确度高，相邻标记点之间不容易混淆。

三维测力板与普通测力装置的区别在于，它测得的是一个带有方向的三维的力，也就是一个力在三个方向上的分力大小。在人体受力分析过程中，为推算出精确的关节受力，三维采集显得尤为重要。测力板的数据采样频率在 1000Hz 左右，能够同时采集三维力的信息和压力中心（center of pressure, COP）的位置。

12.2.2 运动学和动力学信息处理

人体运动信息的处理主要包含两部分内容：去除噪声干扰，保留有用信号；提取出采集设备无法直接获取的有效参数。具体处理方法包括：

①预处理

人体行走时的主要能量多集中在 6Hz 以下的成分中，因此，运动学数据一般需要进行 6Hz 的低通滤波，滤除高频干扰成分。如图 12-2 所示，原始运动学数据含有较高频的抖动干扰，很大部分是由于在运动过程中粘贴在皮肤上的标记点与体段之间的相对运动。低通滤波可滤除此类噪声，得到体段运动信息。

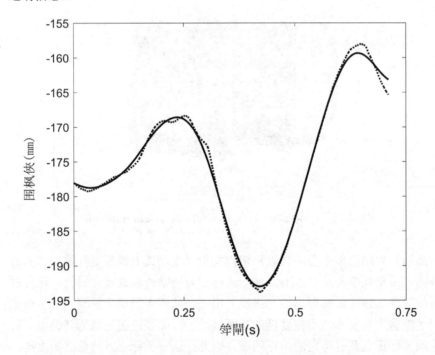

图 12-2　步态周期内足标记点 z 轴（侧向）坐标值

注：虚线为滤波前；实线为滤波后。

②波形的平均描述

个体内和个体间的平均描述是运动学和动力学，以及其他一些科学研究中常用的一种方法。该方法最大的优势在于其所得结果更加可靠，而且均值的一些变化能够提供更多细节信息。对于运动学和动力学信息，其平均方法有特殊的处理细节，具体可分为时间上的归一化和幅值上的归一化。

尽管行走是一种周期性的运动，但同一个人的步态周期会在一定范围内有所波动，而不同人的步态周期也有较大的差异。因此，在对一个周期的某些参数进行处理的时候，往往会根据步态周期的大小，将参数曲线的横轴由时间改为 100% 的步态周期。这样可以避免不同试次和不同人之间步态周期的波动对结果的影响。常用线性插值的方法对数据进行处理。

假设一个步态周期下的关节角度参数为 x，采样点数为 $N=107$，即有 $x1$，$x2$，$\cdots$，$x107$。时间归一化的目标是用一组 100 个点的数据 y 代替 x。
$y1$ 对应第 1.07 个 x

$$y1 = x1 + 0.07 \cdot (x2 - x1) \tag{12-1}$$

$y1$ 对应第 2.14 个 x

$$y2 = x2 + 0.14 \cdot (x3 - x2) \tag{12-2}$$

……

$y100$ 对应 $x107$

$$y100 = x107 \tag{12-3}$$

幅值归一化的原则是根据参数的特点，尽可能减小个体之间的差异。对于人体力学参数，如肌肉的收缩力和关节负载等，其最初计算出的数值单位为牛顿（N）。为了降低不同人的体重对这些力学参数的影响，通常还需除以各自的体重（body weight，BW），因此，当研究一个群体的力学参数的变化规律时，参数最终的单位是 BW。类似地，对于关节力矩参数，其计算出的绝对数值单位为 Nm。当除以人体质量之后（单位变为 Nm/kg），不同人之间力矩的波动性大概减小 50%。

③全局坐标系与局部坐标系的转换

在运动生物力学的计算过程中，原始数据的获取和反向动力学方法的计算在全局坐标系中进行，而人体测量学参数与肌肉解剖参数在局部坐标系中计算更为方便。因此，生物力学计算过程中涉及全局坐标系与局部坐标系之间的来回转换。全局坐标系以大地作为参考系，而局部坐标系以所研究的体段作为参考系。

在反向动力学方法中，为方便利用牛顿-欧拉公式，所有的参数均转换至全局坐标系。而人体测量学参数和肌肉生理参数，一般来说是描述体段状态特性的参数，因此这些参数在体段坐标系中是固定值，不随体段运动而变化。所以，在局部坐标系中计算这类参数更为简单方便。在局部坐标系中，每个体段（足、小腿、大腿、髋）的 y 轴是体段的长轴，z 轴是冠状面从内侧指向外侧的水平轴，x 轴位于矢状面且垂直于 y 轴与 z 轴。

四元数（Quaternion）是坐标转换中常用的一种方法。它最早是由 Hamilton 在 1843 年提出的，具有计算方便、无奇点、不需考虑旋转轴次序等优点，具体表达式如下：

$$\mathbf{q} = q_0 + q_1\mathbf{i} + q_2\mathbf{j} + q_3\mathbf{k} = \begin{bmatrix} q_0 & q_1 & q_2 & q_3 \end{bmatrix}^{\mathrm{T}} \tag{12-4}$$

其中，

$$\begin{cases} q_0, q_1, q_2, q_3 \in \mathbf{R} \\ \mathbf{i}^2 = \mathbf{j}^2 = \mathbf{k}^2 = -1 \\ \mathbf{ij} = -\mathbf{ji} = \mathbf{k} \\ \mathbf{jk} = -\mathbf{kj} = \mathbf{i} \\ \mathbf{ki} = -\mathbf{ik} = \mathbf{j} \end{cases} \tag{12-5}$$

并且，四元数 $\mathbf{q}$ 的共轭为

$$\mathbf{q}^* = q_0 - q_1\mathbf{i} - q_2\mathbf{j} - q_3\mathbf{k} \tag{12-6}$$

若已知局部坐标系中坐标轴上的三个单位向量 x，y 和 z，其在全局坐标系中的坐标如下：

$$\begin{cases} \mathbf{x} = \begin{bmatrix} x_X & x_Y & x_Z \end{bmatrix}^{\mathrm{T}} \\ \mathbf{y} = \begin{bmatrix} y_X & y_Y & y_Z \end{bmatrix}^{\mathrm{T}} \\ \mathbf{z} = \begin{bmatrix} z_X & z_Y & z_Z \end{bmatrix}^{\mathrm{T}} \end{cases} \tag{12-7}$$

那么，从局部坐标系转换到全局坐标系的旋转矩阵可以表示为：

$$\mathbf{R}_{l \to g} = \begin{bmatrix} \mathbf{x} & \mathbf{y} & \mathbf{z} \end{bmatrix} = \begin{bmatrix} x_X & y_X & z_X \\ x_Y & y_Y & z_Y \\ x_Z & y_Z & z_Z \end{bmatrix} \tag{12-8}$$

值得注意的是，旋转矩阵仅能在原点重合的情况下，实现坐标系的旋转。这个 9 维的旋转矩阵可以用一个四元数 $\boldsymbol{q}_{l \to g}$ 来表示。四元数中的各参数计算如下：

$$\begin{cases} q_0 = \dfrac{\sqrt{\text{tr}\left(\mathbf{R}_{l\to g}\right)+1}}{2} \\[2mm] q_1 = \dfrac{y_Z - z_Y}{4\cdot q_0} \\[2mm] q_2 = \dfrac{z_X - x_Z}{4\cdot q_0} \\[2mm] q_3 = \dfrac{x_Y - y_X}{4\cdot q_0} \end{cases} \tag{12-9}$$

其中，旋转矩阵的迹

$$\text{tr}\left(\mathbf{R}_{l\to g}\right) = x_X + y_Y + z_Z \tag{12-10}$$

局部坐标系下的向量 $\mathbf{v}_l$，其在全局坐标系下的坐标

$$\mathbf{v}_g = \mathbf{R}_{l\to g}\cdot \mathbf{v}_l \tag{12-11}$$

用四元数表示为

$$\begin{bmatrix} 0 \\ \mathbf{v}_g \end{bmatrix} = \mathbf{q}_{l\to g} \otimes \begin{bmatrix} 0 \\ \mathbf{v}_l \end{bmatrix} \otimes \mathbf{q}_{l\to g}^{*} \tag{12-12}$$

其中，四元数的乘积运算定义为：若两个四元数 $\boldsymbol{q}_1 = \left[q_{s1},\ \boldsymbol{q}_{v1}\right]^{T}$，$\boldsymbol{q}_2 = \left[q_{s2},\ \boldsymbol{q}_{v2}\right]^{T}$，

$$\mathbf{q}_1 \otimes \mathbf{q}_2 = \begin{bmatrix} q_{s1}\cdot q_{s2} - \mathbf{q}_{v1}^{T}\cdot \mathbf{q}_{v2} \\ q_{s1}\cdot \mathbf{q}_{v2} + q_{s2}\cdot \mathbf{q}_{v1} + \mathbf{q}_{v1}\times \mathbf{q}_{v2} \end{bmatrix} \tag{12-13}$$

由于旋转矩阵 $\boldsymbol{R}_{l\to g}$ 是单位正交矩阵，由全局坐标系向局部坐标系转化的旋转矩阵

$$\mathbf{R}_{g\to l} = \mathbf{R}_{l\to g}^{T} \tag{12-14}$$

其中，T 为转置运算。

那么，该旋转矩阵对应的四元数

$$\mathbf{q}_{g\to l} = \mathbf{q}_{l\to g}^{*} \tag{12-15}$$

通过四元数的计算和使用，能够简单实现全局坐标系和局部坐标系之间的转换。同时，也可以直接通过四元数得到体段在全局坐标系中的角速度 ω 和角加速度 α。

$$\begin{bmatrix} 0 \\ \boldsymbol{\omega} \end{bmatrix} = 2 \cdot \dot{\mathbf{q}}_{g \to l} \otimes \mathbf{q}^*_{l \to g} \tag{12-16}$$

$$\begin{bmatrix} 0 \\ \boldsymbol{\alpha} \end{bmatrix} = 2 \cdot \left(\ddot{\mathbf{q}}_{l \to g} \otimes \mathbf{q}^*_{l \to g} + \dot{\mathbf{q}}_{l \to g} \otimes \dot{\mathbf{q}}^*_{l \to g} \right) \tag{12-17}$$

惯性矩阵$\boldsymbol{I}_l$是在局部坐标系中得到的，它在该坐标系中是一个定值。全局坐标系下的惯性矩阵$\boldsymbol{I}_g$可由下式得到：

$$\mathbf{I}_g = \mathbf{R}_{l \to g} \cdot \mathbf{I}_l \cdot \mathbf{R}^{-1}_{l \to g} \tag{12-18}$$

④反向动力学

反向动力学方法是人体运动学分析中的一种常用方法。它利用测量得到的体段远端的力和力矩，以及该体段的三维运动学数据，计算体段近端所受力和力矩。根据相邻体段间作用力与反作用力的关系，已求出的体段近端力和力矩等于下一个近端体段的远端力和力矩。以此类推，便可得到每个体段两端的力和力矩。

在生物力学领域，人体的各体段，尤其是四肢，常用刚体链接模型来模拟。也就是说，人体的体段通常被看作一个刚体，符合刚体的运动规律，体段与体段之间像铰链一样连在一起。基于这一假设，每个体段的运动满足刚体运动的牛顿-欧拉公式，即：

$$\begin{cases} \mathbf{F}_r = m\mathbf{a} \\ \mathbf{M}_r = \mathbf{I}\boldsymbol{\alpha} + \boldsymbol{\omega} \times \mathbf{I}\boldsymbol{\omega} \end{cases} \tag{12-19}$$

式中，$\mathbf{F}_r$和$\mathbf{M}_r$分别是体段所受的合力和合力矩，m是体段的质量，$\mathbf{a}$是体段运动的加速度，$\mathbf{I}$为体段的转动惯量矩阵，$\boldsymbol{\omega}$是体段运动的角速度，$\boldsymbol{\alpha}$是体段运动的角加速度。

以第i个体段为例，其受力和运动情况如图 12-3 所示。其中，$\mathbf{F}_{ip}$和$\mathbf{M}_{ip}$分别是体段近心端所受力和力矩，已知量$\mathbf{F}_{id}$和$\mathbf{M}_{id}$分别是体段远心端所受力和力矩，m_i是体段的质量（由人体测量学参数估计得到），$\mathbf{a}_i$是体段运动的加速度（由运动学数据计算得到），$\mathbf{g}$是重力加速度，$\mathbf{c}_i$和$\mathbf{d}_i$分别是体段近心端关节旋转中心到质心和远心端关节旋转中心的距离向量（由运动学数据计算得到）。那么该体段的运动公式可以写成：

$$\begin{cases} \mathbf{F}_{ip} + \mathbf{F}_{id} + m_i \mathbf{g} = m_i \mathbf{a}_i \\ \mathbf{M}_{ip} + \mathbf{M}_{id} - \mathbf{c}_i \times \mathbf{F}_{ip} + (\mathbf{d}_i - \mathbf{c}_i) \times \mathbf{F}_{id} = \mathbf{I}_i \boldsymbol{\alpha}_i + \boldsymbol{\omega}_i \times \mathbf{I}_i \boldsymbol{\omega}_i \end{cases} \tag{12-20}$$

式中，$\mathbf{I}_i$是局部坐标系内体段i的转动惯量矩阵（由人体测量学参数估计得到）；$\boldsymbol{\alpha}_i$是体段运动的角加速度，$\boldsymbol{\omega}_i$是体段运动的角速度（由运动学数据计算得到）。

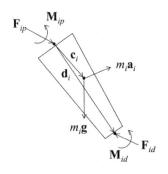

图 12-3　体段 i 的反向动力学示意图

除了牛顿-欧拉公式，体段间的受力还满足以下条件：

$$\begin{cases} \mathbf{F}_{ip} = -\mathbf{F}_{(i+1)d} \\ \mathbf{M}_{ip} = -\mathbf{M}_{(i+1)d} \end{cases} \tag{12-21}$$

式中，第 i+1 个体段在第 i 个体段的近心端，$\mathbf{F}_{(i+1)d}$ 是作用在第 i+1 个体段远端的力，$\mathbf{M}_{(i+1)d}$ 是作用在第 i+1 个体段远端的力矩。

根据这一递推关系，在已知地反作用力矢量和地反作用力作用点的基础上，能够逐步得到足部、小腿、大腿和髋部的作用力和力矩。

需要注意的是，反向动力学方法中的牛顿-欧拉方程针对的是全局坐标系，因此，所有参数（除转动惯量矩阵）均在全局坐标系下求得或应该转换至全局坐标系中。

12.3　电生理信息检测与处理

12.3.1　电生理信息检测

与运动相关的电生理信息主要是指肌电信号，它能够实时反映肌肉的生理状态。肌电信号的检测方式主要分为两种：利用表面电极采集表面肌电信号；使用针电极采集深层肌肉的肌电信号。其中，表面肌电信号因其无创的特点，得到了更为广泛的应用。因此，本节主要讨论表面肌电信号的检测和处理。

表面肌电信号是肌肉运动单元放电在皮肤表面的综合体现。表面肌电信号在检测过程中，难免受到个人生理结构的影响，比如皮肤的构成、血流速度、皮肤温度、组织结构（如脂肪层的厚度）等。这些因素都会产生不同的噪声信号混叠在肌电信号中。在信号检测过程中，可从电极类型的选择及粘贴位置等方面降低干扰成分。

①电极的类型

表面肌电信号是通过放置在皮肤表面的表面电极采集的，其采集系统可以采集多条肌肉纤维的运动单元动作电位。目前，在实验中，常用的表面电极有双极表面电极（如美国 DELSYS 公司生产的无线表面电极 Trigno™ Avanti Platform，后面统称为无线表面电极，图 12-4）和高密度电极阵列（如 Twente Medical Systems International B.V.生产的高密度电极阵列，图 12-5）。在相同的通道数下，由于无线表面电极覆盖的皮肤表面面积较高密度电极阵列更大，因此无线表面电极更适用于采集体积相对较大肌肉（如胸大肌、三角肌等）的表面肌电信号；由于前臂肌肉或面部肌肉的体积相对较小，分布相对密集，若使用无线表面电极可能会覆盖多块肌肉，采集信号的交叉干扰会非常严重，而高密度电极阵列可以采集其覆盖皮肤下的浅层肌肉的高密度肌电信号（High Density Surface EMG，HDsEMG），不会出现肌电信号数据缺失问题，并且 Alexander Boschmann 等人研究发现，在基于模式识别的肌电控制系统中，使用高密度电极阵列可以改善由于电极移位而导致的分类精度下降的问题。因此，高密度电极更适于前臂肌肉或面部肌肉表面肌电信号的采集。

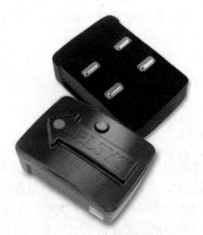

图 12-4　无线表面电极

图片来源于：https://www.fedutech.com/product-item-43.html

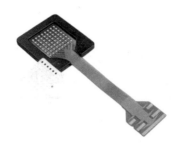

图 12-5　高密度阵列电极

图片来源于：https://www.tmsi.com/products/hd-emg-electrodes/

②电极的粘贴位置

电极的粘贴位置直接决定了获取的表面肌电信号的质量。为了提高表面肌电信号的信噪比，电极应该尽可能地靠近目标肌肉。肌肉是天然的放大器，皮肤则为天然的空间低通滤波器。由于电极与目标肌肉之间有皮肤相隔，表面肌电信号经过肌肉和皮肤之后，其幅值和频率均有不同程度的降低，从而使表面肌电信号更容易受到外界噪声的干扰。因此，表面电极的放置应该尽可能地贴合皮肤表面。

在基于表面肌电信号的研究中，有很多研究人员使用的是双极电极。双极电极一般平行于肌纤维放置（图 12-6），然而有研究表明，这种传统的放置方式在基于肌电控制的实际控制中，很容易受到电极移位的影响。因此，有研究人员将双极电极置于与肌纤维垂直的位置进行研究，计算电极与手臂另外一侧相应电极之间的差值。结果显示，在没有电极移位的情况下，双极电极平行于肌纤维放置方式的分类精度高于垂直肌纤维的放置方式，但是双极电极垂直于肌纤维的放置方式对电极移位的影响更具有鲁棒性。

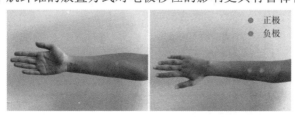

图 12-6　双极电极平行于肌纤维放置

经过一系列的检测手段，得到原始表面肌电信号的幅值范围在±5000 mV

之间，包含 6~500 Hz 以内的频率成分，能量主要集中在 20~150 Hz。

12.3.2 电生理信息处理

检测到的表面肌电信号往往混杂不同类型的干扰信号。这些干扰信号将影响后续肌电信号特征的提取，并进一步影响基于肌电信号的诊断识别等。表面肌电信号处理的目的就是去除噪声，提取较为纯净的肌电信号，便于后续的分析。

①高通滤波

在肌肉激活的过程中，肌纤维的长度缩短，此时皮肤、电极和肌肉三者之间必然存在相对运动，即产生了运动干扰。运动噪声的频率主要集中在低频部分且幅值与肌电幅值相当（图 12-7）。除此以外，运动单元放电频率（6~30Hz）也会影响肌电信号的频率成分。这些干扰对低频成分（1~30Hz）的肌电信号影响很大，因此，常用截止频率为 10~20Hz 的二阶以上的高通滤波器处理原始肌电信号。

②低通滤波

表面肌电信号的主要成分多集中在 350~450Hz 以下。该频率以上的成分多为噪声成分，如图 12-7（b）所示。因此，表面肌电信号处理时往往需要做截止频率为 400~500Hz 的低通滤波，滤波器阶数为 2 阶以上。

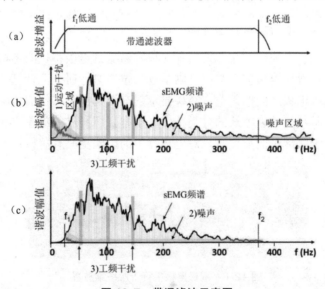

图 12-7 带通滤波示意图

注：（a）滤波器频谱特性；（b）表面肌电频谱，灰色阴影区域表示噪声成分，低频噪声主要来自运动干扰，

背景噪声源于电极与皮肤的不良接触；(c) 带通滤波后的表面肌电频谱。

③陷波

人体就像天线，不断接收着外界辐射的电磁波。这些电磁波是电磁干扰的来源。它们会叠加到肌电信号中，有时甚至将肌电信号完全淹没。在人类生活的环境中，想要完全避免电磁辐射是不现实的，而最需要关注的一般只是由电源产生的 50Hz 或 60Hz 的电磁干扰，也称为工频干扰（Power-line Interference，PLI）。去除肌电信号中的工频干扰常用的方法是，利用陷波滤波器滤除 50Hz 及其谐波成分（一般包括 100Hz、150Hz、200Hz、250Hz、300Hz、350Hz、400Hz、450Hz 和 500Hz）。

④整流与取包络

在大多数研究中，肌电信号往往用来衡量肌肉的收缩情况，因此肌电信号的幅值大小就显得非常重要。去噪之后的肌电信号进行整流（取绝对值）即可获得能够大致反映肌肉收缩强度的非负信号。

此时的肌电信号包含有大量的高频成分，但相应肌肉产生的力的频率则小得多。为了使肌电信号与更加低频的肌肉收缩情况相关联，肌电信号还需经过 3～10Hz 的低通滤波，获取肌电信号幅值强度变化的大致走势，即线性包络信息，如图 12-8 所示。

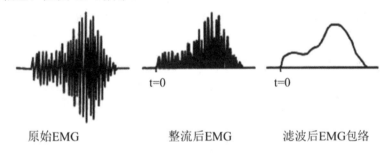

原始EMG　　　　　整流后EMG　　　　滤波后EMG包络

图 12-8　整流与取包络示意图

12.4　临床应用

随着理论分析和实验方法的进步，人体运动分析技术已经成为科学研究和临床医疗领域里一种有效的分析和诊断工具。它在运动功能损伤的相关疾病（如脑卒中、脊髓损伤和脑瘫）中的应用非常广泛。该技术主要用于运动功能的客观评估，可以从运动过程、结果及肌肉收缩情况等多方面分析人体的运动功能，从而给出准确的临床诊断和评估建议。比如通过与正常运动特征的差异分析找出神经肌骨系统的病症所在，辅助制定合理的治疗计划或评估治疗方法的有效性等。

12.4.1   脑卒中患者的运动功能评估

脑卒中是一种因脑内血管堵塞（缺血型）或破裂（出血型）造成脑组织及其神经系统损伤或死亡的常见脑血管疾病。它能够引起长期的大脑损伤、肢体残疾甚至死亡，还可以导致身体瘫痪，感觉和认知退化等严重功能损伤。在脑卒中患者的慢性期，步态异常往往与患者运动和平衡功能的下降有直接关系，因此，它可作为脑卒中患者运动功能评估的重要方法。

脑卒中患者的步态异常主要表现在：行走速度降低、步长减小、步频降低、双支撑期延长、步态不对称性加重等。其中步态不对称性是指健患侧步态参数的不对称性，往往用健患侧步态参数之比表示。这种方法突出了患侧下肢在功能表现上与健侧下肢的不同，能够有效判断脑卒中患者患侧的运动能力和平衡能力。

12.4.2   脑瘫患儿肌张力高的诊断

脑瘫是自受孕开始至婴儿期非进行性脑损伤和发育缺陷所导致的综合征，主要表现为运动障碍及姿势异常。在脑瘫的不同亚型中，单侧痉挛性脑瘫（Unilateral spastic cerebral palsy，USCP）的发病率非常高，此类患儿约占所有脑瘫患儿的 1/3。单侧痉挛性脑瘫的一个关键症状是肌张力异常。但在临床上，肌张力异常的诊断非常困难。而以肌电为代表的电生理检测方法在肌张力异常的判断中发挥了重要的作用。

以手臂旋前肌为例，肌电分析能够有效判断该肌肉的肌张力异常与否。图 12-9 为处理后的平均肌电图。旋前圆肌和旋前方肌负责的是肘关节的旋前，即图中前 50%。因此，在旋后阶段（50%～100%），对于健康儿童，两块负责旋前的肌张力应该减小，肌电幅值降低。但若旋前肌肉在旋后阶段肌电幅值升高，则表面肌张力过高。如图 12-9 中所示，在旋后阶段，脑瘫患儿的旋前圆肌的肌电显著大于正常儿童（$p<0.05$）。由此可判断患儿的旋前圆肌出现了肌张力高的现象，旋前方肌肌张力正常。

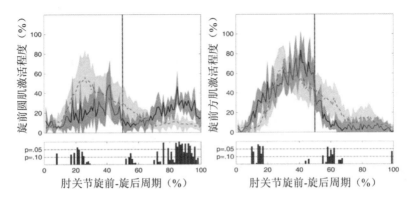

图 12-9　旋前圆肌（左）与旋前方肌（右）肌电图

注：虚线为健康儿童，实线为脑瘫儿童。横坐标为肘关节旋前旋后周期，旋前为 0%～50%，旋后为 50%～100%。柱状图为健康儿童与脑瘫儿童肌电幅值统计分析的 p 值。

从这个例子可以看出，表面肌电分析可为脑瘫儿童的典型临床检查提供客观依据。通过肌电分析，可以准确筛选出需要注射神经肌肉阻断剂治疗的肌肉，有助于促进脑瘫的精准化治疗，提升治疗效果。

由于我国社会老龄化程度的加剧、神经系统疾病的高发，再加上自然灾害和交通事故的发生，国民肢体残障人群数目庞大。据中国残疾人联合会公布数据，2010 年，我国肢体残疾人数约为 2472 万人。为进一步提升此类人群的生存和生活质量，我国"十四五"残疾人保障和发展规划中强调，要"继续实施精准康复服务行动"。运动功能障碍患者精准康复的前提是对其运动功能状态的准确评估。本章涉及的运动分析技术能够客观描述人的运动功能状态，为运动功能精准评估提供了方法基础。

第13章 柔性类皮肤传感器件

本章针对柔性类皮肤传感器件进行介绍。柔性类皮肤传感器件基于柔性电子技术开发，能够在皮肤表面共形贴附，并具有延展结构，可跟随皮肤进行共同运动。柔性类皮肤传感器件可长期跟随人体实现动态监测，与皮肤实现可靠的连接，从而减少因测量位置改变造成的测量误差，满足精准测量的要求。

皮肤是人体最大的器官，是从内脏器官、血管、肌肉、真皮和表皮获取重要生物信号的理想表面。图 13-1 列举了皮肤解剖结构中主要生物信号的来源和能够检测的典型生理信息。在肌肉层中，主要神经（诸如臂丛神经中的正中神经）支配肌肉纤维，从而刺激收缩并产生动作电位，并且可以由在目标肌肉群附近贴附的电极采集。心电（ECG）、脑电（EEG）和眼电（EOG）等生物电势信号来自心脏收缩/舒张周期、大脑活动和眼球运动。在皮下层和真皮层，主动脉通过皮肤提供诸如体温、心率、血压、氧气水平和脉搏波速度等心血管信息。在表皮层，角质层由包括基底细胞和角质细胞的细胞堆叠层构成，用作皮肤湿度测量中的保水层。表皮也是排出汗液的通道，汗液是一种富含生物标志物的分析物，可用于测量 pH、矿物质离子、葡萄糖、水、乳酸和尿素等物质的浓度。在皮肤存在伤口时，可以在伤口部位附近的角质层上测量多种物理和化学指标，例如热导率、pH 和温度。上述每一种生物信号都为开发柔性类皮肤传感器件提供了机会。

13.1 柔性类皮肤器件的机理

13.1.1 类皮肤器件的材料体系

类皮肤柔性电子器件采用的材料主要分为两类：一类为弹性体、导电聚合物、液态金属等天然柔性材料，另一类是金属、半导体、聚合物等刚性材料的薄膜形态。这些材料的杨氏模量如图 13-2 所示。柔性电子器件中采用的柔性材料如弹性体、导电聚合物或液态金属等，由于具有较低的杨氏模量（0～100MPa）和较高的断裂应变（30%～1000%），因此很容易发生形变，使用这些材料构建柔性电子器件能够最大限度地减小器件对人体的束缚，这些材料可用于构成柔性电路中的基底、黏附层、粘连剂和传感单元等。同时，金属（如铜、金和钛）、半导体［如硅、砷化镓和聚（3-己基噻吩-2，5-二甲基）］、电介质（聚酰亚胺、聚甲基丙烯酸甲酯和聚对二甲苯）等刚性材料可以以薄膜形态用于构建柔性电子器件中的互连线、电极和其他电路元件（如电阻、电容和电感）。

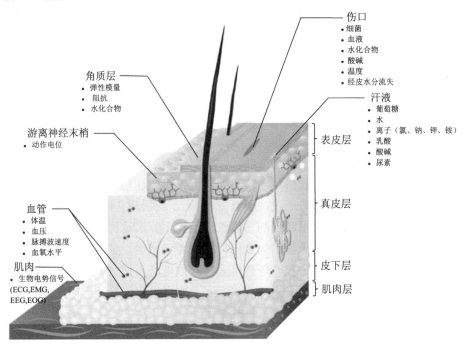

图 13-1　皮肤剖面图及蕴含的生物信息

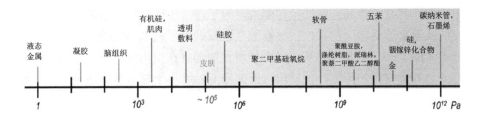

图 13-2　柔性器件中各种材料的杨氏模量

①柔性材料

弹性体是柔性电子器件最重要的一类材料，通常作为基底材料、黏附层材料和粘连剂被广泛使用。其中，聚二甲基硅氧烷（polydimethylsiloxane，PDMS）是最常用的一种高聚物弹性体，其杨氏模量（1～150 MPa）由成分配比、固化时间和固化温度等因素决定，延展率可以达到 100%。液态金属是另一类常用的天然柔性材料，具有低电阻率、低黏度和低毒性等优势。更为重要的是，液态金属的低熔点使其在室温下就能处于液体状态，因此常被注入微流体通道作为压力传感、应力传感和天线等电子器件的导电材料。导电聚合物材料也常用于柔性电子器件的制备，可分为天然导电聚合物材料和复合导电聚合物材料两类。常见的天然导电聚合物材料包括（synthetic poly（acetylene），PA）、（poly（pyrrole），PPy）、（poly（thiophene），PT）、（poly（aniline），PANI）和（poly-（3，4-ethylenedioxythiophene），PEDOT），其延展率可以达到 1000%。而复合导电材料的制备通常是向聚合物中掺杂金属颗粒、石墨烯、碳纳米管等导电材料。

②刚性材料

柔性电子器件同样会使用金属、半导体和聚合物等刚性材料的薄膜形态，由于材料的弯曲率随厚度的减小而增大，因此这些厚度范围仅为几十纳米至几十微米的薄膜具有一定的柔性，可在小于断裂应变的情况下实现弯折。而薄膜的延展性则可通过特殊的二维蛇形结构、分形结构和三维空间翘曲结构实现。柔性电子器件中使用的金属材料主要包括铜、金、钛、铂和铬等，通常用于实现互连线、电极、传感单元和其他电路元件（如电阻、电容和电感）。这些金属材料可以通过化学气相淀积、物理沉积或打印等方式制作在基底材料上，厚度通常在几十纳米到几微米。

13.1.2　类皮肤器件的设计方案

如上节所述，通过采用新型柔性材料或减薄传统刚性材料的方式可以使电子器件具有柔性和一定的拉伸能力，为了进一步适应日常生理活动引起的皮肤或器官形变，一些柔性传感器的互连线采用了蛇形、岛桥形、螺旋形或分形（图 13-3）等特殊结构设计，使得这些器件在受力状态下，利用结构的形变去减小材料的形变，使材料内部的应变始终小于材料本身断裂应变，使得器件具有了更高的延展能力，从而保证了器件的可延展性。

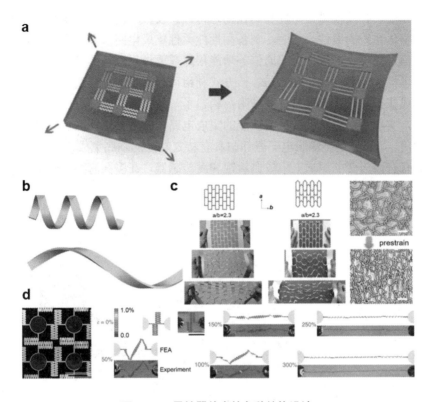

图 13-3 柔性器件中的各种结构设计

注：a 为岛桥结构，b 为螺旋形，c 为剪纸形，d 为蛇形。

13.1.3 类皮肤器件与器件的集成方案

如图 13-4 所示，将类皮肤柔性器件集成到皮肤上的方式可以分为三类：表皮器件、柔性-刚性结合和基于功能性基底。受到临时文身概念的启发，最早的表皮器件使用硅胶材料（PDMS、Ecoflex、Solaris 等）作为基底材料，这些材料的弹性模量与皮肤相似，因此能够实现与皮肤的共形接触，并且具有良好的附着力和透气性。此类类皮肤器件能够在仅依靠范德华力的作用下直接贴附于皮肤表面，其中一些器件使电极与皮肤直接接触，从而测量生理电信号，因此也被称为"表皮电子器件"。除了硅胶，其他聚合材料，例如聚乙烯醇（PVA）、聚对苯二甲酸乙二醇酯（PET）、聚萘二甲酸乙二醇酯（PEN）、医用粘连剂、硅酮、丙烯酸胶带、聚酰亚胺和聚酯也被用作基底材料或临时衬底，将器件贴附在人体上并改善了皮肤与电极间的接触。这些材料具有不同的厚度、弹性模量、黏性和其他物理特性。仅依靠传感器的柔性，还不能实现整体系统的柔性。然而，制备高性能柔性集成电路极具复杂性，电源管理、信号处理、计算、无线通信等功能依然需要依靠刚性的芯片实现，从而产生了柔性-刚性相结合的方式。该方式利用可延展金属互连线将刚性商用芯片集成在柔性衬底上再与皮肤贴附，构建了一种全新的柔性电子器件的设计方式，实现了在皮肤上构建高性能的集成电路，使器件性能能够与刚性设备相媲美。第三种是将薄膜电子器件与具有特定功能的基底集成在一起。例如，在具有有限应变的织物上集成血氧饱和度传感器，在多孔海绵基底上集成汗液传感器，以及在薄弹性体上用于成像的热致变色液晶传感器。

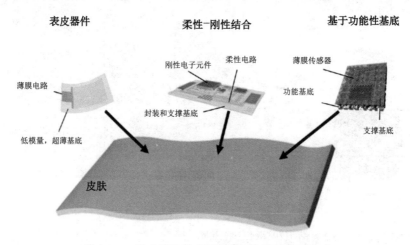

图 13-4　类皮肤柔性电子器件与皮肤的集成方式

13.2　柔性类皮肤医学检测器件

　　以上章节提到的柔性类皮肤器件的机理、材料和制造工艺已经用于构建多种皮肤传感器，广泛应用于健康监测、日常活动跟踪和康复监测等领域，在医学监测领域取得了丰富的研究成果，实现了对生理指标、生理电信号和生物化学分子等各类与人体健康相关的参数的监测。

13.2.1　汗液传感器

　　基于离子选择性电极、离子选择性场效应晶体管、电化学电极和比色法类，皮肤柔性电子器件能够用于检测汗液中钠、钾、铵、葡萄糖和乳酸等分子水平，作为饮食状况、肝功能障碍、囊性纤维化和糖尿病等疾病的诊断依据。图 13-5 a 展示了一种可拉伸的具有无线传输能力的汗液传感器，传感器集成在多孔基底上，多孔基底可通过毛细作用力收集汗液，而无须复杂的微流体处理系统。通过将指示剂化合物引入基底中，利用比色法实现了汗液中特定成分（OH^-、H^+、Cu^+ 和 Fe^{2+}）的检测。同时，传感器集成了柔性天线，能够通过无源方式实现数据传输。图 13-5 b 展示了一种多通道四离子柔性汗液传感器，实现了对汗液中钠、钾、钙、氯 4 种离子浓度的监测。传感器设计固态离子选择性传感器，其中参比电极选用 Ag/AgCl 材料并修饰了电子转移层与离子选择性薄膜以防止漂移。此外，传感器设计了自驱动柔性微流体采集薄膜，利用出汗推力与毛细作用收集汗液，微流道与柔性汗液传感器相结合，在保证测量准确的同时兼顾了延展性，不影响人的正常活动。图 13-5 c 展示了一种基于比色法的柔性汗液传感器，当人做有一定强度的运动时，汗液会流过器件的微通道，进入 4 个不同的小隔间与化学试剂发生反应，产生的颜色变化与 pH 值、葡萄糖、氯离子和乳酸盐的浓度相关。用手机靠近器件时，手机上的无线通信单元会触发应用程序拍摄图片，通过分析图片获知标记物浓度。

13.2.2　生理电信号传感器

生理电信号测量是柔性类表皮器件中最重要的应用之一，此类器件通常采用铜、金和银等材料的电极实现对 ECG、EMG 和 EEG 等电生理信号的测量，这些信号能够反映人体的健康状况，应用于冠状动脉疾病、小儿肌肉疾病、肌肉疲劳、精神状态和睡眠障碍等疾病的诊断。类皮肤柔性生理电信号传感器主要基于与皮肤直接接触的金属电极或金属网，传感器无须使用任何耦合介质。图 13-6 a 展示了一种表皮可延展心电传感器件，传感器由厚度为 500 μm 的马蹄形铜网络构成，集成在涂敷有黏性硅胶的涤纶布上，由于这种硅胶具有生物兼容性和低杨氏模量，使得传感器能与皮肤良好贴合，解决了传统的 Ag/AgCl 粘贴式心电检测电极存在的易造成皮肤过敏和电极脱落等问题。图 13-6 b 展示了一种多功能"电子文身"，对温度、应变和肌电进行监测，其中肌电的测量是通过三电极（测量电极、参考电极和接地电极）实现的。将该传感器粘贴在肱二头肌和肱三头肌采集肌电信号，利用机器学习算法能够将采集到的信号转化为指令，实现了对一自由度机械臂的旋转控制。图 13-6 c 展示了一种能够直接贴在耳廓和乳突的柔性电极，电极能够稳定长期地贴附于皮肤而不影响包括剧烈运动、游泳、睡觉和洗澡在内的日常活动，实现了对 EEG 的长期动态监测。一些柔性类皮肤生理电信号传感器采用基于碳纳米管或聚（3，4-乙二氧基噻吩）：聚（苯乙烯磺酸盐）（PEDOT∶PSS）材料的导电聚合物电极。

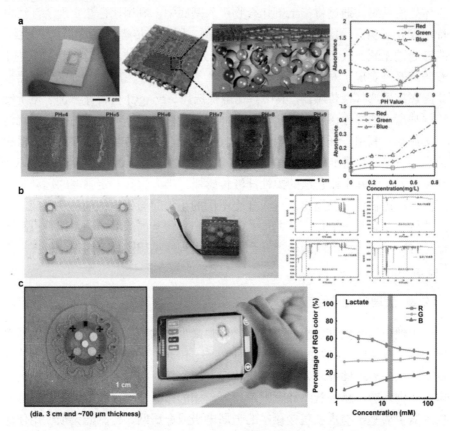

图 13-5　类皮肤汗液传感器

注：a 为基于功能衬底的汗液传感器，b 为四离子汗液传感器，c 为利用比色法的汗液传感器。

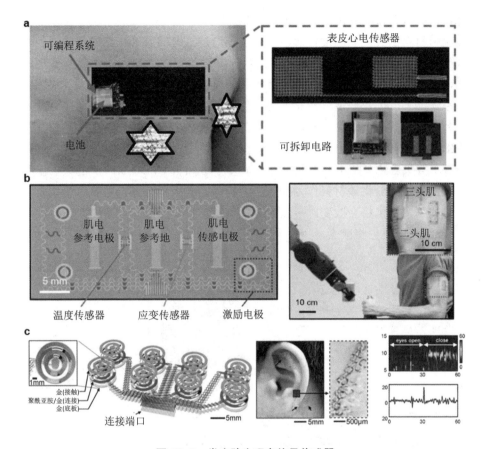

图 13-6　类皮肤生理电信号传感器

注：a 为心电传感器，b 为肌电传感器，c 为脑电传感器。

13.2.3　温度传感器

体温监测是类皮肤生理参数监测器件中非常重要的一类，体表温度能够直接反映人体的生理状况。健康人体的中心体温范围在 $36.2℃\sim37.2℃$，中心体温通常不受外界环境影响。类皮肤温度传感器可以通过测量电阻型温度敏感材料的电阻变化获知温度变化，温敏材料主要包括金属（Pt、Au、Cu）、金属氧化物颗粒、碳纳米管聚合物复合材料和石墨烯等。对于金属温敏材料，温度的升高会增强材料晶格热振动，从而导致电子波的散射增强，进而增加了电阻率。电阻温度系数（TCR）是衡量电阻式温度传感器灵敏度的重要指标，它是指当温度变化1℃时电阻的相对变化。图13-7 a 展示了一种以金作为温敏材料的类皮肤温度传感器，传感器通过蒸镀的方式在聚酰亚胺薄膜基底上生长 Cr/Au（5 nm/50 nm）金属层，并设计为线宽 20 μm 的蜿蜒蛇形结构，在相同器件面积的条件下增加了传感器的初始电阻，从而提高了检测分辨率。此外，类皮肤温度传感器还可以采用热释电材料，温度的变化将改变热释电材料的剩余极化，从而在晶体的两个表面上产生相反的束缚电荷。常见的热释电材料包括 PZT、$LiTaO_3$、$LiNbO_3$ 等陶瓷材料和 PVDF、P（VDF-TrFE）等聚合物。图13-7 b 展示了一种基于 β 相 P（VDF-TrFE）的柔性温度传感器，传感器将该材料作为 OTFT 结构中的栅极绝缘体，当温度变化时，材料的剩余极化将会改变，导致半导体沟道与材料间的空穴密度改变，因此源极-漏极电流也将改变。

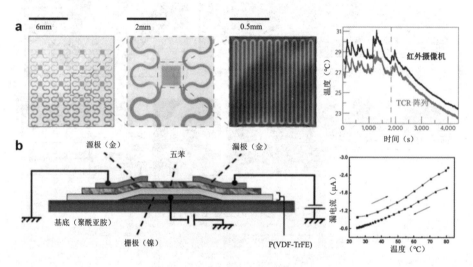

图 13-7 类皮肤温度传感器件

注：a 为电阻型温度传感器件，b 为热释电材料温度传感器。

13.2.4 水分传感器

皮肤水分监测能够用于分析皮肤病学中的多种疾病（如皮炎、牛皮癣和瘙痒）。此外，皮肤水分还能用于评估抗衰老和保湿治疗及其他医学治疗的有效性，由于皮肤水分变化会改变皮肤的介电特性和电导率，皮肤的水分情况通常可以通过阻抗测量法获知。图13-8 展示了几种类型的皮肤阻抗传感器，这些传感器利用频率 10～100 kHz 的交流电测量两个电极之间的皮肤阻抗，电流的衰减和相位移动能够反映皮肤的阻抗大小，从而用于评估皮肤的含水程度。基于阻抗检测，已经开发出了具有差分监测（图 13-8 a）、区域映射（图 13-8 b）和无线传感输出功能（图 13-8 c）的表皮水分传感器件。此外，通过测量皮肤对恒定热输入的时间响应可以确定皮肤的热导率，从而得知皮肤的水分含量。

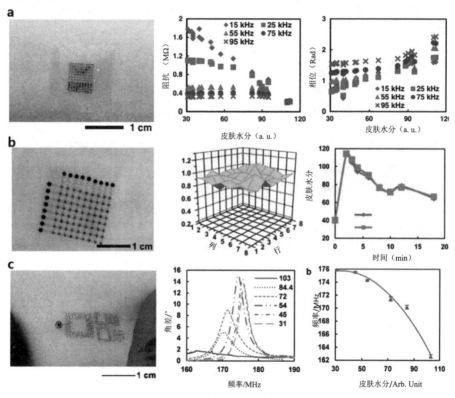

图 13-8　各类皮肤生理水分传感器

13.2.5　其他柔性类皮肤器件

图 13-9 a 展示了一种全柔性磁电式振动传感器，传感器能够承受重复的弯曲和变形，能很好地适应皮肤表面。传感器结合了柔性薄膜线圈与柔性永磁薄膜，将柔性磁振子置于由多层柔性线圈、环形柔性磁薄膜和弹性薄膜构成的结构中。其中，环形柔性磁膜是通过折纸工艺实现的磁性增强和可编程磁极序列的磁性薄膜，多层柔性线圈由柔性电子加工工艺制备而成。折纸环

形磁薄膜的引入不仅调节了磁场的整体分布，使磁场能够覆盖整个线圈所在的区域，还使器件整体的磁场强度增加了291%以上。传感器能够灵活安装在皮肤表面，实现了动作检测、语音识别、生理信号监测等多种应用。对动脉血压的无创持续监测，以及心血管疾病的治疗至关重要，图13-9 b 展示了一种能够监测动脉血压的类皮肤光电系统，基于虚功原理建立了血压评价模型，通过测量血液对不同波长光波的吸收情况，计算血液的容积和流速变化，实现了对血压的连续精确测量，测量的血压值绝对误差小于 10 mmHg，能够达到医疗级监测标准。

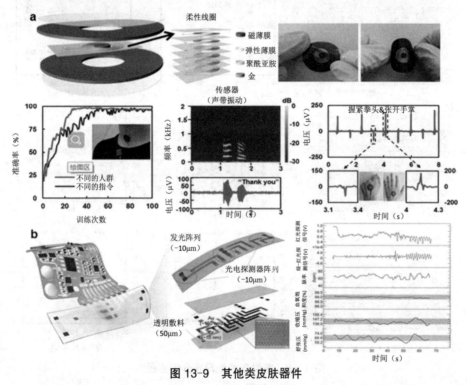

图 13-9　其他类皮肤器件

注：a 为振动传感器，b 为血压监测器件。

习近平主席在多个场合提到了科技创新对人民生活和国家发展的积极影响，他强调了科技创新对于解决民生问题、提高医疗水平、促进健康与福祉的重要性。生物医学柔性电子器件可以用于医学诊断、监测和治疗，对于提高个体化医疗、促进健康管理和康复治疗具有重要意义。

参考文献

第 5 章及之后的章节为前沿研究与进展，所以参考文献较重要，且数量较多。为方便读者查找，分章列出，可与每章具体内容对应上。

第 5 章

[1] Awelisah Y M, Li G, Ijaz M, et al. The effect of spectral photoplethysmography amplification and its application in dynamic spectrum for effective noninvasive detection of blood components[J]. OPTICS AND LASER TECHNOLOGY,2021, 133.

[2] Awelisah Y M, Li G, Lin L. Towards robust reduction of nonlinear errors in dynamic spectrum spectroscopy for effective noninvasive optical detection of blood components[J]. INFRARED PHYSICS & TECHNOLOGY,2022, 121.

[3] Awelisah Y M, Li G, Wang Y, et al. Considering blood scattering effect in noninvasive optical detection of blood components using dynamic spectrum along with time varying filter based empirical mode decomposition[J]. BIOMEDICAL SIGNAL PROCESSING AND CONTROL,2022, 71.

[4] Dai W, Lin L, Li G. New method of extracting information of arterial oxygen saturation based on Sigma vertical bar Delta vertical bar[J]. REVIEW OF SCIENTIFIC INSTRUMENTS,2017, 88 (4).

[5] Feng X, Li G, Yu H, et al. Wavelength selection for portable noninvasive blood component measurement system based on spectral difference coefficient and dynamic spectrum[J]. SPECTROCHIMICA ACTA PART A-MOLECULAR AND BIOMOLECULAR SPECTROSCOPY,2018, 193: 40-46.

[6] Feng X, Yu H, Yi X, et al. The relationship between the perfusion index and precision of noninvasive blood component measurement based on dynamic spectroscopy[J]. ANALYTICAL METHODS,2017, 9 (17): 2578-2584.

[7] Gang L, Li Q-X, Ling L, et al. Discussion about the prediction accuracy for dynamic spectrum by partial FFT[J]. SPECTROSCOPY AND SPECTRAL ANALYSIS,2006, 26 (12): 2177-2180.

[8] Gang L I, Ying-Chao Y, Ling L I N. Improving signal noise ratio of

dynamic spectrum by ICA[J]. Computer Engineering and Application,2009, 45 (35): 145-147,156.

[9] Gang L I, Yuliang L I U, Ling L I N, et al. Suppression of the Respiration Interference in the Processing of the Photoelectric Pulse Wave Signal[J]. Nanotechnology and Precision Engineering,2008, 6 (1): 54-58.

[10] He W, Li X, Wang M, et al. Spectral data quality assessment based on variability analysis: application to noninvasive hemoglobin measurement by dynamic spectrum[J]. ANALYTICAL METHODS,2015, 7 (13): 5565-5573.

[11] He W-Q, Yan W-J, He G-Q, et al. Study on the Wavelength Selection Based on VIP Analysis in Noninvasive Measurement of Blood Components[J]. SPECTROSCOPY AND SPECTRAL ANALYSIS,2016, 36 (4): 1080-1084.

[12] Jia P, Zhang B-J, Zhang Z-Y, et al. APPLICATION OF DYNAMIC SPECTRUM AND PARTIAL LEAST-SQUARES IN NONINVASIVE MEASUREMENT OF HUMAN ERYTHROCYTE CONTENT[J]. JOURNAL OF INFRARED AND MILLIMETER WAVES,2010, 29 (2): 132-135.

[13] Li G, Cheng L, Nawaz M Z, et al. A method for obtaining dynamic spectrum based on the proportion of multi-wavelength PPG waveform and applying it to noninvasive detection of human platelet content[J]. ANALYTICAL AND BIOANALYTICAL CHEMISTRY,2022, 414 (19): 5967-5977.

[14] Li G, Fu Z-G, Guan Y, et al. The Quality Assessment and Selection of Dynamic Spectrum Signal[J]. SPECTROSCOPY AND SPECTRAL ANALYSIS, 2016, 36 (9): 3020-3025.

[15] Li G, Li X X, Lin L, et al. Study on dynamic spectrum and its frequency domain extracting method[J]. SPECTROSCOPY AND SPECTRAL ANALYSIS, 2006, 26 (2): 263-266.

[16] Li G, Liu Y, Lin L, et al. Dynamic spectral measurement of earlap on Monte-Carlo method[J]. Optics and Precision Engineering,2006, 14 (5): 816-821.

[17] 李刚, 门剑龙, 孙兆敏, 等. 小波变换提高动态光谱法血液成分无创检测的精度[J]. 光谱学与光谱分析, 2011, 31(2):469-472.

[18] 林凌, 武若楠, 李永城, 等. 基于最小二乘法的动态光谱补偿拟合提取[J]. 光谱学与光谱分析, 2014(7):001973-1977.

[19] 林凌, 杨英超, 李刚, 等. 利用谐波分量提高动态光谱法的信噪比[J]. 光谱学与光谱分析, 2009, 29(10):2769-2772.

[20] 李刚, 王慧泉, 赵喆, 等. 谐波分量提高动态光谱法无创血液成分检测精度[J]. 光谱学与光谱分析, 2010, 30(9):2385-2389.

[21] 李钢, 付志刚, 关洋, 等. 动态光谱信号质量的评估与筛选[J]. 光谱学与光谱分析, 2016, 36(9):3020-3025.

[22] He W, Li X, Wang M, et al. Spectral data quality assessment based on variability analysis: application to noninvasive hemoglobin measurement by dynamic spectrum[J]. Analytical Methods, 2015, 7(13):5565-5573.

第 6 章

[1] Lord R S R S. On the Theory of Optical Images, with special reference to the Microscope[J]. Journal of the Royal Microscopical Society, 1903, 23(4):447-473.

[2] Betzig E, Patterson G , Sougrat R , et al. Imaging intracellular fluorescent proteins at nanometer resolution[J]. Science, 2006, 313(5793):p. 1642-1645.

[3] Gunkel M, Erdel F, Rippe K, et al. Dual color localization microscopy of cellular nanostructures[J]. Biotechnology journal, 2009, 4(6): 927.

[4] Schermelleh L, Ferrand A, Huser T, et al. Super-resolution microscopy demystified[J]. Nature cell biology, 2019, 21(1): 72-84.

[5] Sigal Y M, Zhou R, Zhuang X. Visualizing and discovering cellular structures with super-resolution microscopy[J]. Science, 2018, 361(6405): 880-887.

[6] Dan-Ying L, Jun-Le Q. Recent progress on super-resolution imaging and correlative super-resolution microscopy[J]. ACTA PHYSICA SINICA, 2017, 66(14).

[7] Deschout H, Zanacchi F C, Mlodzianoski M, et al. Precisely and accurately localizing single emitters in fluorescence microscopy[J]. Nature methods, 2014, 11(3): 253-266.

[8] Sauer M, Heilemann M. Single-molecule localization microscopy in eukaryotes[J]. Chemical reviews, 2017, 117(11): 7478-7509.

[9] Nienhaus K, Nienhaus G U. Fluorescent proteins for live-cell imaging with super-resolution[J]. Chemical Society Reviews, 2014, 43(4): 1088-1106.

[10] Manley S, Gillette J M, Patterson G H, et al. High-density mapping of single-molecule trajectories with photoactivated localization microscopy[J]. Nature

methods, 2008, 5(2): 155-157.

[11] Fessenden M. Illuminating life's building blocks[J]. Nature, 2016, 533(7604): 565-568.

[12] Xu Y, Xu R, Wang Z, et al. Recent advances in luminescent materials for super-resolution imaging via stimulated emission depletion nanoscopy[J]. Chemical Society Reviews, 2021, 50(1): 667-690.

[13] Dumbović G, Sanjuan X, Perucho M, et al. Stimulated emission depletion (STED) super resolution imaging of RNA-and protein-containing domains in fixed cells[J]. Methods, 2021, 187: 68-76.

[14] Sharma R, Singh M, Sharma R. Recent advances in STED and RESOLFT super-resolution imaging techniques[J]. Spectrochimica Acta Part A: Molecular and Biomolecular Spectroscopy, 2020, 231: 117715.

[15] Wu Y, Shroff H. Faster, sharper, and deeper: structured illumination microscopy for biological imaging[J]. Nature methods, 2018, 15(12): 1011-1019.

第 7 章

[1]　X. Huang, D. Wang, Z. Yuan, W. Xie, Y. Wu, R. Li, Y. Zhao, D. Luo, L. Cen, B. Chen, H. Wu, H. Xu, X. Sheng, M. Zhang, L. Zhao, L. Yin, Small 2018, 14, e1800994.

[2]　A. T. Kutbee, R. R. Bahabry, K. O. Alamoudi, M. T. Ghoneim, M. D. Cordero, A. S. Almuslem, A. Gumus, E. M. Diallo, J. M. Nassar, A. M. Hussain, N. M. Khashab, M. M. Hussain, npj Flexible Electronics 2017, 1.

[3]　S. He, Y. Hu, J. Wan, Q. Gao, Y. Wang, S. Xie, L. Qiu, C. Wang, G. Zheng, B. Wang, H. Peng, Carbon 2017, 122, 162.

[4]　P. Kumar, E. Di Mauro, S. Zhang, A. Pezzella, F. Soavi, C. Santato, F. Cicoira, Journal of Materials Chemistry C 2016, 4, 9516.

[5]　K. N. Noh, S. I. Park, R. Qazi, Z. Zou, A. D. Mickle, J. G. Grajales-Reyes, K. I. Jang, R. W. t. Gereau, J. Xiao, J. A. Rogers, J. W. Jeong, Small 2018, 14.

[6]　K. Tajima, K. Ikeda, Y. Tanabe, E. A. Thomson, T. Yoneshiro, Y. Oguri, M. D. Ferro, A. S. Y. Poon, S. Kajimura, Nature communications 2020, 11, 1730.

[7]　P. Gutruf, V. Krishnamurthi, A. Vázquez-Guardado, Z. Xie, A. Banks, C.-J. Su, Y. Xu, C. R. Haney, E. A. Waters, I. Kandela, S. R. Krishnan, T. Ray, J. P. Leshock, Y. Huang, D. Chanda, J. A. Rogers, Nature Electronics 2018, 1, 652.

[8]E. Hao Yu, K. Scott, Energies 2010, 3, 23.

[9]　S. El Ichi, A. Zebda, J. P. Alcaraz, A. Laaroussi, F. Boucher, J. Boutonnat, N. Reverdy-Bruas, D. Chaussy, M. N. Belgacem, P. Cinquin, D. K. Martin, Energy & Environmental Science 2015, 8, 1017.

[10] Z. Li, G. Zhu, R. Yang, A. C. Wang, Z. L. Wang, Advanced materials 2010, 22, 2534.

[11] C. Dagdeviren, B. D. Yang, Y. Su, P. L. Tran, P. Joe, E. Anderson, J. Xia, V. Doraiswamy, B. Dehdashti, X. Feng, B. Lu, R. Poston, Z. Khalpey, R. Ghaffari, Y. Huang, M. J. Slepian, J. A. Rogers, Proceedings of the National Academy of Sciences of the United States of America 2014, 111, 1927.

[12] Q. Zheng, B. Shi, F. Fan, X. Wang, L. Yan, W. Yuan, S. Wang, H. Liu, Z. Li, Z. L. Wang, Advanced materials 2014, 26, 5851.

[13] L. Xu, S. R. Gutbrod, Y. Ma, A. Petrossians, Y. Liu, R. C. Webb, J. A. Fan, Z. Yang, R. Xu, J. J. Whalen, 3rd, J. D. Weiland, Y. Huang, I. R. Efimov, J. A. Rogers, Advanced materials 2015, 27, 1731.

[14] T.-M. Fu, G. Hong, R. D. Viveros, T. Zhou, C. M. Lieber, Proceedings of the National Academy of Sciences 2017, 114, E10046.

[15] J. Wang, H. Xie, T. Chung, L. L. H. Chan, S. W. Pang, IEEE Transactions on Neural Systems and Rehabilitation Engineering 2017, 25, 1663.

第 8 章

[1] Wu P H, Aroush D R, Asnacios A, et al. A comparison of methods to assess cell mechanical properties[J]. Nature Methods, 2018, 15(7): 491-498.

[2] 侯添. 基底刚度对细胞骨架与细胞弹性模量的调节作用[D]. 太原：太原理工大学, 2017.

[3] 于淼. 基于原子力显微镜的细胞若干力学特性的定量研究[D]. 哈尔滨：哈尔滨工业大学, 2015.

[4] D.Costa K. Single-cell elastography: Probing for disease with the atomic force microscope[J]. Disease Markers 2004, 19(2-3): 139–154.

[5] 刘成星. 正常及神经管畸形小鼠神经上皮细胞力学特性的研究[D]. 太原：山西医科大学, 2007.

[6] Li M, Dang D, Liu L, et al. Atomic Force Microscopy in Characterizing Cell Mechanics for Biomedical Applications: A Review[J]. IEEE Transactions on

NanoBioscience 2017, 16(6): 523-540.

[7] Boal D, Boal D H. Mechanics of the cell [M]. Cambridge University Press: 2012.

[8] Suresh S. Biomechanics and biophysics of cancer cells[J]. Acta Materialia, 2007, 55(12): 3989-4014.

[9] Fletcher D A, Mullins R D. Cell mechanics and the cytoskeleton[J]. Nature, 2010, 463(7280): 485-92.

[10] Lodish H, Berk A, Zipursky S L, et al. Molecular cell biology[M]. United States of America: W. H. Freeman, 2016.

[11] Luo Q, Kuang D, Zhang B, et al. Cell stiffness determined by atomic force microscopy and its correlation with cell motility[J]. Biochimica et Biophysica Acta, 2016, 1860(9): 1953-60.

[12] 张跃进. 三维细胞磁力扭曲仪与 STED 纳米显微镜耦合的细胞生物力学平台构建[D]. 武汉：华中科技大学, 2016.

[13] Kasza K E, Rowat A C, Liu J, et al. The cell as a material[J]. Current Opinion in Cell Biology 2007, 19(1): 101-7.

[14] Lee L M, Liu A P. The Application of Micropipette Aspiration in Molecular Mechanics of Single Cells[J]. Journal of Nanotechnology in Engineering and Medicine, 2014, 5(4): 0408011-408016.

[15] Theret D P, Levesque M J, Sato M, et al. The application of a homogeneous half-space model in the analysis of endothelial cell micropipette measurements[J]. Journal of Biomechanical Engineering, 1988, 110: 190-199.

[16] 张宝平. 癌细胞力学性质测量及放射诱导下细胞损伤的生物力学研究[D]. 兰州：兰州大学, 2016.

第 9 章

[1] Lu B, Dao P D, Liu J, et al. Recent advances of hyperspectral imaging technology and applications in agriculture[J]. Remote Sensing, 2020, 12(16): 2659.

[2] Rasti B, Hong D, Hang R, et al. Feature extraction for hyperspectral imagery: The evolution from shallow to deep: Overview and toolbox[J]. IEEE Geoscience and Remote Sensing Magazine, 2020, 8(4): 60-88.

[3] Adão T, Hruška J, Pádua L, et al. Hyperspectral imaging: A review on UAV-based sensors, data processing and applications for agriculture and

forestry[J]. Remote sensing, 2017, 9(11): 1110.

[4] Khan M J, Khan H S, Yousaf A, et al. Modern trends in hyperspectral image analysis: A review[J]. Ieee Access, 2018, 6: 14118-14129.

[5] Wei R Y, Zhou J S, Jing J J, et al. Developments and trends of the computed tomography imaging spectrometers[J]. Guang pu xue yu Guang pu fen xi= Guang pu, 2010, 30(10): 2866-2873.

[6] Li Q, Wang Y, Ma X, et al. A low-rank estimation method for CTIS image reconstruction[J]. Measurement Science and Technology, 2018, 29(9): 095401.

[7] Wagadarikar A, John R, Willett R, et al. Single disperser design for coded aperture snapshot spectral imaging[J]. Applied optics, 2008, 47(10): B44-B51.

[8] Gehm M E, John R, Brady D J, et al. Single-shot compressive spectral imaging with a dual-disperser architecture[J]. Optics express, 2007, 15(21): 14013-14027.

[9] Xia L, Zhang R R, Chen L P, et al. Stitching of hyper-spectral uav images based on feature bands selection[J]. IFAC-PapersOnLine, 2016, 49(16): 1-4.

[10] Moroni M, Dacquino C, Cenedese A. Mosaicing of hyperspectral images: The application of a spectrograph imaging device[J]. Sensors, 2012, 12(8): 10228-10247.

[11] Deere learning approach for hyperspectral image demosaicking, spectral correction and high-resolution RGB reconstruction

[12] Hong D, Wu X, Ghamisi P, et al. Invariant attribute profiles: A spatial-frequency joint feature extractor for hyperspectral image classification[J]. IEEE Transactions on Geoscience and Remote Sensing, 2020, 58(6): 3791-3808.

[13] Deng C, Hu X, Suo J, et al. Snapshot hyperspectral imaging via spectral basis multiplexing in Fourier domain[J]. Optics express, 2018, 26(25): 32509-32521.

[14] Rafert J B, Zabalza J, Marshall S, et al. Singular spectrum analysis: A note on data processing for Fourier transform hyperspectral imagers[J]. Applied Spectroscopy, 2016, 70(9): 1582-1588.

[15] Jin S, Hui W, Wang Y, et al. Hyperspectral imaging using the single-pixel Fourier transform technique[J]. Scientific reports, 2017, 7(1): 1-7.

[16] Qian S E. Hyperspectral satellites, evolution, and development history[J]. IEEE Journal of Selected Topics in Applied Earth Observations and Remote

Sensing, 2021, 14: 7032-7056.

[17] Selci S. The future of hyperspectral imaging[J]. Journal of Imaging, 2019, 5(11): 84.

[18] Gao L, Hong D, Yao J, et al. Spectral superresolution of multispectral imagery with joint sparse and low-rank learning[J]. IEEE Transactions on Geoscience and Remote Sensing, 2020, 59(3): 2269-2280.

第 10 章

[1] 颜威利, 徐桂芝. 生物医学电磁场数值分析[M]. 北京: 机械工业出版社, 2006.

[2] Muftuler L T, Hamamura M J, Birgul O, et al. In vivo MRI electrical impedance tomography (MREIT) of tumors.[J]. Technology in cancer research & treatment, 2006, 5(4):381-387.

[3] Oh S H, Lee B I, Woo E J , et al . Electrical conductivity images of biological tissue phantoms in MREIT[J]. Physiological Measurement, 2005, 26(2).

[4] Wang H, Xu G, Shuai Z , et al. Implementation of Generalized Back Projection Algorithm in 3-D EIT[J]. 2011, 47(5):1466-1469.

[5] 何为, 罗辞勇, 徐征. 电阻抗成像原理[M]. 北京：科学出版社, 2009.

[6] 徐管鑫, 王平, 何为. 实时电阻抗成像系统及实验研究[J]. 仪器仪表学报,2005(09):886-890+894.

[7] 张鸿毅, 张伟, 保庭毅, 等. 电阻抗成像系统监护小猪腹膜后出血[J]. 第四军医大学学报, 2008, 029(024):2218-2220.

[8] 彭源, 莫玉龙. 动态电阻抗成像中 Tikhonov 正则化参数的选择[J]. 生物医学工程学杂志,2003(04):571-573.

[9] 陈晓艳. 肺功能电阻抗成像技术研究[D]. 天津：天津大学, 2009.

[10] 李璐. 用于肺功能监测的电阻抗成像系统[D]. 天津：天津大学, 2007.

[11] 黄嵩. 电阻抗静态成像中正则化算法研究[D]. 重庆：重庆大学, 2005.

[12] 李刚, 陈瑞娟, 郝丽玲, 林凌. 磁场方式电阻抗成像的研究现状与发展[J]. 中国医学物理学杂志, 2010, 27(02):1788-1792.

[13] 何永波. 磁共振电阻抗成像（MREIT）硬件系统的研究[D]. 北京：中国科学院研究生院（电工研究所）, 2005.

[14] 陈瑞娟. 三维开放式磁共振电阻抗成像的研究[D]. 天津：天津大学, 2013.

[15] 刘国强. 医学电磁成像[M]. 北京：科学出版社, 2006.

[16] Li X, Peng L, Hu Y, et al. Deep learning architecture for air quality predictions[J]. Environmental Science & Pollution Research, 2016, 23(22):22408-22417.

第 11 章

[1] 姚保利, 雷铭, 薛彬. 高分辨和超分辨光学成像技术在空间和生物中的应用 [J]. 光子学报, 2011, 40(11): 1607-1618.

[2] 谭小波. 基于光学成像原理的单幅图像超分辨率复原的方法研究 [D]. 长沙：国防科学技术大学, 2016.

[3] 赵志华, 赵宏, 朱永凯. 光学相干层析成像(OCT)系统调制技术的研究 [J]. 工具技术, 2005,(01): 55-58.

[4] JUN X, JUNJIE Y, V W L. Photoacoustic tomography: principles and advances [J]. Electromagnetic waves (Cambridge, Mass), 2014, 147:1-22.

[5] WANG L V, YAO J. A practical guide to photoacoustic tomography in the life sciences [J]. Nat Methods, 2016, 13(8): 627-638.

[6] VASILIS N, DANIEL R. Molecular imaging by means of multispectral optoacoustic tomography (MSOT) [J]. Chemical reviews, 2010, 110(5):2783-2794.

[7] RAZANSKY D, DISTEL M, VINEGONI C, et al. Multispectral opto-acoustic tomography of deep-seated fluorescent proteins in vivo [J]. Nature Photonics, 2009, 3(7):412-417.

[8] XU M, WANG L V. Photoacoustic image in biomedicine [J]. Review of Science Instruments ,2006,77(4):41101.

[9] TARUTTIS A, NTZIACHRISTOS V. Advances in real-time multispectral optoacoustic imaging and its applications [J]. Nature Photonics, 2015, 9(4):219-227.

[10] TARUTTIS A, HERZOG E, RAZANSKY D, et al. Real-time imaging of cardiovascular dynamics and circulating gold nanorods with multispectral optoacoustic tomography [J]. Opt Express, 2010, 18(19): 19592-19602.

[11] STEFAN M, P D W H, JING C, et al. Semi-quantitative Multispectral Optoacoustic Tomography (MSOT) for volumetric PK imaging of gastric emptying

[J]. Photoacoustics, 2014, 2(3):103-110.

[12] YIJING L, PRAVIN B, ZHIFEI D, et al. Photothermal therapy and photoacoustic imaging via nanotheranostics in fighting cancer [J]. Chemical Society reviews, 2019, 48(7):2053-2018.

[13] 徐晓辉, 李晖. 生物医学光声成像 [J]. 物理, 2008, (02): 111-119.

[14] 黄弘韬, 曾兵, 段佳明. 生物医学光声成像技术及其进展 [J]. 科技创新与应用, 2014, (31): 281.

[15] 武林会. 面向荧光分子层析成像的在体目标光学结构获取方法研究 [D]. 天津：天津大学, 2014.

[16] 李娇. 时域扩散荧光层析技术基本原理与系统研究 [D]. 天津：天津大学, 2010.

第 12 章

[1] Lu T W, Chang C F. Biomechanics of human movement and its clinical applications[J]. Kaohsiung J Med Sci, 2012, 28(2 Suppl): S13-25.

[2] Karthick P A, Ramakrishnan S. Surface electromyography based muscle fatigue progression analysis using modified B distribution time–frequency features[J]. Biomedical Signal Processing and Control, 2016, 26: 42-51.

[3] Müller B, Wolf S I, Brueggemann G-P, et al. Handbook of human motion[M]. Springer International Publishing, 2016.

[4] Winter D A. Biomechanics and motor control of human movement[M]. Forth. Canada: John Wiley & Sons, Inc., 2004.

[5] Dumas R, Aissaoui R, De Guise J A. A 3D generic inverse dynamic method using wrench notation and quaternion algebra[J]. Computer Methods in Biomechanics and Biomedical Engineering, 2004, 7(3): 159-166.

[6] Chowdhury R H, Reaz M B, Ali M A, et al. Surface electromyography signal processing and classification techniques[J]. Sensors (Basel), 2013, 13(9): 12431-66.

[7] Boschmann A, Platzner M. Reducing classification accuracy degradation of pattern recognition based myoelectric control caused by electrode shift using a high density electrode array[C]. Engineering in Medicine & Biology Society, 2012.

[8] Prime C, Losier Y, Kuruganti U. Clinical investigation of high-density electromyography data and pattern classification accuracy for prosthetic control[J],

2015, 27(1): 8-14.

[9] Balasubramanian S, Garcia E, Birbaumer N, et al. Is EMG a viable alternative to BCI for detecting movement intention in severe stroke?[J]. IEEE Transactions on Biomedical Engineering, 2018, PP(99): 1-1.

[10] Hargrove L, Englehart K, Hudgins B. The effect of electrode displacements on pattern recognition based myoelectric control[C]. International Conference of the IEEE Engineering in Medicine & Biology Society, 2006.

[11] Young A J, Hargrove L J, Kuiken T A. The effects of electrode size and orientation on the sensitivity of myoelectric pattern recognition systems to electrode shift[J]. IEEE Transactions on Biomedical Engineering, 2011, 58(9): 2537-2544.

[12] Merletti R, Cerone G L. Tutorial. Surface EMG detection, conditioning and pre-processing: best practices[J]. Journal of Electromyography and Kinesiology, 2020.

[13] Buchanan T S, Lloyd D G, Manal K, et al. Neuromusculoskeletal Modeling: Estimation of Muscle Forces and Joint Moments and Movements From Measurements of Neural Command[J]. Journal of applied biomechanics, 2004, 20(4): 367-395.

[14] Manal K, Buchanan T S. An Electromyogram-Driven Musculoskeletal Model of the Knee to Predict in Vivo Joint Contact Forces During Normal and Novel Gait Patterns[J]. Journal of Biomechanical Engineering, 2013, 135(2): 021014-021014.

[15] Ogihara H, Tsushima E, Kamo T, et al. Kinematic gait asymmetry assessment using joint angle data in patients with chronic stroke-A normalized cross-correlation approach[J]. Gait Posture, 2020, 80: 168-173.

[16] Sarcher A, Brochard S, Perrouin-Verbe B, et al. Detection of pronator muscle overactivity in children with unilateral spastic cerebral palsy: Development of a semi-automatic method using EMG data[J]. Ann Phys Rehabil Med, 2019, 62(6): 409-417.

第 13 章

[1] J. Serup, G. B. Jemec, G. L. Grove, Handbook of non-invasive methods and the skin, CRC press, 2006.

[2] A. M. Kligman, The epidermis 1964, 387.

[3] Z. Sonner, E. Wilder, J. Heikenfeld, G. Kasting, F. Beyette, D. Swaile, F. Sherman, J. Joyce, J. Hagen, N. Kelley-Loughnane, Biomicrofluidics 2015, 9, 031301.

[4] T. R. Dargaville, B. L. Farrugia, J. A. Broadbent, S. Pace, Z. Upton, N. H. Voelcker, Biosensors and Bioelectronics 2013, 41, 30.

[5] J. A. Rogers, T. Someya, Y. Huang, Science 2010, 327, 1603.

[6] J. Kim, A. Banks, H. Cheng, Z. Xie, S. Xu, K. I. Jang, J. W. Lee, Z. Liu, P. Gutruf, X. Huang, small 2015, 11, 906.

[7] S. Xu, Y. Zhang, L. Jia, K. E. Mathewson, K.-I. Jang, J. Kim, H. Fu, X. Huang, P. Chava, R. Wang, Science 2014, 344, 70.

[8] X. Huang, Y. Liu, K. Chen, W. J. Shin, C. J. Lu, G. W. Kong, D. Patnaik, S. H. Lee, J. F. Cortes, J. A. Rogers, Small 2014, 10, 3083.

[9] X. Huang, W.-H. Yeo, Y. Liu, J. A. Rogers, Biointerphases 2012, 7, 52.

[10] J.-W. Jeong, J. G. McCall, G. Shin, Y. Zhang, R. Al-Hasani, M. Kim, S. Li, J. Y. Sim, K.-I. Jang, Y. Shi, Cell 2015, 162, 662.

[11] M. Kaltenbrunner, T. Sekitani, J. Reeder, T. Yokota, K. Kuribara, T. Tokuhara, M. Drack, R. Schwödiauer, I. Graz, S. Bauer-Gogonea, Nature 2013, 499, 458.

[12] W. H. Yeo, Y. S. Kim, J. Lee, A. Ameen, L. Shi, M. Li, S. Wang, R. Ma, S. H. Jin, Z. Kang, Advanced materials 2013, 25, 2773.

[13] K.-I. Jang, S. Y. Han, S. Xu, K. E. Mathewson, Y. Zhang, J.-W. Jeong, G.-T. Kim, R. C. Webb, J. W. Lee, T. J. Dawidczyk, Nature communications 2014, 5, 1.

[14] R. C. Webb, A. P. Bonifas, A. Behnaz, Y. Zhang, K. J. Yu, H. Cheng, M. Shi, Z. Bian, Z. Liu, Y.-S. Kim, Nature materials 2013, 12, 938.